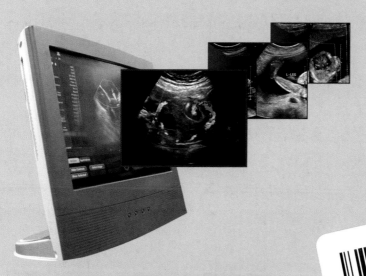

妇产科
超声疑难病例分析

熊奕 林琪 焦阳 ◎ 主编

科学技术文献出版社
SCIENTIFIC AND TECHNICAL DOCUMENTATION PRESS

·北京·

图书在版编目（CIP）数据

妇产科超声疑难病例分析／熊奕，林琪，焦阳主编. —北京：科学技术文献出版社，2019.8（2023.7重印）
ISBN 978-7-5189-4948-9

Ⅰ．①妇…　Ⅱ．①熊…　②林…　③焦…　Ⅲ．①妇产科病—超声波诊断
Ⅳ．①R710.4

中国版本图书馆CIP数据核字（2018）第260877号

妇产科超声疑难病例分析

策划编辑：薛士滨　责任编辑：薛士滨　孙秀明　责任校对：文　浩　责任出版：张志平

出　版　者	科学技术文献出版社	
地　　　址	北京市复兴路15号　邮编 100038	
编　务　部	(010) 58882938，58882087（传真）	
发　行　部	(010) 58882868，58882870（传真）	
邮　购　部	(010) 58882873	
官方网址	www.stdp.com.cn	
发　行　者	科学技术文献出版社发行　全国各地新华书店经销	
印　刷　者	北京地大彩印有限公司	
版　　　次	2019 年 8 月第 1 版　2023 年 7 月第 3 次印刷	
开　　　本	787×1092　1/16	
字　　　数	622千	
印　　　张	30.25	
书　　　号	ISBN 978-7-5189-4948-9	
定　　　价	268.00元	

编委会 / Editorial Committee

前言 / Preface

近年来，超声专业书籍如雨后春笋般地纷纷面市。而本书独辟蹊径，以妇产疑难病例分析的形式出版，书中解析了175例少见的、较难鉴别的病例，并对这些病例的临床资料、其他影像学和检验结果与超声图像进行了全面分析，并与病理结果进行对比，总结疾病的声像图特征，评价疾病的转归和预后。回顾这些病例，力争通过超声图像的特征，提取超声图像的特有信息，对妇产科疾病进行有效的诊断和鉴别诊断，总结出实现超声图像与临床资料完美结合的有效方法。希望通过本书，读者们能了解妇产科疾病超声诊断的特色和优势，以及缺点和不足。

本书以病例的诊断和鉴别诊断为重点，是编者们多年工作经验的总结，内容丰富、图文并茂、病例资料全面、解析透彻、内容覆盖面广，兼具专业性和综合性，可读性很强。对从事超声工作者和其他学科的医务工作者是一部很好的参考书，愿此书能为大家解决工作中遇到的疑难问题提供启示。

本书主要对象是超声医师和影像系学生，可以作为其学习的参考书和工具书，也可以作为对超声感兴趣的相关临床医师的阅读书籍，由于本书受编写时间的限制，又考虑时效性，加之作者水平有限，书中难免会出现一些不妥之处，敬请批评指正！

深圳大学第三附属医院深圳市罗湖人民医院

目录
Contents

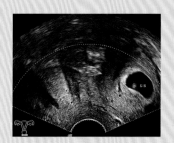
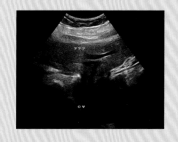
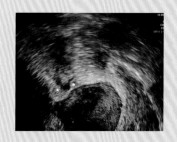
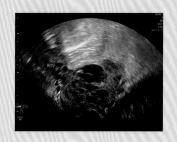

目录
Contents

目录
Contents

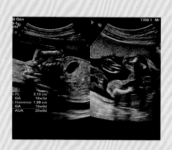

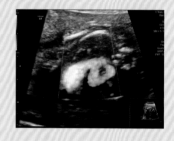

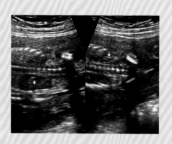

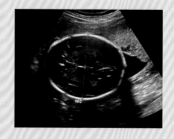

目录
Contents

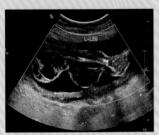
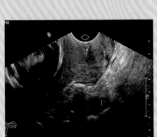

妇科
部分

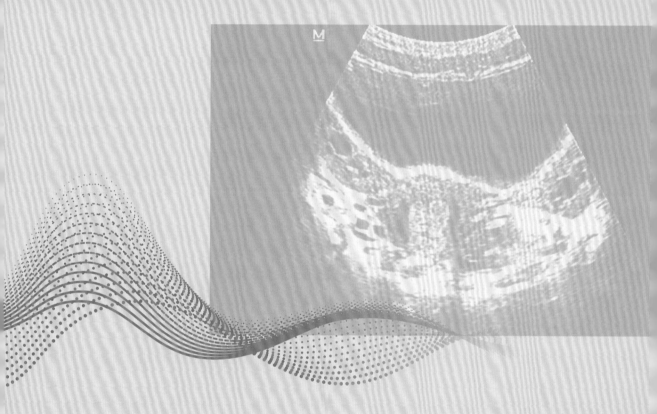

第一章 女性生殖器官发育异常疑难病例

第一节 女性生殖器官发育异常概述

一、女性生殖器官发育异常

在胚胎第 5 周时，体腔背侧肠系膜基底部两侧形成纵行隆起，称为泌尿生殖嵴，嵴的外侧为中肾，内侧为生殖嵴。卵黄囊内的原始生殖细胞沿肠系膜迁移到生殖嵴，形成原始生殖腺。生殖嵴外侧的中肾有两对纵行管道，分别为男性生殖管道始基的中肾管和女性生殖管道始基的副中肾管，如生殖腺发育成卵巢，则中肾管退化。约在第 6 周末时，两侧副中肾管的头段形成输卵管、中段和尾段合并形成子宫和阴道上段，副中肾管的最尾端与胚胎初期的泄殖腔分化而来的泌尿生殖窦相连，形成阴道腔。如果双侧副中肾管在发育、靠拢、合并、融合成腔这些过程中受到干扰，发育停止或融合不全，均可导致女性生殖器官发育异常。

女性生殖器官发育异常包括：

1. 正常管道形成受阻所致异常：处女膜闭锁、阴道横隔、阴道纵隔、阴道斜隔、阴道闭锁、无阴道及宫颈闭锁等；

2. 副中肾管衍化物发育不全所致异常：无子宫和无阴道、痕迹子宫、子宫发育不良、单角子宫、始基子宫、输卵管发育异常；

3. 副中肾管衍化物融合障碍所致异常：双子宫、双角子宫、纵隔子宫和弓形子宫等。

二、检查要点及注意事项

女性生殖器官发育异常分类较多，各畸形之间有相似之处，常规二维扫查子宫时，一定要注意多切面规范扫查，尤其在进行子宫横切面检查时，必须做一系列横切扫查直至显示宫腔底部，首先注意宫底部外形是否正常，有无凹陷，接着观察宫腔内部，宫底部横切面子宫内膜较宽，双侧宫角均能显示，如宫底部子宫内膜短小，则可能有子宫畸形的可能。另外由于有些畸形较为隐秘，如阴道斜隔等，若未将探头放在会阴扫查容易漏诊，故常规二维检查时，应将探头自会阴向腔内进行规范检查。如无性生活女性怀疑子宫畸形，可经直肠超声检查，探头在直肠内活动时，移动幅度不能过大，以免将探头退出直肠。由于二维超声不能显示子宫的冠状面，对于子宫畸形的诊断及鉴别诊断比较困难。随着三维超声成像技术的快速发展，妇科三维超声成为二维超声的重要辅助手段，克服了二维超声空间显像的不足，获得二维超声不能显示的子宫冠状面，对子宫畸形的判断有更大优势，可明显提高子宫畸形的检出率和诊断准确率。取三维容积时，将探头放置于感兴趣区的中央，调节取样容积包含宫底至宫颈全长，位置保持不动，探头即可自动采集图像信息；对宫腔形态的观察最好选择分泌期，这时子宫内膜较厚，回声增强，与周围组织的回声对比度较大，有利于三维宫腔形态的观察。

三、女性生殖道畸形超声特征

（一）处女膜闭锁（imperforate hymen）超声特征

1. 阴道扩张，呈长椭圆形，阴道内出现边界清晰的无回声暗区，暗区内可见密集点状回声，为阴道积血的表现。

2. 随着阴道内积血的增多，张力过大，造成宫颈及宫腔扩张积血，声像图表现呈"葫芦"状的两个无回声区，上方较小的无回声区为宫腔，下方较大的无回声区为扩张积血的阴道。

3. 严重的阴道及宫腔积血可致双侧输卵管扩张，显示两侧扩张的输卵管无回声区。

（二）阴道发育异常超声特征

1. 先天性无阴道：超声检查多无子宫或仅有始基子宫，无阴道气体线显示，可见正常卵巢。

2. 阴道闭锁：图像表现为闭锁上方阴道积血，阴道上段呈类圆形液性暗区，内可见密集点状回声。严重者宫腔及输卵管亦可积血，声像图表现与处女膜闭锁相似。

3. 阴道横隔：一般横隔中央或侧方有一小孔，经血自小孔排出，如经血外流通畅，声像图多无异常表现；如在经期或继发感染时可于阴道上段与宫颈内见积液暗区。

4. 阴道纵隔与斜隔：完全性阴道纵隔超声常表现双子宫及双宫颈畸形，阴道纵隔超声显示困难；而阴道斜隔除显示双子宫或完全性纵隔子宫及双宫颈畸形外，斜隔处隔后阴道腔积血是其超声特征，表现为隔后阴道腔积液内可见密集点状回声。阴道斜隔可分为三种类型：Ⅰ型为无孔斜隔，Ⅱ型为有孔斜隔，Ⅲ型为无孔斜隔合并宫颈瘘管。超声很难直接区分斜隔的类型，但Ⅰ型无孔斜隔患者在月经初潮后严重痛经，隔后阴道腔积血较严重；Ⅱ型及Ⅲ型因有孔或有瘘管，月经可以通过，容易漏诊，因此如果发现双子宫的患者要注意对阴道的扫查，经阴道或经直肠超声有利于对Ⅱ型及Ⅲ型较小的隔后阴道腔积液的观察及对阴道腔积液的定位判断。阴道斜隔常合并斜隔侧肾缺如，称为"阴道斜隔综合征"。

（三）子宫未发育或发育不全超声特征

1.先天性无子宫：盆腔内扫查无子宫声像，可见正常发育的卵巢。

2.始基子宫：子宫极小，长仅1～3cm，前后径常＜1cm，多无宫腔及内膜回声，为一实体肌性子宫，可见正常发育的卵巢。

3.幼稚子宫：子宫体显著小于正常，尤以前后径明显，前后径常＜2cm；子宫内膜可显示，但回声纤细。宫颈与宫体之比≥1。

（四）双子宫、双角子宫、纵隔子宫与弓形子宫超声特征

1.双子宫：二维横切面宫底水平两个子宫呈"蝶"状，两个子宫中间有较宽的间隙；宫体水平可见两个宫腔内膜回声；宫颈水平呈哑铃状，见两个宫颈管；三维超声两个宫腔形态各自呈单角子宫的"柳叶刀"状。

2.双角子宫：二维横切面子宫底部肌层凹陷，呈"羊角"状的两个子宫角内，分别见内膜回声，连于一个宫颈。双侧宫角分离至宫颈内口处为完全双角子宫，分离至宫颈内口以上子宫中下段为不完全双角子宫。三维冠状面子宫底部肌层凹陷＞10mm，分离由宫底达宫颈内口为完全双角；分离仅达宫腔中、下部，宫腔呈"Y"形为不完全双角。

3.纵隔子宫：二维子宫横径较宽，宫底肌层无凹陷；横切面宫底中央见低回声带，将子宫内膜分为左右对称两部分。三维冠状面分隔由宫底达宫颈为完全纵隔，呈"V"形；分隔仅达宫腔中、下部，深度＞10mm，两侧内膜夹角＜90°为不完全纵隔，宫腔形态呈"Y"形。

4.弓形子宫：二维子宫横径较宽，宫底肌层无凹陷；横切面宫腔底部子宫内膜呈弧形内凹，宫底部子宫内膜中断，但很快合拢。三维宫底中央部肌层局限性增厚，向宫腔轻微内陷，深5～10mm，形成两较深的宫角，宫腔形态呈浅"V"形，两侧内膜夹角＞90°。

（五）单角子宫和残角子宫超声特征

1.单角子宫：二维纵切面子宫偏于盆腔一侧，形态较狭长；宫底部横切面子宫内膜短小是重要诊断线索；在偏向盆腔的一侧可见卵巢，而对侧则未见卵巢。三维超声子宫外形狭长，冠状面宫腔子宫内膜呈"半月"状或"柳叶刀"状，稍向一侧弯曲，失去正常宫腔倒三角形的特点。

2.残角子宫：残角子宫分为三型

（1）Ⅰ型残角子宫：二维宫底部横切面见子宫内膜被分成左右不对称的两部分，发育较好的一侧为单角子宫，发育短小的一侧为残角子宫；三维冠状面显示不对称的两个宫角，二者间有细管道相通。

（2）Ⅱ型残角子宫：二维子宫旁见一与子宫肌层等回声包块，其外缘与子宫浆膜相延续，

中央为内膜强回声或无回声区，无回声区内见密集点状回声，与周围肌层界限清晰，但与宫腔、宫颈不相通。三维冠状面显示发育侧子宫内膜呈"半月"状或"柳叶刀"状，残角侧宫腔见短小内膜强回声或积血无回声区，与发育侧宫腔不相通。

（3）Ⅲ型残角子宫：宫旁见一实性肌性组织回声，自子宫左侧或右侧壁中下段向外延伸，其外缘与子宫浆膜层相延续。三维冠状面显示发育侧宫腔"半月"状或"柳叶刀"状，残角子宫呈宫旁一肌性突起。

第二节　疑难病例

一、不全纵隔子宫瘢痕妊娠

病 例

※ **病史**

患者女性，27 岁，停经 39 天，尿 HCG 阳性，阴道流血 2 天，量增多 1 天入院。

※ **妇科检查**

外阴发育正常，已婚已产式。阴道畅，血量中，有血块，无异味。宫颈表面血染，常大，无举痛。宫体前位，饱满，质软，无压痛。双侧附件区未扪及明显异常。

※ **超声图像**

◆ 经阴道纵切面：剖宫产后子宫，切面稍大，内膜厚 12mm，宫腔内未见明显孕囊回声。子宫前壁下段瘢痕处变薄，厚度为 2.2mm，此处可见两个孕囊样回声，大小分别为 11mm×5mm、13mm×4mm，位于下方者内可见卵黄囊，未见明显胚芽，位于上方者内未见明显胚芽及卵黄囊；CDFI 显示孕囊周边可见明显血流信号。

◆ 经阴道横切面：子宫横径较宽，宫底部未见切迹，宫内结构异常，宫体中央可见衰减的纵隔回声，内膜回声被分成左右两部分。

◆ 经阴道三维冠状切面：冠状切面显示宫底部圆隆未见凹陷，宫体中央见纵隔回声，内膜回声被分成左右两部分，在宫腔中下部汇合，宫腔形态呈"Y"形，纵隔深约 25mm。子宫前壁下段瘢痕处见两个孕囊回声。

◆ 经阴道横切面：双侧卵巢可显示，双侧附件区未见明显异常回声（图 1-2-1～图 1-2-6）。

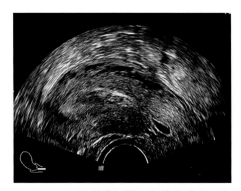

图 1-2-1　经阴道纵切面子宫体积稍大，宫腔内未见明显孕囊回声

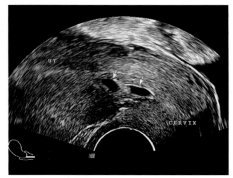

图 1-2-2　经阴道纵切面子宫前壁下段瘢痕处见两个孕囊回声，瘢痕处肌层菲薄，宫颈内口闭合

CERVIX—宫颈　UT—子宫

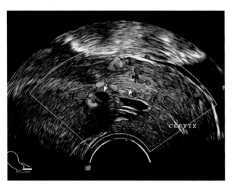

图 1-2-3　经阴道超声显示孕囊周边见明显血流信号

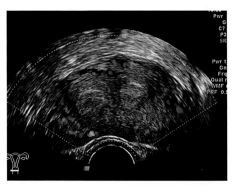

图 1-2-4　经阴道横切面宫体中央可见衰减的纵隔回声，内膜回声被分成左右两部分

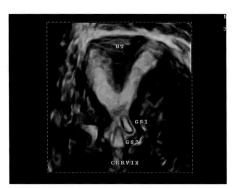

图 1-2-5　经阴道三维冠状切面显示宫腔呈"Y"形，瘢痕处见孕囊回声

GS1—孕囊 1　GS2—孕囊 2

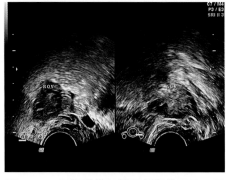

图 1-2-6　经阴道横切面双侧卵巢可见，双侧附件区未见异常声像

ROV—右侧卵巢　LOV—左侧卵巢

※ 超声提示

子宫发育异常，考虑不全纵隔子宫；两孕囊位于子宫下段瘢痕处，考虑瘢痕处妊娠可能。

※ 手术结果

常规消毒铺巾后，探宫腔深约8.5cm，扩宫至7.5号，负压吸宫，吸出组织顺利，前壁瘢痕处稍凹陷，术中出血少许，清宫术后子宫出血明显减少。术毕予卡前列甲酯1mg塞肛。术毕检查吸出组织约3g，为蜕膜样组织，可见少许破碎绒毛组织。

※ 病理诊断

术后病理：送检物为蜕膜组织及胎盘绒毛。

※ 最终诊断

不全纵隔子宫合并子宫瘢痕处妊娠。

※ 鉴别诊断

纵隔子宫需与双角子宫相鉴别，瘢痕处妊娠需与难免流产、宫颈妊娠相鉴别。

1. 纵隔子宫与双角子宫鉴别：纵隔子宫宫底圆隆无凹陷，宫腔中部见低回声带将子宫内膜分为左右对称的两部分，分隔由宫底达宫颈为完全纵隔，分隔达宫腔中下部为不全纵隔子宫；双角子宫宫底部凹陷，可见呈"羊角"状的两个子宫角，两子宫角内分别见子宫内膜连于一子宫颈，双角分离至宫颈内口处为完全双角，分离至子宫中下段为不全双角。

2. 瘢痕处妊娠与难免流产相鉴别：瘢痕处妊娠主要超声表现为剖宫产后子宫，宫腔内、宫颈管内未见妊娠囊；子宫前壁下段瘢痕处见妊娠囊，妊娠囊与膀胱间子宫下段肌层明显变薄甚至消失；彩色多普勒于妊娠囊周边见明显血流信号，呈低阻动脉血流。难免流产早期多有先兆流产症状，腹痛，宫腔出血量较多，宫内口开大，孕囊下移至宫颈管或阴道，彩色多普勒显示下移的孕囊周围无明显血流信号或仅有少量血流信号，瘢痕处肌层未见连续中断。

3. 瘢痕处妊娠与宫颈妊娠相鉴别：宫颈妊娠的超声特点为宫体大小正常或稍大，宫腔内未见孕囊样回声。宫体与宫颈比例失调，宫颈膨大，与宫体呈"葫芦"状或"烧瓶"状。宫颈管内有完整的孕囊，有时可见胚芽及原始心管搏动，当胚胎死亡时回声紊乱，增大的宫颈以混合性回声结构为主，宫颈内口闭合，外口稍大。

※ 分析讨论

纵隔子宫由于纵隔的关系，常导致妊娠期胎位不正，孕妇通常需要行剖宫产，这就为下一次妊娠带来一系列风险，尤其需要关注的是瘢痕子宫妊娠。剖宫产术后子宫瘢痕妊娠是指孕囊着床于既往剖宫产瘢痕处，是剖宫产的远期并发症之一，是一种发生在子宫内的异位妊娠，受精卵通过剖宫产处瘢痕微小缺损进入，妊娠囊完全或部分位于子宫腔外，周围被子宫肌层及纤维瘢痕组织所包绕。受精卵发育早期着床部位的子宫肌层被滋养细胞不断侵蚀，导致这一部位组织薄弱，加上子宫峡部肌纤维收缩力差，如果未能早期诊断，处理不当或延误治疗时机会导致难以控制的大出血、子宫破裂甚至切除子宫等严重后果。

※ 经验教训

瘢痕妊娠容易误诊为宫内妊娠，对于有剖宫产史的患者，建议妊娠早期经阴道彩超检查，确认妊娠囊的具体位置，一定要注意妊娠囊周边绒毛部分，不能只看妊娠囊无回声部分，如果妊娠囊周边绒毛部分的位置已伸入瘢痕处，而且妊娠囊与膀胱间子宫下段肌层明显变薄甚至消失，妊娠囊周围血供较丰富，应警惕瘢痕妊娠的可能。早孕期诊断瘢痕处妊娠尤其是部分型的瘢痕妊娠，患者可能存在侥幸心理，应充分告知其继续妊娠的风险及后果。

※ 病例启示

随着剖宫产率升高，瘢痕妊娠发生率绝对值上升，加上超声医生对本病认知的提高，能使更多的瘢痕妊娠得以早期发现，以免危及产妇生命安全。处理应个体化，以抢救患者生命，保留生育功能，减少并发症为原则，早诊断早清除，停经时间越长，孕囊越大，血流越丰富，处理越棘手。

二、难以诊断的残角子宫畸形

病 例 1

※ 病史

患者女性，26 岁，胚胎停育清宫术后 3 个月复查超声。

※ 妇科检查

外阴发育正常，已婚式，阴道通畅，宫颈常大，表面光滑，质中，无接触性出血。宫体及双附件未扪及明显异常，无压痛。

※ 超声图像

◆ 经阴道纵切面：子宫切面形态大小基本正常。

◆ 经阴道横切面：二维子宫底部圆隆未见凹陷，横切面见子宫内膜被分成左右不对称的两部分，右侧内膜较长，较厚，左侧内膜较短小。

◆ 经阴道三维冠状切面：右侧内膜较宽大与宫颈管相通，左侧内膜较短小，与右内膜之间有细管道相通（图 1-2-7 ～ 图 1-2-9）。

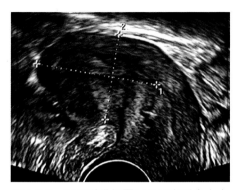

图 1-2-7 经阴道纵切面显示子宫形态大小正常

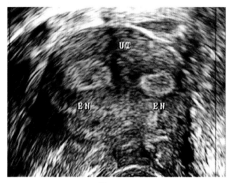

图 1-2-8 经阴道横切面显示宫底部见子宫内膜被分成左右不对称的两部分

EN—子宫内膜

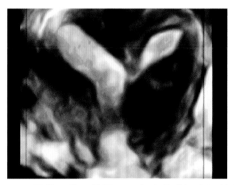

图 1-2-9 经阴道三维冠状面显示左右内膜间有细管道相通

※ 超声提示

子宫发育异常，考虑为ⅡA-1a型残角子宫（左侧残角有宫腔无宫颈，与右侧发育侧单角子宫腔相通）。

※ 最终诊断

残角子宫畸形。

病 例 2

※ 病史

患者女性，22岁，因痛经8年，发现子宫畸形3年入院。

※ 妇科检查

外阴发育正常，已婚式。阴道通畅，黏膜光滑，无异味。宫颈常大，表面光滑，质中，无接触性出血，仅见一个宫颈管开口。宫体位于盆腔左侧，偏小，表面光滑，质中，无压痛。双附件：右侧附件区增厚，可扪及一大小约 10cm×8cm 的包块，有压痛；左侧附件区未扪及明显异常，无压痛。

※ **超声图像**

◆ 经阴道横切面：盆腔探查可见两个子宫体回声，横切面宫底部为蝶状，左侧子宫切面大小为 38mm×30mm×28mm，内膜厚约 6mm，左侧宫腔与宫颈管相通；右侧子宫切面大小为 60mm×50mm×40mm，内膜厚约 6mm，未见宫颈回声，与左侧宫腔及宫颈管亦未见相通。

◆ 经阴道纵切面：左侧宫体形态大小正常，左侧宫腔与宫颈相通；右侧宫体下方无宫颈回声，右侧宫腔不与左侧宫腔及宫颈管相通。

◆ 经阴道三维冠状切面：左侧宫腔形态呈"半月"形弯向左侧，右侧宫腔下方无宫颈结构，且不与左侧宫腔及左侧宫颈管相通。

◆ 右侧卵巢内可见无回声区，大小约 80mm×62mm，内部可见密集细小光点回声，边界尚清。无回声区与周边肠管致密粘连，按压后无明显错位运动，未见明显肠壁增厚。彩色多普勒显示异常无回声区包膜上未见明显血流信号。

◆ 左侧卵巢可见，左侧附件区未见明显异常回声（图 1-2-10 ～ 图 1-2-15）。

※ **超声提示**

子宫发育异常，考虑 Ⅱ A-1b 型残角子宫可能（左侧为单角子宫，右侧为有内膜型残角，右侧残角子宫不与左侧宫腔及宫颈管相通）。

右侧附件区囊性包块，考虑巧克力囊肿可能（与周边肠管粘连）。

左侧附件区未见明显异常回声。

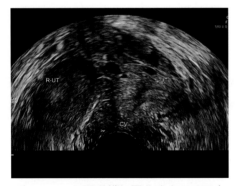

图 1-2-10　经阴道横切面盆腔内可见两个子宫体回声，宫底部为"蝶"状，左侧宫腔与宫颈管相通，右侧宫腔与左侧宫腔及宫颈管均未见相通

R-UT—右侧子宫　L-UT—左侧子宫　CV—宫颈

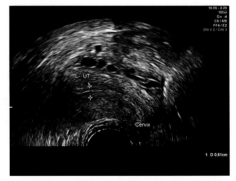

图 1-2-11　经阴道纵切面显示左侧子宫形态大小正常，与宫颈相通

Cervix—宫颈

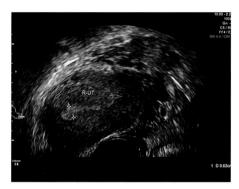

图 1-2-12　经阴道纵切面显示右侧子宫无宫颈，且不与左侧宫腔及宫颈管相通

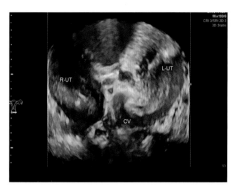

图 1-2-13　经阴道三维冠状切面显示左侧宫腔呈"半月"形，右侧子宫无宫颈管，且不与左侧宫腔及左侧宫颈管相通

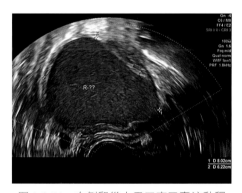

图 1-2-14　右侧卵巢内无回声区囊液黏稠

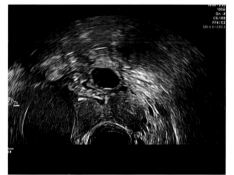

图 1-2-15　左侧卵巢未见明显异常回声
LOV—左侧卵巢

※ 生化检查

CA125：146.3U/ml，CA19-9：38.26U/ml。

※ 手术结果

腹腔镜见：①大网膜及多个节段小肠呈"U"形与右侧卵巢囊肿致密粘连，多处节段小肠与小肠之间呈"U"形幕状粘连，升结肠与右侧盆壁膜状粘连，降结肠及乙状结肠与左侧盆壁膜状粘连；②左侧附件外观未见异常，与周围无粘连，单角子宫位于盆腔左侧，表面光滑；③右侧卵巢囊肿形成，大小约 8cm×8cm，周围与小肠、大网膜、直肠、右侧盆壁致密粘连；右侧输卵管形状消失，与右侧卵巢囊肿致密粘连；④右侧卵巢下方、右侧骶韧带右侧、膀胱反折腹膜后方可探及残角子宫，大小约 5cm×5cm，质硬；⑤盆腔见多处紫蓝色结节。行腹腔镜下残角子宫切除术＋右侧卵巢囊肿剔除术＋肠粘连、盆腔粘连松解术＋盆腔子宫内膜异位病灶电灼术。术中行宫腔镜检查，见宫腔形态呈桶状，子宫内膜中等厚度，平整，仅见一个输卵管开口，深 7.0cm。

※ 病理诊断

1.（右侧残角子宫）送检组织见平滑肌组织及内膜腺体分化尚好。

2.（盆腔粘连带）送检组织符合子宫内膜异位。

3.（大网膜）送检网膜组织中较多量中性粒细胞、淋巴细胞浸润，血管增生扩张充血，呈炎症性改变。

4.冰冻后石蜡（右侧卵巢）送检组织病变符合子宫内膜异位。

※ 最终诊断

残角子宫畸形。

病 例 3

※ 病史

患者女性，29岁，患者因未避孕未孕7年余，经量减少半年入院。

※ 妇科检查

外阴发育正常，已婚未产式。阴道通畅，黏膜光滑。宫颈常大，光滑，质中，无举痛，无接触性出血。子宫后位，常大，质中，无压痛，活动度良好。双附件未及明显包块，无压痛。

※ 超声图像

◆ 经阴道纵切面：子宫切面位置偏左，大小基本正常，内膜厚度约5mm。

◆ 经阴道横切面：宫腔底部内膜短小，在宫旁中段右侧可见大小约34mm×23mm的肌性等回声结构向宫外突起，其外缘与子宫浆膜层相延续，其内未见明显内膜回声。双侧卵巢可显示，双侧附件区未见明显异常回声。

◆ 经阴道三维冠状切面：三维左侧宫腔呈"半月"形，宫旁右侧见肌性等回声突起（图1-2-16～图1-2-19）。

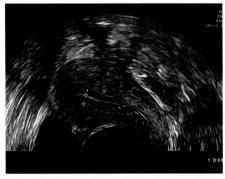 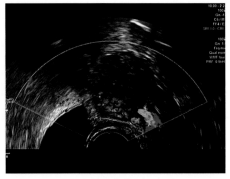

图1-2-16　经阴道纵切面显示子宫位置偏左，形态及大小未见明显异常　　图1-2-17　经阴道横切面显示宫腔底部内膜短小

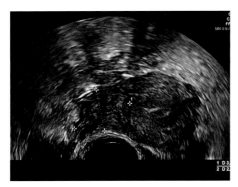
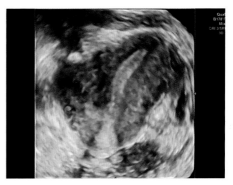

图 1-2-18 经阴道超声横切面显示宫旁中段右侧可见肌性等回声结构向宫外突起，其内未见内膜回声

图 1-2-19 经阴道三维冠状切面显示左侧宫腔呈"半月"形，宫旁右侧见肌性等回声突起

※ 超声提示

子宫发育异常，考虑为ⅡA-1c型残角子宫可能（发育侧左侧为单角子宫，右侧为无功能残角）。双侧附件区未见异常声像。

※ 手术结果

1. 腹腔镜下见：子宫左侧宫角正常，右侧宫角缺如，与一大小约 2.5cm×1.5cm×1.0cm 的肌性组织相连，宫体其余部分未见明显异常。双侧卵巢大小形态无异常。右侧输卵管发育不良，峡部及壶腹部为膜性组织，可见伞端。左侧输卵管大小形态无明显异常，与左侧卵巢及盆壁较多粘连，伞端被粘连包裹，左侧输卵管系膜见一小囊肿，直径约 4mm。肠管与左侧盆壁形成少量膜性粘连。

2. 宫腔镜下见：宫腔深 7cm，左侧宫角正常，左侧输卵管开口可见，右侧宫角缺如，未见右侧输卵管开口，宫腔大小尚可；子宫内膜无异常；宫颈管无异常。

3. 行宫腔镜下输卵管口插管通液术：左侧输卵管通畅无阻力，左侧伞端均可见亚甲蓝液顺利流出。

4. 行"腹腔镜输卵管系膜囊肿切除术+盆腔粘连松解术+肠粘连松解术+宫腔镜检查+宫腔镜输卵管口插管通液术"。手术顺利。术后输液、预防感染治疗，恢复好。

※ 病理诊断

病理报告：（左输卵管系膜）副中肾管囊肿。

※ 最终诊断

残角子宫畸形。

※ 鉴别诊断

残角子宫畸形需与不全纵隔子宫和不全双角子宫、子宫肌瘤变形和子宫内膜异位症及单角子宫相鉴别。

1. ⅡA-1a 型残角子宫的二维超声表现类似于不全纵隔子宫和不全双角子宫，两者宫底部横切面均显示为子宫内膜分离，分成左右两部分，极易误诊；但两者三维冠状面成像却有明显的区别：ⅡA-1a 型残角子宫宫底部宫腔被分成不对称的两部分，发育侧为单角子宫，较小的一侧为残角子宫的残腔，两者间有细管道相通。而不全纵隔子宫和不全双角子宫的三维冠状面显示宫底部内膜被分成左右对称的两部分，并在宫腔中下段融合，呈"Y"形。

2. ⅡA-1b 型残角子宫多误诊为子宫肌瘤变性或子宫内膜异位症，宫底部横切面子宫内膜短小且偏离中心，三维超声宫腔呈"柱"状或"半月"状，可资鉴别。

3. ⅡA-1c 型残角子宫的声像图表现近似于单角子宫，ⅡA-1c 型残角子宫的残角为无功能的实体始基子宫，位于单角子宫中下段的右侧或左侧，多以纤维束相连，故常被忽略而误诊为单角子宫。因此三维冠状面如宫腔呈"柱"状或"半月"状时，要常规扫查单角子宫中下段两侧，避免漏误诊。

※ 分析讨论

残角子宫是因一侧苗勒管发育而另一侧不发育或发育不全所致。诊断标准参照美国生殖医学会对苗勒管发育异常的分型，被认为Ⅱ型苗勒管异常。①ⅡA-1a 型：残角子宫有宫腔无宫颈，与发育侧单角子宫腔相通；②ⅡA-1b 型：残角子宫有宫腔无宫颈，与发育侧单角子宫腔不相通；③ⅡA-1c 型：残角子宫为发育不良的实体始基子宫，无宫腔无宫颈，以纤维束与发育侧单角子宫相连。这类畸形虽少见，但临床症状多，如不孕、反复流产、月经过多、下腹隐痛等，怀孕后又经常出现产科并发症，如早产、胎位异常等；而残角子宫妊娠若未及时诊断，一旦破裂出血常会危及患者生命。因此，若在体检时及早发现，对患者采取有针对性的监护措施，有利于指导临床治疗，并可减少不良后果的发生。

※ 经验教训

ⅡA-1a 型残角子宫易误诊为不全纵隔子宫及不全双角子宫，当二维超声宫底部横切面两侧内膜不对称时，三维超声能提供直接的鉴别诊断依据。ⅡA-1b 型残角子宫多误诊为子宫肌瘤变性或子宫内膜异位症，行二维超声检查时，宫底部横切面扫查要成为常规，如发现内膜短小，进一步三维宫腔成像发现发育侧宫腔呈"柳叶刀"状或"半月"状可资鉴别。ⅡA-1c 型残角子宫在纵切面往往无明显异常或形态稍狭长，横切面检查会发现子宫偏向一侧，此时注意观察宫旁有无异常突起非常重要，能有效减少漏误诊。

※ 病例启示

二维超声检查时需重点观察子宫横切面外形，宫底部子宫内膜宽度、中下段宫旁有无包块；对于二维宫底部横切面内膜短小的患者则启用三维功能进行宫腔成像，子宫冠状面成像能够提供比二维图像更丰富的诊断信息，对残角子宫的诊断具有极高的价值。

三、残角子宫妊娠

病 例 1

※ 病史

患者女性，34 岁，5 年前曾因胎位不正于外院剖宫产一胎，术中诊断双子宫，现停经50 余天，尿 HCG 阳性，阴道流血 2 天，在外院行药流未见组织物流出，后行刮宫未刮出绒毛，收住我院妇科。

※ 体格检查

生命体征平稳，下腹部正中见一长约 8cm 的纵行手术瘢痕，腹软，无压痛、反跳痛。

※ 妇科检查

外阴、阴道发育正常，阴道分泌物未见异常；宫颈常大，表面光滑，质中，无举痛，无接触性出血；宫体正常大小，表面光滑，质中，无压痛，活动度欠佳，紧贴子宫左侧方似可扪及一包块下极，活动欠佳，无触痛；双附件未扪及明显异常，无压痛。

※ 超声图像

◆ 经阴道纵切面：子宫切面大小为 50mm×40mm×39mm，位置偏右，宫腔内未见孕囊回声。

◆ 经阴道横切面：于子宫左侧下方可见一大小约 48mm×40mm 的类子宫样回声，边界清楚，周围可见肌壁回声，其内可见孕囊结构，大小为 21mm×17mm，可见卵黄囊，未见明显胚芽；类子宫样回声下方可见肌性组织与右侧子宫肌壁相连，彩色多普勒未见明显胎心搏动血流信号。

◆ 经阴道三维冠状切面：左侧类子宫样回声下方可见肌性组织与右侧子宫肌壁相连，但其宫腔与右侧子宫及宫颈不相通，右侧宫腔形态异常，呈"柳叶刀"状（图 1-2-20 ～图 1-2-23）。

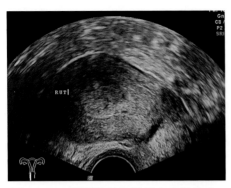

图 1-2-20　经阴道纵切面子宫位置偏右，
宫腔内未见孕囊回声

RUT—右侧子宫

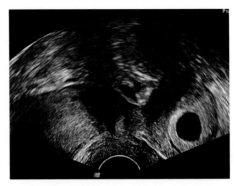

图 1-2-21　经阴道横切面见子宫左侧下方
类子宫样回声，周围可见肌壁，其内可见
孕囊结构

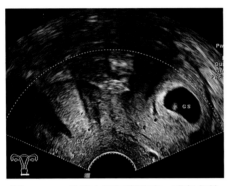

图 1-2-22　孕囊内可见卵黄囊，彩色多普
勒未见明显胎心搏动血流信号

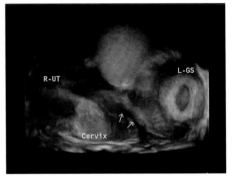

图 1-2-23　经阴道三维冠状切面显示左侧
类子宫样回声下方可见肌性组织与右侧子
宫肌壁相连，左侧孕囊与右侧子宫及宫颈
不相通，右侧宫腔呈"柳叶刀"状

※ 超声提示

子宫发育异常，考虑为残角子宫Ⅱ型（发育侧右侧为单角子宫，左侧为残角子宫，不与右侧宫腔及宫颈相通），并左侧残角子宫妊娠。

※ 手术结果

子宫正常大小，表面光滑，质中，子宫左侧可见一残角子宫，并与之有 10mm 肌性组织相延续，残角子宫大小约 50mm×50mm，左侧卵巢呈条索状，左侧输卵管增粗。钳夹残角子宫与右侧子宫肌性组织，切断后缝扎，钳夹残角子宫血管，完整切除残角子宫。剖视，内可见妊娠囊及绒毛形成，约 25mm×25mm 大小，未见胚芽。切除左侧输卵管。

※ 病理诊断

（左侧残角子宫）送检组织中可见胎盘绒毛，病变符合残角子宫妊娠。

※ 最终诊断

残角子宫妊娠。

病 例 2

※ 病史

患者女性，28 岁，停经 13 周余，无腹痛及阴道流血，来我院门诊行中孕早期产前超声检查。

※ 体格检查

无特殊。

※ 超声图像

◆ 经腹超声纵切面：子宫位置偏左，体积增大，子宫内膜回声增厚，厚度为 21mm，宫腔内未见胎囊回声。

◆ 经腹超声横切面：子宫右侧方可见一大小约 77mm×64mm 的椭圆形囊性结构，囊性结构内为完整的胎囊，可见胎儿回声，有胎心搏动，头臀长 57mm。经腹超声检查初步考虑为腹腔异位妊娠可能，为进一步明确诊断行经阴道三维超声检查。

◆ 经阴道超声纵切面：与宫颈相通的子宫位置偏左，内膜增厚，宫腔内未见胎囊回声。

◆ 经阴道超声横切面：宫旁右侧见胎囊结构，且胎囊结构与左侧子宫关系密切，周围可见完整的肌壁回声，内见一胎儿，胎盘厚 17mm，左侧子宫宫腔横切面内膜较短小，彩色多普勒见胎心搏动血流信号。

◆ 经阴道三维冠状切面：右侧胎囊结构与左侧子宫的宫体及峡部相连，但与左侧子宫宫腔及宫颈不相通，左侧宫腔形态异常，呈宽大的"柳叶刀"状（图 1-2-24 ～图 1-2-28 ）。

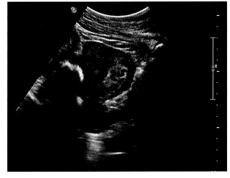

图 1-2-24　经腹超声子宫纵切面显示子宫位置偏左，内膜增厚，宫腔内未见胎囊回声

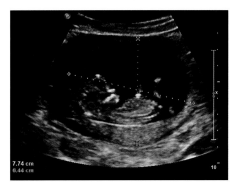

图 1-2-25　经腹超声子宫横切面显示子宫右侧方见胎囊结构，内见一胎儿，头臀长 57mm

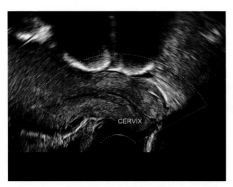

图 1-2-26　经阴道超声纵切面显示与宫颈相通的子宫宫腔内未见胎囊回声

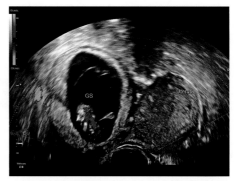

图 1-2-27　经阴道超声横切面显示宫旁右侧见胎囊结构，周围可见完整的肌壁回声，内见胎儿及心管搏动血流信号

Uterus—子宫

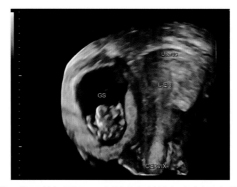

图 1-2-28　经阴道三维冠状切面显示右侧胎囊结构与左侧子宫的宫体及峡部相连，但与左侧子宫宫腔及宫颈不相通，左侧宫腔呈宽大的"柳叶刀"状

L-EN—左侧内膜

※ 超声提示

子宫发育异常，考虑为残角子宫Ⅱ型并残角子宫妊娠（发育侧左侧为单角子宫，右侧为残角子宫妊娠），根据胎儿生物学测量，估计孕龄约为 12 周＋ 2 天。

※ 手术所见

子宫单角饱满，见左附件附着，形态正常。于子宫右侧壁见一大小约 10cm×9cm×9cm 大小的残角子宫，与单角子宫的右侧宫体中部至宫颈峡部相连，表面血管充盈，质软，右侧附件与残角子宫相连，形态正常。术中诊断：右侧残角子宫妊娠。行经腹残角子宫切除术和右侧输卵管切除术。剖视标本见：残角子宫壁薄，切开后见淡黄色羊水流出，同时见胎盘，以及一孕周相符的死胎。

※ 病理诊断

1.（右侧）输卵管组织上皮分化尚好，间质少许淋巴细胞浸润；

2.（残角子宫）送检物可见胎盘绒毛及滋养叶细胞，符合残角子宫妊娠。

※ 最终诊断

残角子宫妊娠。

※ 鉴别诊断

残角子宫妊娠需与正常宫内妊娠、腹腔妊娠相鉴别。

1. 与正常宫内妊娠相鉴别：正常宫内妊娠宫腔必须与宫颈相通，且宫腔形态正常；而Ⅱ型残角子宫宫腔不与宫颈相通，且残角子宫对侧单角子宫宫腔形态异常，多呈"柳叶刀"状或"半月"状，可资鉴别。

2. 与腹腔妊娠相鉴别：腹腔妊娠多继发于输卵管妊娠破裂后种植于腹膜上继续妊娠而来，多有腹痛及阴道流血病史，超声检查与宫颈相通的宫腔内未见妊娠囊回声，但宫腔形态正常，腹腔妊娠囊周围无子宫肌层。

※ 分析讨论

残角子宫妊娠破裂如未得到及时诊治，可因失血性休克危及患者生命，缺乏对残角子宫的认识是导致误诊的原因之一。残角子宫诊断标准参照美国生殖医学会对苗勒管发育异常的分型，单角子宫与残角子宫被认为是Ⅱ型苗勒管异常。ⅡA型：单角子宫一侧为残角子宫，又分为三种亚型：ⅡA-1a型：残角子宫有宫腔无宫颈，与发育侧单角子宫腔相通；ⅡA-1b型：残角子宫有宫腔无宫颈，与发育侧单角子宫腔不相通；ⅡA-1c型：残角子宫为发育不良的实体始基子宫，无宫腔无宫颈，以纤维束与发育侧单角子宫相连。ⅡB型：发育侧为单角子宫，一侧有输卵管、卵巢与韧带，另一侧子宫完全未发育。残角子宫ⅡA-1b型由于有宫腔有内膜，但又不与单角侧子宫宫腔相通，容易发生子宫内膜异位，一旦发生残角子宫妊娠，如不及时诊治，会危及患者生命安全。

※ 经验教训

诊断残角子宫妊娠应具备以下几点：①盆腔内见一子宫，宫腔形态呈单角子宫的"半月"状或"柳叶刀"状；②子宫一侧方见一内含胎儿的包块，周围可见肌层回声，妊娠囊下方无宫颈相通；③妊娠囊与单角侧宫腔及宫颈管不相通。为了避免误诊残角子宫妊娠，孕期超声检查时显示宫颈与妊娠宫体的关系应成为常规，检查时必须确定宫颈管是否连接于妊娠宫体，如妊娠宫体不与宫颈连接，则应顺着宫颈向上扫查，往往可发现发育侧的子宫位于一侧，而妊娠子宫并不与其相通，从而确立残角子宫妊娠的诊断。经腹超声检查且孕周较大时，发育侧单角子宫往往会被误诊为宫颈，造成妊娠囊下方与宫颈相通的假象，此时如果发现羊膜囊下缘位置较高、宫底水平高于其相应孕周时，则需仔细观察宫颈的情况，必要时经阴道三维超声检查明确诊断。

※ 病例启示

残角子宫妊娠误诊的原因多是早孕经腹超声检查时把发育侧子宫误认为是宫颈，其子宫内膜则被误认为是宫颈管回声，又因为胎囊外周有薄壁肌层，故误诊为正常宫内妊娠，缺乏对残角子宫妊娠的超声诊断经验是导致误诊的重要原因之一。早孕期如能及早正确诊断，可避免发展至残角子宫妊娠破裂的严重后果，三维超声冠状面可同时显示单角侧宫腔形态和残角子宫妊娠的情况，可帮助明确诊断，而各孕期超声检查显示宫颈与妊娠宫体的关系应成为常规，有助于避免漏误诊。

四、不易确诊的完全纵隔子宫并输尿管异位开口至阴道壁

病 例

※ 病史

患者女性，22 岁，患者自 20 余年前开始出现小便自阴道不自主排出，19 年前在当地职工医院诊断为"右输尿管开口异位"，行"右输尿管膀胱移植术"（具体不详），术后仍有小便自阴道排出。20 年来病情无明显变化，来我院为进一步治疗。发病以来，患者精神、食欲、睡眠尚可，无明显尿频、尿急、尿痛，大便正常，平时月经规律。

※ 体格检查

生命体征平稳，双肾区无隆起，肾区无叩痛，双输尿管区无压痛，膀胱区不涨。

※ 妇科检查

阴道通畅，中下段较宽，上段稍狭窄，截石位 1～2 点距处女膜残缘 4cm 处见细小开口约 1cm 大小，并有乳糜样液体流出，余阴道壁及穹窿部完整。仅见一个宫颈，直径约 2cm，光滑。宫体后位，横径较宽，活动度欠佳，无压痛。双附件未扪及明显异常。

※ 超声图像

◆ 经腹横切面：子宫横径增宽，宫底部未见切迹，宫内结构异常，宫体中央可见衰减的纵隔回声，内膜回声被分成左右两部分。

◆ 经阴道横切面：子宫横径增宽，宫底部圆隆，宫体中央可见衰减的纵隔回声，内膜分为左右两部分，左侧宫内膜厚约 8mm，右侧宫内膜厚约 9mm，并延续至宫颈。宫颈可见低回声纵隔，呈双宫颈管。

◆ 经阴道纵切面：可见两阴道气体回声。

◆ 经阴道三维冠状切面：子宫横径增宽，宫底部圆隆，宫体中央可见衰减的纵隔回声，内膜分为左右两部分，三维宫腔呈"V"形。

◆ 经阴道纵切面：于膀胱左后方见一宽约 2.5mm 的管状回声延续至左侧阴道，彩色多普勒显示其内未见血流信号。

◆ 经会阴纵切面：膀胱左后方管状回声斜行至左侧阴道。

◆ 经会阴横切面：管状回声开口于左侧阴道壁。

◆ 经腹超声：右侧腹斜切面右肾窝处见右肾，形态正常，体积增大，大小约 156mm×54.7mm，肾内结构未见异常。左侧腹斜切面扫查左肾窝处未见左肾回声，俯卧位于左腰处见左肾形态失常，体积缩小，大小约 46.9mm×22.0mm，集合系统较小（图 1-2-29～图 1-2-39）。

※ **超声提示**

子宫发育异常，考虑完全纵隔子宫并宫颈阴道纵隔畸形。

左侧阴道异常声像，结合病史考虑左侧输尿管异位开口于左侧阴道壁。

※**MRI 泌尿水成像加增强**

患者行泌尿水成像加增强 MRI 检查：左肾发育不良，体积显著缩小，增强扫描左肾见强化，左侧输尿管间段显影，下段输尿管全程显影，走行迂曲增宽，开口似于阴道。右肾代偿性肥大，可见重复的肾盂和输尿管，重复输尿管未见扩张积水，中下段走行及开口位置显示不清。子宫体积明显增大，显示双宫腔，双宫颈畸形。

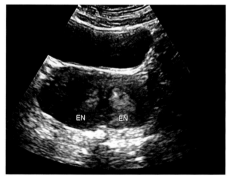 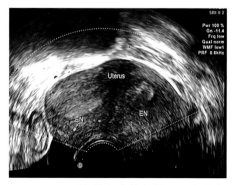

图 1-2-29 经腹超声子宫横径增宽，宫底部未见切迹，宫体中央可见衰减的纵隔回声

图 1-2-30 经阴道超声横切面显示宫底部圆隆，宫体中央可见衰减的纵隔回声，内膜分为左右两部分

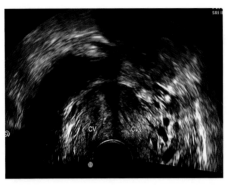

图 1-2-31　经阴道超声横切面显示纵隔延续至宫颈，呈双宫颈管

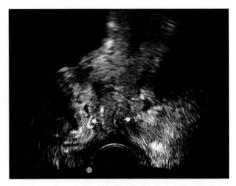

图 1-2-32　经阴道纵切面显示两条阴道气体线

V—阴道

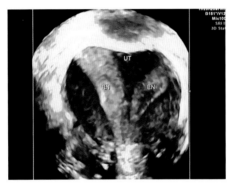

图 1-2-33　经阴道三维冠状切面显示宫腔呈"V"形

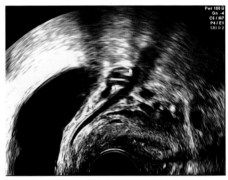

图 1-2-34　经阴道纵切面显示膀胱左后方见一管状回声延续至左侧阴道

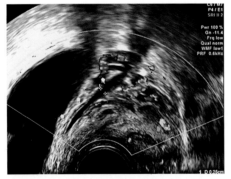

图 1-2-35　彩色多普勒显示管状回声内未见血流信号

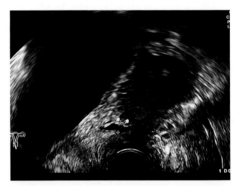

图 1-2-36　经会阴纵切面显示膀胱左后方管状回声斜行至左侧阴道

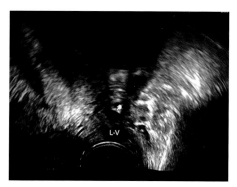

图 1-2-37 经会阴横切面显示管状回声开口于左侧阴道壁

L-V—左侧阴道

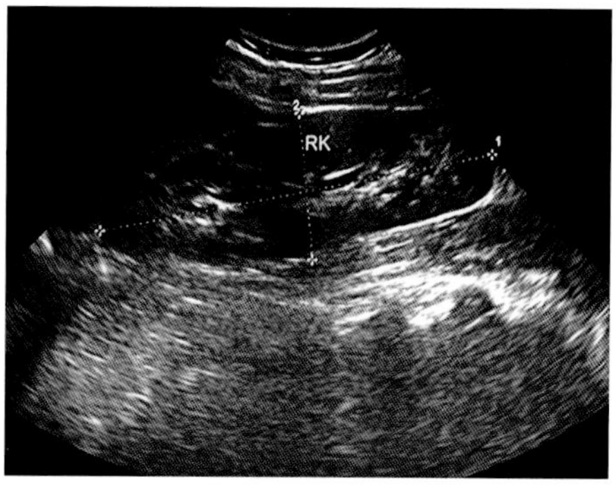

图 1-2-38 经腹超声右肾形态正常，体积增大

RK—右肾

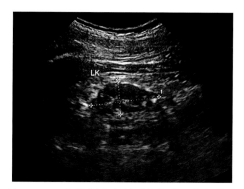

图 1-2-39 经腹超声左肾形态失常，体积缩小

LK—左肾

※MRI 检查

1. 左肾发育不良，增强见强化，左侧输尿管下段走行迂曲，下段开口于阴道可能性大，请结合临床。

2. 右肾代偿性肥大，右侧肾盂、输尿管重复畸形，输尿管中下段及开口位置显示不清。

3. 考虑双子宫畸形。

※ECT 检查

肾动态加肾有效血浆流量（ERPF）测定：

（1）右肾血流灌注正常，上尿路梗阻，肾功能轻度受损；

（2）左肾未见明显显影，无功能。

※ 膀胱镜检查

70° 膀胱镜下膀胱内无活动性出血，视野内见较多絮状物漂浮，三角区组织有充血，未见滤泡形成，双侧输尿管正常开口位置未见输尿管；依序观察膀胱各壁，未见肿瘤样新生物，未见结石，膀胱内未见小梁形成，未见憩室形成，见右侧壁膀胱黏膜明显水肿，较多滤泡形成，未见明确喷尿。予 200mg 呋塞米针静脉推注后，见右侧壁黏膜明显蠕动，未见明确喷尿位置。更换 0° 尿道镜，见膀胱颈无明显抬高，尿道黏膜无明显充血，无明显新生物。

※DR 静脉泌尿系造影

1. 右侧双肾盂双输尿管畸形；左肾显示不明确，盆腔左侧可疑条带状高密度影，未能除外左侧输尿管末端，请结合临床，必要时进一步检查。

2. 右肾功能如常。

※ 肾功能检查

尿素氮（BUN）185.89mmol/L；肌酐（CR）9947μmol/L。

※ 手术结果

因患者入院后 MR 提示左肾发育不良，左输尿管下段走行迂曲，下端开口于阴道可能性大；右肾代偿性肥大，右肾盂、输尿管重复畸形。ECT 示左肾未见显影，无功能。顾拟行腹腔镜下左肾、左输尿管切除术。患者及家属同意手术。

腹腔镜下分离肾周组织，显露左肾，探查见左肾明显萎缩，仅约 3cm×4cm 大小，与周围组织及腹膜粘连较紧密，予分离出左输尿管，小心分离左肾及输尿管周围粘连组织，分离出肾动静脉，结扎后剪断，完整切除左肾。分离左输尿管至左髂血管处，结扎切断。

※ 病理诊断

1.（左肾）送检组织大小约 4cm×2cm×1.5cm，部分区域肾单位基本结构保存，部分区域发育不良，可见幼稚的结缔组织包绕着很多被覆单层立方上皮的管状结构，并混淆有少量平滑肌组织，病变符合肾发育不良。

2.（左输尿管）组织见结构尚正常，伴少许淋巴组织浸润。

※ 最终诊断

完全纵隔子宫并输尿管异位开口至阴道壁。

※ 鉴别诊断

完全纵隔子宫并输尿管异位开口至阴道壁需与输卵管积水、扩张的盆腔血管相鉴别。

1. 与输卵管积水相鉴别：女性患者盆腔见管状无回声首先会认为是输卵管积水，输卵管一般走行于卵巢的外侧方，而该患者其管状无回声自膀胱的左后方出现，与泌尿系统关系密切，加上其有多年的小便自阴道不自主排出病史，故应该考虑输尿管来源。

2. 与扩张的盆腔血管相鉴别：彩色多普勒可显示扩张的盆腔内血管彩色血流信号。

※ 分析讨论

患者自 20 余年前开始出现小便自阴道不自主排出，19 年前在当地职工医院诊断为"右输尿管开口异位"，行"右输尿管膀胱移植术"（具体不详），术后仍有小便自阴道排出，但却没有进一步查明原因，可能与其左肾先天发育不良且未能发现左肾有关。该患者入院后第一次行肾输尿管超声检查时未发现左肾，右肾增大，误认为是右侧孤立肾并代偿性增大。第二次超声检查项目为子宫附件，当扫查到膀胱左后方异常管状无回声并开口至左侧阴道壁时，再次检查左肾发现左肾在常规位置未能显示，于俯卧位靠近脊柱旁见萎缩的左肾回声。在胚胎发育过程中副中肾管与中肾管均起源于泌尿生殖嵴，任何影响中肾管发育的因素同时也会影响同侧副中肾管，从而形成一系列泌尿生殖系统畸形，该患者为完全纵隔子宫畸形，因此在行泌尿系统扫查时应多考虑相关泌尿系统疾病。

※ 经验教训

患者输尿管异位开口至阴道壁 20 余年，未引起足够重视，因此，当发现先天性子宫畸形时，经阴道或经直肠扫查时应将探头退至显示阴道中上段的位置或将探头置于会阴处观察阴道，有助于发现阴道异常情况。

※ 病例启示

在胚胎发育过程中副中肾管与中肾管均起源于泌尿生殖嵴，发现子宫先天畸形时应进一步检查肾脏发育情况，而当发现泌尿系统畸形时也应该进一步检查生殖系统，可减少漏诊和误诊。

五、容易误诊的阴道斜隔综合征

病例 1

※ 病史

患者女性，11 岁，无性生活史，月经初潮 3 天，出现下腹痛，排尿困难，大便性状改变等压迫症状来我院妇科门诊就诊，经腹及经直肠超声检查诊断完全纵隔子宫、双宫颈管、阴道大量积血、右肾缺如考虑阴道斜隔综合征。后回妇科门诊就诊时发现阴道自行排出多量血液，腹痛及压迫症状缓解，临床考虑为处女膜闭锁经血已自行撑破闭锁处女膜，建议门诊随访观察并 3 个月后复查超声。患者近 3 个月月经通畅，无明显经期下腹痛、经期延长及排尿困难等症状，来我院复查。

※ 妇科检查

肛诊：外阴发育正常，可见未闭锁的处女膜，8 点处见陈旧性裂痕，小棉签置入阴道内，未及明显隔膜及囊肿。肛查阴道内未见明显包块，宫颈常大，宫体常大，平位，质地中等，活动可，无压痛。双侧附件未及明显包块，无压痛。

※ 超声图像

月经初潮时超声表现：

◆ 经腹横切面：子宫切面大小为 61mm×50mm×26mm，横径较宽，子宫底部未见切迹，宫内结构异常，宫体中央可见衰减的纵隔回声，内膜回声被分成左右两部分，并延续至宫颈，可见两个宫颈管回声。

◆ 经腹超声纵切面：阴道内可见范围约 104mm×71mm×58mm 的混合回声区，其内以无回声为主，并可见絮状及点状回声。

◆ 经直肠超声检查：阴道内见充满无回声区，内见密集点状回声及不规则絮状物。

◆ 腹部超声检查：右肾区及盆腔内未探及肾组织回声，左肾形态饱满，体积稍增大，大小约 108mm×62mm。

三个月后超声复查：经腹超声检查见阴道积液较三个月前明显减少，范围约 38mm×29mm×17mm，内可见细密点状回声（图 1-2-40 ～图 1-2-46）。

※ 超声提示

考虑阴道斜隔综合征（完全纵隔子宫、双宫颈管、阴道大量积血、右肾缺如）。

※ 临床处理

因患者年仅 12 岁，超声检查阴道积液明显减少，目前无明显经期不适症状，建议门诊随访观察

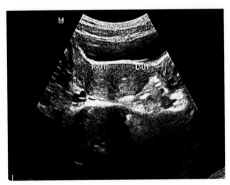

图 1-2-40 经腹超声横切面见一个子宫体，宫体中央可见衰减的纵隔回声

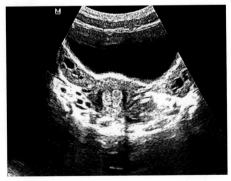

图 1-2-41 经腹超声横切面见两个宫颈管

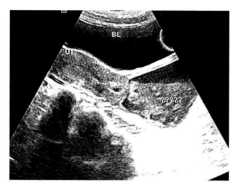

图 1-2-42 经腹超声纵切面阴道内见大片混合回声区，以无回声为主，并可见絮状及点状回声

BL—膀胱 UT—子宫 CX—宫颈

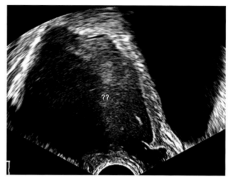

图 1-2-43 经直肠超声检查：阴道内见充满无回声区，内见密集点状回声及不规则絮状物

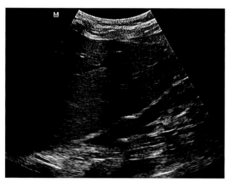

图 1-2-44 腹部超声检查右肾区及盆腔内未探及肾组织回声

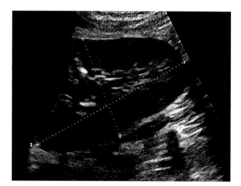

图 1-2-45 左肾形态饱满，体积稍增大

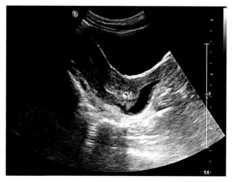

图 1-2-46 三个月后经腹超声检查见阴道积液较三个月前明显减少

CV—宫颈

※ **最终诊断**

阴道斜隔综合征。

病 例 2

※ **病史**

患者女性，16 岁，未婚，有性生活史 1 年。患者 12 岁月经来潮，有痛经，无需用止痛药治疗。6 个月前开始月经干净第 1 天起出血，右下腹痛，持续性隐痛，阵发性刺痛，无不规则阴道流血，无肛门坠胀感，在外院就诊，予抗炎补液治疗，持续 5 天腹痛缓解，后每个月经周期均出现右下腹痛，需抗炎补液治疗缓解，现转我院就诊。

※ **妇科检查**

外阴发育正常，阴道通畅，少许血性分泌物，见阴道上段右侧壁鼓起约 40mm×40mm，无明显紫蓝色，边界欠清，囊性，触诊似扪及一宫颈样物。宫颈：见一宫颈，常大，表面轻度糜烂，无举痛，无接触性出血。宫体：前位，常大，右侧扪及另一宫颈及宫体样物，如左侧大小，活动度好。双侧附件未扪及包块，无压痛。

※ **超声图像**

◆ 经阴道超声宫体水平横切面：可见两个子宫体图像，左侧子宫切面大小为 48mm×31mm×39mm，右侧子宫切面大小为 47mm×33mm×37mm，横切面宫底部为"蝴蝶"状，宫体部横径增宽，可见两个宫腔内膜回声，左侧内膜厚约 10mm，右侧内膜厚约 9mm。

◆ 经阴道超声宫颈水平横切面：可见双宫颈管声像。

◆ 经阴道超声阴道水平横切面：阴道上段右前上方可见一大小约 52mm×43mm 的无回声区，形状呈椭圆形，内部可见密集的细小光点回声，挤压可见移动，壁厚。

◆ 经阴道三维超声表面成像：冠状面可见分开的两个宫体及内膜，可见双宫颈管，呈"蝴蝶"征。

◆ 腹部超声探查：右肾窝未见右肾回声，代之以大片肠管气体回声，左侧肾窝处见左肾代偿性增大，大小约 120mm×59mm。（图 1-2-47 ~ 图 1-2-52）。

※ **超声提示**

子宫发育异常，考虑双子宫双宫颈管畸形；阴道上段右前侧所见异常声像，右肾缺如，考虑阴道斜隔综合征并隔后阴道腔积液可能，建议进一步检查。

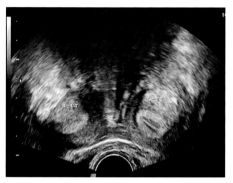

图 1-2-47　经阴道超声宫体水平横切面见两个子宫体图像，宫底部为"蝴蝶"状，宫体部横径增宽，可见两个宫腔内膜回声

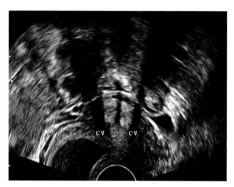

图 1-2-48　经阴道超声宫颈水平横切面显示两宫颈管回声

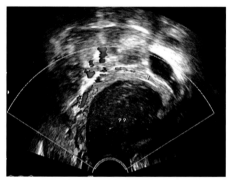

图 1-2-49　经阴道超声阴道水平横切面阴道上段右前上方见无回声区，囊液黏稠
V—阴道

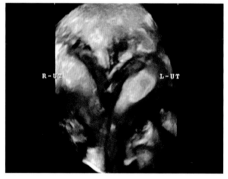

图 1-2-50　经阴道三维超声冠状面见分开的两个宫体、两内膜及双宫颈管，呈"蝴蝶"征

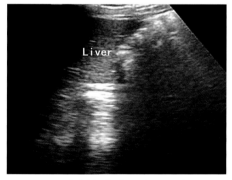

图 1-2-51　右侧肾窝未见右肾回声，代之以大片肠管气体回声

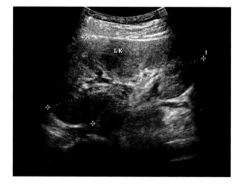

图 1-2-52　左侧肾窝处见左肾代偿性增大

※ 宫腔镜检查

阴道顶端见一宫颈外口，宫腔见单角状，宫颈外口右侧见阴道壁囊性突出，未见另一宫颈，右侧未见孔隙。

※ 手术结果

于硬膜外麻下行阴道斜隔切开术，术中切开阴道斜隔，见脓性分泌物流出，清洁后修补阴道，术程顺利。

※ 病理诊断

（阴道斜隔）送检组织中有较多量淋巴细胞浸润，血管扩张充血，病变呈慢性炎症改变。

※ 最终诊断

阴道斜隔综合征。

病 例 3

※ 病史

患者女性，24 岁，未婚，有性生活，无孕产史。体检发现子宫发育异常来我院就诊。有痛经，无需用止痛药治疗。

※ 妇科检查

左侧阴道壁膨隆，囊性感明显，范围 12 点 ~ 6 点，下缘距处女膜缘 20mm，宫颈稍小，表面光滑，无举痛，无接触性出血。子宫体部增宽，左侧角部界限扪及不清。双侧附件未扪及异常。

※ 超声图像

- ◆ 经阴道超声宫体水平横切面：子宫切面横径较宽，底部未见切迹，宫内结构异常，宫体中央可见衰减的纵隔回声，内膜回声被分成左右两部分，并延续至宫颈。
- ◆ 经阴道超声宫颈水平横切面：可见双宫颈管声像，左侧宫颈下方左侧阴道内可见异常无回声区，内部可见密集细小光点回声，边缘清楚。
- ◆ 经阴道超声阴道水平纵切面：阴道偏左侧可见范围约 80mm × 30mm 的无回声区，形状呈椭圆形，内部可见密集的细小光点回声，挤压可见移动，壁厚。
- ◆ 经阴道三维超声表面成像：冠状面仅见一子宫体，内膜呈 "V" 形，可见双宫颈管。
- ◆ 经阴道三维超声阴道水平横切面：左侧阴道内囊状无回声区，边界清楚。
- ◆ 双侧卵巢纵切面：左侧卵巢内可见大小约 44mm × 31mm 的无回声暗区，形状呈椭圆形，内部为无回声，可见密集细小光点回声。
- ◆ 腹部超声探查：双侧肾窝处分别可探及肾脏回声，形态大小正常（图 1-2-53 ~ 图 1-2-59）。

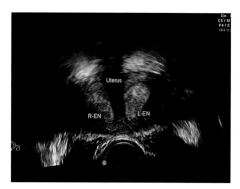

图 1-2-53　经阴道超声宫体水平横切面显示宫内结构异常，宫体中央可见衰减的纵隔回声，内膜回声被分成左右两部分

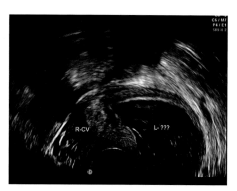

图 1-2-54　经阴道超声宫颈水平横切面显示左侧宫颈下方左侧阴道内可见异常无回声区，内部回声黏稠

R-CV—右侧宫颈

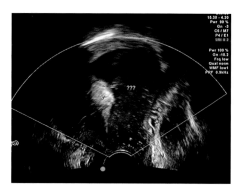

图 1-2-55　经阴道超声阴道水平纵切面显示阴道偏左侧大片无回声区，内部回声黏稠

V—阴道

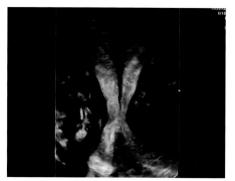

图 1-2-56　经阴道三维超声冠状面仅见一子宫体，内膜呈"V"形，可见双宫颈管

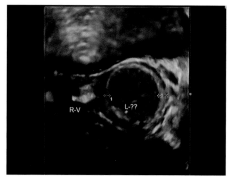
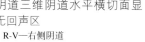

图 1-2-57　经阴道三维阴道水平横切面显示左侧阴道内无回声区

R-V—右侧阴道

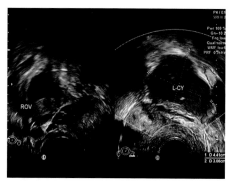

图 1-2-58　左侧卵巢内囊肿，囊液黏稠

ROV—右侧卵巢　L-CY—左侧囊肿

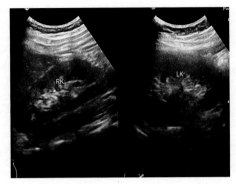

图 1-2-59　双侧肾窝处分别探及左右肾，形态大小正常

RK—右肾　LK—左肾

※ **超声提示**

子宫发育异常，考虑完全纵隔子宫并双宫颈、双阴道伴左侧阴道大量积液（积血？）；左侧卵巢内囊性包块，考虑巧克力囊肿；右侧附件区未见异常声像。

※ **手术结果**

全麻下腹腔镜手术，术中见子宫增大，宫底部横径明显增宽，表面光滑，左侧卵巢增大形成囊性肿物，约 50mm×40mm 大小，与左侧圆韧带后叶、乙状结肠左侧方及左侧盆壁腹膜粘连；右侧卵巢增大形成 30mm×40mm 大小囊性肿物，与右侧阔韧带后叶粘连，完整剥除双侧卵巢囊肿，冲洗卵巢及盆腔创面，结束腹腔镜手术。暴露会阴，再次消毒阴道宫颈，于阴道左侧壁囊性感最明显处钳夹阴道壁之斜隔部分，切开，见浓稠暗红色积血流出约 30ml，生理盐水及甲硝唑液冲洗囊腔，直视下扩大切口，剪除部分隔组织，切口上方延至前穹窿水平，下方延至左侧方处女膜水平，见顶部有宫口样结构，宫颈组织外凸不明显，呈展平外观（图 1-2-60）。

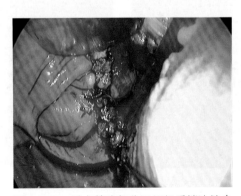

图 1-2-60　手术剪除部分隔组织后锁边缝合

※ **病理诊断**

左侧卵巢子宫内膜异位症；右侧卵巢黄体形成。

※ 最终诊断

阴道斜隔综合征。

※ 鉴别诊断

阴道斜隔综合征需与处女膜闭锁相鉴别。

处女膜闭锁：临床表现及阴道内积血相似，处女膜闭锁初潮后经血无法排出，表现为无月经来潮，进行性加重的周期性下腹痛，阴道积血量较多时压迫尿道及直肠，出现便秘、肛门坠胀、尿潴留等症状。超声检查阴道内出现边界清晰的无回声暗区，暗区内可见密集点状回声。虽然临床上都有下腹痛及肛门坠胀，但处女膜闭锁无月经来潮，阴道斜隔患者有月经来潮；且阴道斜隔患者为双子宫或完全纵隔子宫，多数合并斜隔侧肾缺如。而妇科检查处女膜闭锁可见处女膜向外膨隆，表面呈紫蓝色，无阴道开口。

※ 分析讨论

先天性阴道斜隔综合征（congenital oblique vaginal septum syndrome，OVSS）是一种先天性阴道发育异常，表现为双宫体双宫颈，且有一隔膜位于两宫颈之间，斜行附着于一侧阴道壁，形成双阴道，其中一侧阴道完全或不完全闭锁，斜隔与宫颈间空隙为隔后阴道腔，多伴闭锁侧先天性肾脏缺如。超声诊断双宫体畸形并不困难，但易漏诊和误诊阴道发育异常，国外早期文献报道此类畸形正确诊断率只有 75%，其余均被漏诊。国内学者多认为由于该畸形的复杂性及隐秘性，其临床诊断和影像学诊断均很困难，容易造成漏诊和误诊。

临床将 OVSS 分为Ⅲ型：Ⅰ型为无孔斜隔，Ⅱ型为有孔斜隔，Ⅲ型为无孔斜隔合并宫颈瘘管。超声检查无法直接显示斜隔裂孔或宫颈瘘管，因而不能通过直接征象来进行分型，但可通过临床表现来区分Ⅰ型阴道斜隔，Ⅰ型患者月经初潮时即可出现阴道腔积液，且积液量多、张力大，出现下腹痛、肛门坠胀、尿潴留等症状，结合双子宫或完全纵隔子宫并积液侧肾缺如等表现，可做出诊断。而Ⅱ型及Ⅲ型阴道斜隔，隔后阴道腔积液较小且阴道斜隔的位置隐秘，易被忽视，即使患者月经不规则或阴道流血淋漓不尽仍未引起足够重视，容易漏诊。因此，当发现双子宫或完全性纵隔子宫并双宫颈畸形，经阴道或经直肠扫查时应将探头退至显示阴道中上段的位置或将探头置于会阴处观察阴道，有助于发现阴道异常情况。在胚胎发育过程中副中肾管与中肾管均起源于泌尿生殖嵴，任何影响中肾管发育的因素同时也会影响同侧副中肾管，从而形成一系列泌尿生殖系统畸形。

由于大部分阴道斜隔患者合并斜隔侧肾脏缺如，因此对于孤立肾患者来说，月经初潮后出现下腹胀痛、排尿困难或不规则阴道流血等症状，应详细检查子宫阴道发育情况以避免漏诊和误诊。

※ 经验教训

病例 3 声像图虽表现为完全纵隔子宫、双宫颈管畸形并左侧阴道积血，但由于患者双侧肾脏均发育良好，故超声未下阴道斜隔综合征的诊断，后经手术证实为阴道斜隔并斜隔处积血，查阅国外文献也有报道阴道斜隔综合征双侧均为正常肾脏或虽有双侧肾脏但肾旋转异常的病例，因此，如有阴道积液侧的肾脏缺如，则能强烈提示本病；但双肾均可见也不能完全排除本病的可能。

※ 病例启示

三维超声可获得二维超声不能显示的冠状面，同时显示子宫外形及宫腔形态，直观显示子宫畸形的细节，对子宫畸形的诊断价值已被充分肯定，超声检查发现双子宫、完全性纵隔子宫畸形时，需仔细观察宫颈情况，如为双宫颈，还应警惕阴道斜隔的可能，进一步检查阴道及肾脏发育情况。

（林　琪　张元吉）

第二章 子宫体疾病疑难病例

第一节 子宫体超声检查概述

子宫体的超声检查包括子宫体肌层和宫腔两方面。子宫体的观察内容为子宫体大小、形态、肌层回声是否均匀及有无占位；而宫腔的观察内容为宫腔形态是否正常、子宫内膜厚度、回声情况、宫腔有无占位及粘连。子宫体的超声检查切面包括纵切面和横切面，用三维超声可以显示冠状面。超声扫查宫体时首先要显示宫颈，再寻找与宫颈相连的子宫体，并且要连续、动态地扫查才能进行全面、仔细地观察，做出正确的诊断。

第二节 疑难病例

一、难以诊断的子宫肉瘤

病 例

※ 病史

患者女性，58 岁，因绝经 6 年，发现子宫包块 10 年，散步后下腹痛 5 小时入院。

※ 体格检查

无特殊。

※ 超声图像

绝经后子宫，子宫肌壁间可见几个异常低或高回声；另于紧贴子宫右侧可见一大小约68mm×58mm的混合回声包块，形态呈类圆形，边界尚清，内回声不均匀，内部并可见多个弯曲走行的管状无回声，最宽处内经约17mm，追踪探查可见扩张的血管与子宫血管相连续。混合性包块周边可见游离液性暗区，前后径约26mm，内可见密集点状回声。彩色多普勒可显示混合回声区内弯曲走行的管状血管无回声内丰富血流信号，最宽处可见动静脉瘘样血流频谱（图2-2-1～图2-2-6）。

※ 超声提示

绝经后子宫，子宫多发性肌壁间小肌瘤；子宫右侧所见异常声像（内见丰富血流并内部动静脉瘘形成），性质待查，建议进一步检查。

※ CT 检查

右附件区类圆形软组织密度影，呈不均匀稍低密度影。双肺多发性转移瘤。患者及家属要求自行前往外院行盆腔MRI检查诊治。患者转院治疗，后经电话追踪证实为子宫平滑肌肉瘤（图2-2-7）。

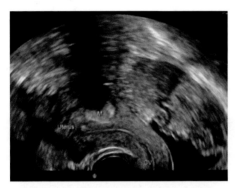

图2-2-1 绝经后子宫，肌壁间小肌瘤

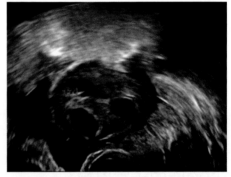

图2-2-2 子宫右侧可见一异常混合性团块，内可见多个无回声区

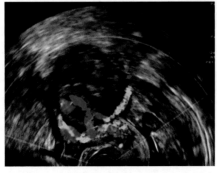

图2-2-3 右侧附件区团块内血流来自子宫

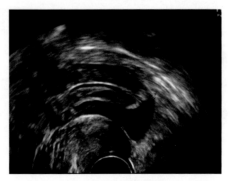

图2-2-4 盆腔积液

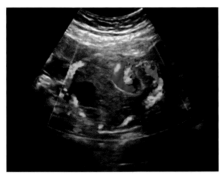 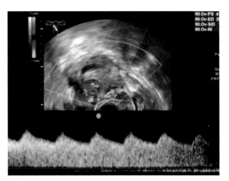

图 2-2-5　经腹部检查，团块内及周边可见丰富血流信号，无回声内可见粗大血流信号

图 2-2-6　频谱检查团块内血流为高速低阻血流频谱

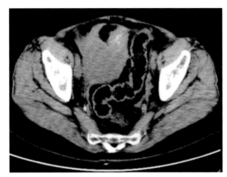

图 2-2-7　CT 检查示盆腔包块

※ **最终诊断**

子宫平滑肌肉瘤。

※ **鉴别诊断**

子宫平滑肌肉瘤需与子宫平滑肌瘤相鉴别。

子宫平滑肌瘤：平滑肌瘤一般形态规则，体积增长缓慢，包膜清晰，内部呈漩涡状，血流为周边环形血流信号；而子宫肉瘤内常伴有蜂窝样回声及囊性变，内部血流常较丰富，并常为高速低阻血流频谱。

※ **分析讨论**

子宫肉瘤是由子宫内膜间质、平滑肌或结缔组织构成的混合来源的恶性肿瘤，具有侵袭性生长、早期转移、复发率高、5 年生存率较低等高度恶性肿瘤的生物学行为。子宫平滑肌肉瘤来源于子宫肌层平滑肌细胞或血管平滑肌细胞，是最为常见的子宫肉瘤类型。子宫肉瘤临床症状和体征缺乏特异性，术前诊断难。文献报道单发体积大、形态不规则、蜂窝样回声、囊性变及血流丰富是子宫肉瘤较典型的超声征象。

※ 经验教训

本病例中包块位于子宫浆膜下，在子宫同时伴有肌壁间肌瘤的情况下容易误诊为浆膜下肌瘤。有经验的医生会注意到其内部回声非常不均质，内伴较多囊性变，并且其内见丰富且粗大的排列杂乱的血管，呈现彩色"镶嵌样"血流，频谱探查为高速低阻血流，应考虑到子宫肉瘤的可能。该患者散步后腹痛并超声检查发现盆腔积液，考虑包块局部有破裂可能。CT 检查发现双肺结节，表明病灶可能已经发生远处转移。

※ 病例启示

在进行超声检查时，对于子宫肌壁的占位团块，如果包块形态不规则，内部较多囊性变且伴有高速低阻丰富血流，或绝经后肌瘤体积增大明显者，要考虑子宫平滑肌肉瘤的可能。

二、容易误诊的播散性腹膜平滑肌瘤病

病 例

※ 病史

患者女，47 岁，因停经 40 天来我院就诊，尿 HCG 阳性。

※ 妇科检查

无特殊。

※ 超声图像

子宫向盆腔右侧推移，体积明显增大，子宫左后壁见大小约 79mm×61mm 的实质不均质性低回声包块。子宫内膜增厚约 17mm，宫腔内可见孕囊样回声，大小为 6mm×4mm。宫颈明显增大，可见大小约 135mm×80mm 的包块回声，边界不清，内部回声强弱不均。宫颈包块与膀胱后壁界限不清，但未突破膀胱黏膜层。左侧附件区见一实性低回声包块，大小约 122mm×93mm，内部回声不均质，其内可见散在小暗区。彩色多普勒于包块周边及内部可见丰富血流信号，频谱多普勒测及低阻动脉血流信号，阻力指数 0.43。肝肾间隙少量积液 12mm（图 2-2-8 ～ 图 2-2-10）。

※ 超声提示

1.子宫左后壁实质不均质性包块；

2.宫颈部实质性占位病变（宫颈包块与膀胱后壁界限不清，膀胱后壁受侵可能）；

3. 左侧附件区实质不均质性包块，性质待查，建议进一步检查；

4. 宫内孕囊样结构，考虑早孕；

5. 少量腹水。

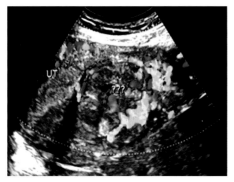 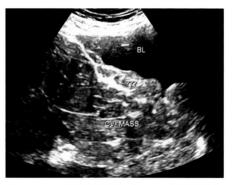

图 2-2-8　子宫左后壁实质不均质性包块血
供丰富

图 2-2-9　宫颈包块界限不清，回声强弱不均
BL—膀胱　CV-MASS—宫颈肿块

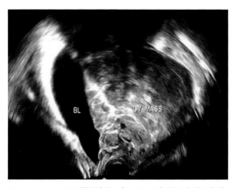

图 2-2-10　经阴道超声显示膀胱后壁肿物
未突破膀胱黏膜层

※MRI 检查

盆腹腔巨大占位，累及子宫体及宫颈，膀胱底后壁受累不除外，考虑恶性肿瘤性病变可能性大，肉瘤可能，卵巢来源肿瘤不除外，盆腔左侧多发结节，考虑肿瘤的一部分与淋巴结鉴别。

※ 生化检查

血 HCG：928.8 IU/L，血常规 HGB：79g/L，CA125：340.4U/ml；免疫组化：SMA（＋）、h-Caldesmon（＋）、b-Catenin（胞质＋）、CD10（－）、Ki-67 约 10%（＋）。

※ 手术结果

行全子宫、双侧附件切除，可见腹腔少量腹水，子宫左后壁外侧近峡部可见直径约120mm 的实性包块，表面血管充盈，质脆，蒂部粗约 40mm。膀胱后壁与子宫前壁下段粘连，分离粘连后见左侧输尿管盆段表面直径 10～20mm 的串珠样结节，膀胱左后壁表面可及多发散在凹凸不平结节，直径 10～15mm，左侧宫旁及阴道旁凹凸不平结节范围约 50mm×40mm。左侧输尿管、左侧宫旁、阴道旁结节切除及膀胱壁子宫肌瘤剔除并左侧输尿管支架置入术。

※ 病理诊断

子宫肌壁间、宫颈、膀胱后壁肿物、左侧阴道旁、左侧输尿管肿物：播散性平滑肌瘤病。

※ 超声复查

术后至今随访 3 年，复查超声及妇科检查，未发现异常。

※ 最终诊断

播散性平滑肌瘤病。

※ 鉴别诊断

播散性腹膜平滑肌瘤病需与转移性恶性肿瘤、子宫平滑肌肉瘤等疾病相鉴别。

1. 与转移性恶性肿瘤：播散性腹膜平滑肌瘤病肿瘤结节可表现为多发和固定的结节，但不伴腹水或其他恶性肿瘤征象。但当肿瘤结节邻近髂血管时，易被误认为是肿大的淋巴结，导致误判为恶性肿瘤转移所致。

2. 与子宫平滑肌肉瘤鉴别：子宫平滑肌肉瘤主要来源于子宫肌层及子宫血管壁平滑肌纤维或由子宫肌瘤恶变后转移而来。肉瘤呈浸润性生长，内多伴有坏死，血流丰富。

※ 分析讨论

播散性腹膜平滑肌瘤病（leiomyomatosis peritonealis disseminata，LPD）是一种良性平滑肌瘤，临床极为罕见。其特点是灰白色或灰红色小结节弥漫分布于腹膜的壁层及脏层。LPD 的组织学发生与病因尚不完全清楚，目前大多数学者认为本病变可能是腹膜下结缔组织受到卵巢激素的刺激而向膜间质及平滑肌组织分化。文献报道 LPD 主要发生于妊娠及产后，本例患者亦是妊娠后发现，部分患者有服用避孕药或伴卵巢功能性肿瘤病史，一旦终止妊娠、停止用药或肿瘤切除，LPD 多可自限，也可在下次妊娠分娩时再发，由此说明 LPD 与体内雌激素水平较高或机体对雌激素的敏感性增高相关。鉴于 LPD 无临床特异性症状及体征，术前误诊为恶性肿瘤并广泛转移者几近 100%，但我们从本例体会到，尽管超声检查对确定肿块来源及性质有局限，但可了解病变的广泛程度，该病例术前超声检查已发现肿块分布达膀胱后壁浆肌层，但未达黏膜层，有助于手术前准备及手术方案的制定。近年来，许多文献报道了 LPD 的复发及恶变倾向，恶变率达 7%，肖小敏等报道首次手术即发现 LPD 恶变 1 例。一些学者认为，对已生育且有明显家族史者，为解除症状应切除全子宫及双侧卵巢，且尽可能切除受累组织。术后应加强随访，及时发现病灶复发或恶变。

※ 经验教训

本病例中病灶较大，浸润膀胱后壁，血流较丰富，超声确实很难与恶性肿瘤做出鉴别诊断，对于妊娠或产后的患者如发现此种情况要考虑到此种疾病的可能，如不能做出诊断，可以详细描述病变及累及情况，进一步检查。

※ 病例启示

在进行超声检查时，要对病灶做到广泛扫查，多切面扫查，判断病变累及的广泛程度，对术前准备及手术方案的制定都有帮助。

三、容易误诊的子宫血管平滑肌瘤

病 例 1

※ 病史

患者女，47岁，因发现子宫占位性病变10月余入院。外院多次彩超检查结果均为子宫多发性肌瘤（肌壁间及浆膜下型）。术前来我院行腔内彩超复查。

※ 妇科检查

子宫质地硬，子宫包块。

※ 超声图像

子宫肌壁间可见多个大小不等低回声区，最大约15mm×10mm，形状呈圆形，子宫峡部右侧向外凸出一异常团块，大小约77mm×27mm，形状呈长条形，团块质软，加压变形，边界尚清，内部呈实性低回声，其内回声不均，可见不规则暗区；推动探头及腹壁加压，团块与周围肠管可见错位运动。彩色多普勒于团块内可见条形血流信号，RI为0.59（图2-2-11～图2-2-14）。

※ 超声提示

子宫峡部包块，性质待查；子宫多发肌壁间小肌瘤。

※ 术中所见

子宫形态基本正常，子宫偏右前方峡部可见一瘤体，突入膀胱腹膜返折及右侧阔韧带内，大小约70mm×50mm，不规则形，有包膜，界限清，实性，质地软。

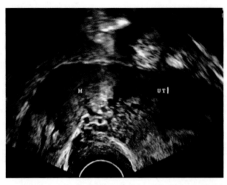

图 2-2-11 子宫右前方可见一异常条索状低回声团,并与子宫峡部相连
M—包块 UT—子宫

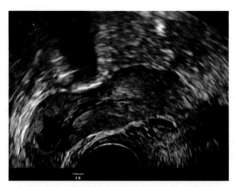

图 2-2-12 子宫峡部肿物内回声不均,可见裂隙状无回声

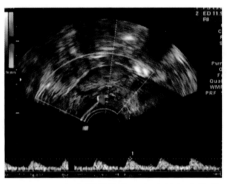

图 2-2-13 条索形团块内可见少量血流信号

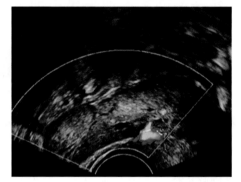

图 2-2-14 子宫峡部肿物内血流呈高阻的血流频谱

※ 病理诊断

冰冻后石蜡(子宫峡部肿物)结合免疫组化结果,病变为血管平滑肌瘤,(子宫峡部肿物、右宫旁血管)血管平滑肌瘤;(子宫静脉内肿物)血管平滑肌瘤(图 2-2-15)。

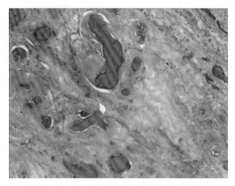

图 2-2-15 子宫峡部肿物病理图
镜下见肿瘤广泛厚壁血管增生,伴玻璃样变,局灶见梭形细胞束状/漩涡排列,核杆状,核分裂罕见,诊断为血管平滑肌瘤

※ 最终诊断

子宫血管平滑肌瘤。

病 例 2

※ 病史

患者女性，48 岁，8 年前因子宫肌瘤行子宫次全切除术，4 年前发现盆腔占位病变并伴有经量增多来诊。

※ 妇科检查

无特殊。

※ 超声图像

宫颈残端上方可见一大小约 181mm×69mm×134mm 的混合性低回声团块，形态不规则，部分呈条索状，边界欠清，包膜尚清楚，似沿组织间隙生长，团块内可见多个裂隙样结构，按压质软。彩色多普勒于团块内及部分裂隙状结构内可见少量血流信号，探及为静脉血流频谱（图 2-2-16 ～ 图 2-2-19）。

※ 超声提示

宫颈残端巨大混合性占位病变，考虑来源于宫颈的血管平滑肌瘤待排。

※MRI 检查

盆腹腔巨大占位，向后侵及直肠右侧间隙，考虑恶性肿瘤（平滑肌肉瘤？）可能（图 2-2-20）。

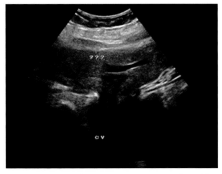

图 2-2-16 残余宫颈上方可见异常团块，团块内见裂隙样结构

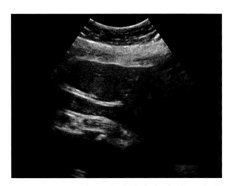

图 2-2-17 团块呈分叶状或条索状，边界光整

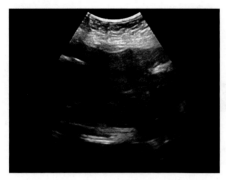
图 2-2-18　团块似沿组织间隙生长

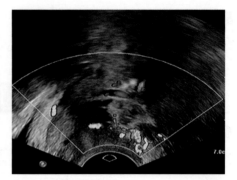
图 2-2-19　部分裂隙状结构内可见少量血流信号

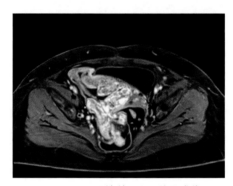
图 2-2-20　团块的 MRI 增强成像

※ 手术所见

盆腔肿物呈分叶及"条索"状，质地软，与肠管，前腹壁腹膜及膀胱后壁形成致密粘连，界限不清。

※ 术后病理

细胞形态温和，间质广泛水肿，呈玻璃样变，伴厚壁血管，结合免疫组化结果考虑血管平滑肌瘤。

※ 最终诊断

子宫血管平滑肌瘤。

※ 鉴别诊断

子宫血管平滑肌瘤需与子宫肌瘤及子宫肉瘤相鉴别。

1. 与子宫肌瘤的鉴别：主要鉴别点在于形态特征，血管平滑肌瘤多形态不规则，条索状；内部血流信号不丰富，内有明显的裂隙状结构，内部多为低速的静脉血流信号；而子宫肌瘤形态多为圆形或椭圆形，边界清楚，可见包膜，内间旋涡状回声，血流信号为周边环形血流信号。

2. 与子宫肉瘤的鉴别：子宫肉瘤内多伴囊性变或呈蜂窝状改变，伴有丰富的低阻血流信号等恶性征象；而血管平滑肌瘤虽其形态不规则，但血流多不丰富，可资鉴别。

※ 分析讨论

子宫血管平滑肌瘤是子宫平滑肌瘤的特殊类型，起源于子宫肌壁间血管壁本身或子宫肌瘤内的血管。临床上很少见，发生于宫颈者更为罕见。子宫血管平滑肌瘤分化良好，但其生物行为却具有侵蚀性，并可侵入下腔静脉及右心房内。血管平滑肌瘤术前诊断困难，主要靠病理诊断。子宫血管平滑肌瘤的术前影像诊断的报道罕见，往往被误诊为子宫肌瘤或子宫肉瘤。

※ 经验教训

病例 1 患者因同时伴有子宫肌壁间肌瘤，右侧壁的包块容易误诊为浆膜下肌瘤；但其具有特异性的形态特征，呈"条索"状，此时要考虑到血管平滑肌瘤可能；病例 2 患者巨大包块形态不规则，呈浸润性生长但是边界光整，血流不丰富，这些细节的观察对鉴别诊断非常重要。

※ 病例启示

检查医生首先要对血管平滑肌瘤的临床特征有所了解：如瘤体体积一般巨大、呈浸润性生长，因其沿血管蔓延生长，形态多不规则，与肌瘤等呈圆形或椭圆形不同，其特征性的形态表现为"条索"状或"蚯蚓"状，可沿着组织间隙生长，如检查中发现此种特征要考虑到子宫血管平滑肌瘤的可能；部分子宫血管平滑肌瘤患者有子宫手术史。

四、容易漏诊的子宫穿孔

病 例

※ 病史

患者女性，31 岁，因人工流产 + 上环后下腹痛 4 天，取环后下腹痛加重 1 天入院。

※ 外院检查

外院血常规 WBC 为 13.75×10^9/L，NE 为 71.9%，HGB 为 124g/L。

※ 妇科检查

外阴微生态状况无异常。阴道少许血迹。宫颈轻糜，宫颈举痛。

※ 超声图像

子宫后位，子宫肌壁回声不均，子宫前壁见一异常条形强回声，长约24mm，宽约5mm，下缘位于宫颈管内，上缘突破子宫底浆膜层，三维超声显像并追踪扫查发现此强回声与大网膜相连，按压后此处子宫浆膜层与大网膜可见错位运动，盆腔未见明显积液（图2-2-21 ~ 图2-2-24）。

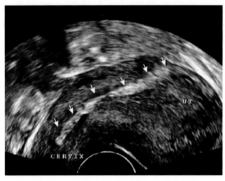

图2-2-21　子宫纵切面显示子宫前壁可见一异常条形强回声下缘达宫颈管内

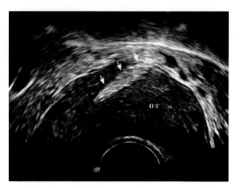

图2-2-22　异常强回声上缘突破子宫浆膜层

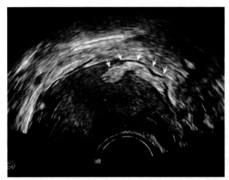

图2-2-23　追踪扫查发现异常强回声与肠系膜相连

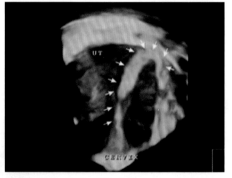

图2-2-24　子宫三维成像显示子宫穿孔及肠系膜的嵌顿

※ 超声提示

结合病史超声诊断为子宫穿孔并肠系膜嵌顿可能。后患者转院，电话追踪证实我院超声检查结果。

※ 最终诊断

子宫穿孔。

※ 鉴别诊断

子宫穿孔需与节育器嵌顿相鉴别。

与节育器嵌顿鉴别：节育器嵌顿表现为宫腔及肌壁内强回声，回声较穿孔的回声更强，且伴有声影，内无血流信号，病史可资鉴别。

※ 分析讨论

子宫穿孔是妇科宫腔内操作的一个较为严重的并发症，多由于操作者经验不足、子宫位置、肌层变化，子宫畸形等因素导致子宫穿孔。子宫穿孔是妇科严重急腹症，如伴有盆腔其他脏器损伤，活动性出血或感染则会对患者造成严重影响，所以需要及时发现并正确处理，超声是最重要的检查及诊断方法。子宫穿孔分为：①单纯性子宫穿孔：仅有子宫穿孔，损伤贯穿子宫全层；②不完全性子宫穿孔：子宫损伤未达浆膜层；③复合性子宫穿孔：子宫损伤贯穿子宫肌层全层并有子宫以外脏器损伤、组织嵌入、宫旁血肿等。

※ 经验教训

一旦发现子宫穿孔要进行详细检查，对穿孔部位进行多切面扫查，测量穿孔部位孔径大小，观察内部回声，子宫浆膜层与宫旁组织关系判断有无组织嵌入，并且应用彩色多普勒判断有无血管穿入，观察有无盆腔积液判断有无活动性出血等。这些都将为临床医生选择治疗方案提供重要信息。

※ 病例启示

子宫穿孔的超声表现具有特异性，结合病史不难做出诊断，最重要的是全面扫查判断有无合并组织嵌入、出血等其他异常。同时值得注意的是子宫穿孔最重要的是判断有无网膜嵌顿，不能因为子宫肌壁的强回声与大网膜存在错位运动而排除嵌顿。

五、容易漏诊的子宫内翻

病 例

※ 病史

患者女，35 岁，因顺产后下腹坠痛伴同房出血 11 年，不规则阴道流血 5 年并严重贫血来我院就诊。血 HGB：54g/L。

※ 既往病史

11 年前自行生产一胎，难产并大出血。

※ 妇科检查

怀疑黏膜下肌瘤可能，不除外子宫内翻可能。

※ 超声图像

盆腔探查未见正常形态子宫，纵切面仅见增大的宫颈及部分阴道明显扩张变薄，其内可见范围约53mm×40mm的宫体样回声，宫底内陷达阴道上段内；横切面见宫颈及阴道壁环绕于宫体周围。三维超声检查发现变薄的宫颈及阴道壁呈"袖带"状包绕子宫体，双侧卵巢可见，按压后双侧卵巢、输卵管及其韧带组织等随着宫颈运动而呈"牵拉"状同步运动（图2-2-25 ~ 图2-2-28）。

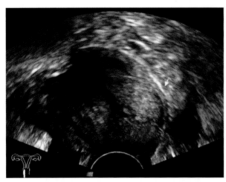

图2-2-25　子宫纵切面未见正常宫体结构

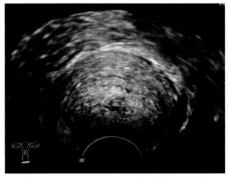

图2-2-26　子宫横切面显示宫体位于扩张的宫颈内

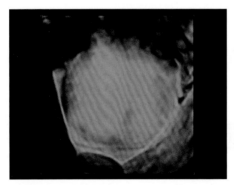

图2-2-27　三维超声显示扩张变薄的宫颈呈"袖带"状环绕包围宫体

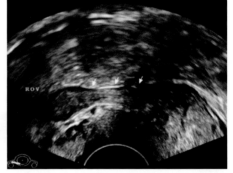

图2-2-28　卵巢与内陷部相连，按压后呈"牵拉"状

ROV—右侧卵巢

※ 超声提示

子宫所见异常，结合病史考虑慢性子宫内翻。

※ 手术所见

因患者家属强烈要求而行腹腔镜复位术，全麻下行腹腔镜探查术，术中盆腔内未见宫体结构，宫底及宫体全部内陷入宫颈内口脱入阴道并形成狭窄环，并牵拉双侧卵巢固有韧带、双侧输卵管峡部、部分壶腹部，以及双侧圆韧带向中心内聚，内陷于狭窄环内。拟试行腹腔镜辅助经阴道手法复位术，过程失败，遂行腹腔镜下子宫内翻复位术（子宫后壁切开术）＋子宫整形术＋双侧骶韧带缩短术＋双侧圆韧带缩短悬吊术＋宫颈环扎术。术后一月后复查，子宫形态恢复正常（图 2-2-29 ～图 2-2-31）。

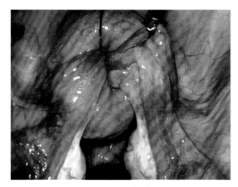

图 2-2-29　腹腔镜手术探查显示子宫内翻

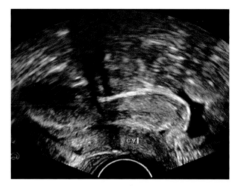

图 2-2-30　术后复查子宫形态正常

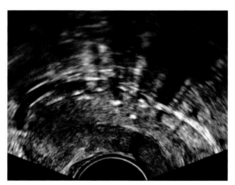

图 2-2-31　宫体后壁及宫颈后壁上段可见多个强回声点，为术后改变

※ 最终诊断

慢性完全性子宫内翻。

※ 鉴别诊断

子宫内翻需与子宫黏膜下肌瘤、子宫脱垂相鉴别。

1. 与子宫黏膜下肌瘤鉴别：子宫形态正常，宫体可见，宫腔内见占位病变；而子宫内翻无正常的子宫形态，并可见扩大的宫颈，而宫体结构显示不清。

2. 与子宫脱垂鉴别：子宫位置下移，但宫颈宫体形态正常。

※ 分析讨论

子宫内翻指子宫底部向宫腔内陷入，甚至自宫颈翻出的病变，这是一种分娩期少见而严重的并发症。子宫内翻多数由于第三产程处理不当，但其先决条件必须有子宫壁松弛和子宫颈扩张存在。

子宫内翻按发病时间可分为：①急性子宫内翻：子宫翻出后宫颈尚未缩紧；②亚急性子宫内翻：子宫翻出后宫颈已缩紧；③慢性子宫内翻：子宫翻出宫颈回缩已超过4周，子宫在内翻位置已经缩复但仍停留在阴道内。

按子宫内翻程度可分为：①不完全子宫内翻：子宫底向下内陷，可接近宫颈口或越过但还存在部分子宫腔；②完全子宫内翻：子宫底下降于子宫颈外，但还在阴道内；③子宫内翻脱垂：整个内翻子宫暴露于阴道口外。

近年随着医疗条件的提高，子宫内翻的发生率明显下降。本例患者居住在偏远山区且家境差，导致迁延为慢性子宫内翻。关于超声诊断子宫内翻文献报道寥寥无几，大多数报道为将其误诊为子宫黏膜下肌瘤或子宫脱垂。

※ 经验教训

本病例非常罕见，往往被误诊为黏膜下肌瘤。正常宫体形态的显示非常重要，笔者体会盆腔探查时正常的子宫形态消失，仅见扩大的子宫颈且未见正常的子宫体形态结构时要考虑到子宫内翻，并且子宫内翻多有难产病史。

※ 病例启示

在进行超声检查，顺序扫查很重要，沿着宫颈寻找宫体，不能把增大的宫颈误认为宫体，如未发现宫体并且宫颈内见异常等回声团时，要结合有无难产史排除子宫内翻。检查时可以发挥超声检查实时的优点，按压内陷部观察其与卵巢的相对运动，本例中因观察到两侧卵巢与内陷部同步运动，故判断为卵巢固有韧带陷入宫颈及阴道内并经手术证实。

六、容易误诊的侵蚀性葡萄胎

病 例

※ 病史

患者女，38岁，因完全性葡萄胎于外院清宫，清出组织约1000g，可见水泡样组织及绒毛组织，清宫病理：免疫组化 HCG（++）、PLAP（-）、CK（+），支持为完全性葡萄胎。一月余后伴不规则阴道出血来我院检查。

※ 妇科检查

子宫增大如孕 5 月。

※ 超声图像

子宫体积明显增大，形态失常，子宫肌壁回声不均匀，于宫底右侧壁及前壁下段可见异常回声区，大小分别约 34mm×28mm 和 19mm×18mm，内部呈"蜂窝"状改变。彩色多普勒于异常回声内可见异常丰富血流信号，并可见动静脉瘘血流频谱。双侧附件区可见多房囊肿（图 2-2-32 ~ 图 2-2-36）。

※ 超声提示

子宫肌壁所见异常声像，结合病史考虑侵蚀性葡萄胎可能；双侧附件区黄素囊肿。

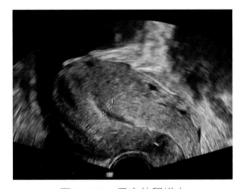

图 2-2-32　子宫体积增大

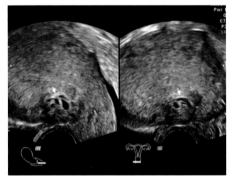

图 2-2-33　子宫肌壁局部可见"蜂窝"状异常回声

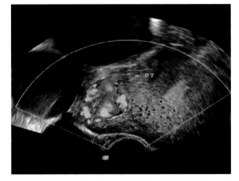

图 2-2-34　子宫宫底右侧壁"蜂窝"状回声内血流信号丰富

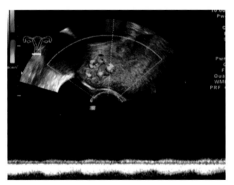

图 2-2-35　"蜂窝"状回声内血流频谱为高速低阻血流

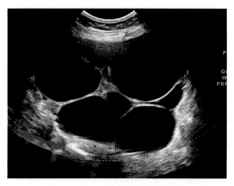

图 2-2-36　附件区黄素囊肿

※ 化验结果

血 β -HCG ＞ 100000mIU/L。

※CT 检查

子宫形态密度改变，双肺多发转移灶，盆腹腔积液。

※ 最终诊断

侵蚀性葡萄胎。

※ 鉴别诊断

侵蚀性葡萄胎须与良性葡萄胎、子宫肌壁损伤相鉴别。

1. 与子宫肌壁损伤鉴别：多发生在人工流产后，宫腔操作损伤宫壁血管，形成动静脉瘘或将少量绒毛组织带入宫壁侵蚀血管，形成局部"蜂窝"状回声区，血流丰富。可结合病史及血 HCG 水平加以鉴别。

2. 与良性葡萄胎鉴别：良性葡萄胎病灶位于宫腔内，与子宫肌层界限清晰，而侵蚀性葡萄胎病变组织侵蚀子宫肌层，可伴有阴道、肺、脑等远部器官转移。

3. 与绒癌鉴别：两者声像图类似，很难鉴别，需结合病史做出判断。

※ 分析讨论

侵蚀性葡萄胎是指葡萄胎组织侵入子宫肌层或转移至子宫以外的恶性滋养细胞肿瘤。侵蚀性葡萄胎均来自良性葡萄胎，多数发生在葡萄胎清除后半年内。侵蚀性葡萄胎主要临床表现为葡萄胎排出后阴道流血持续不断，血或尿内 β -HCG 测定值持续不下降，或葡萄胎排出后 β -HCG 亦一度正常，但不久（一般在 6 个月内）又有闭经，阴道出血、β -HCG 高度上升。

侵蚀性葡萄胎超声表现为子宫不同程度增大，病灶部位子宫肌层呈"蜂窝"状，内可见缓慢流动的液体，有的可以突破浆膜层。彩色多普勒的应用对侵蚀性葡萄胎的诊断至关重要，由于子宫肌层动脉广泛受到滋养细胞侵蚀开放，血流灌注增加，血管阻力减低，CDFI 可见"湖泊"状色彩斑斓的异常丰富血流信号，可探查到大量的动静脉瘘血流频谱。

※ 经验教训

本病例中在完全性葡萄胎清宫后出现阴道持续流血，超声检查子宫肌层可见侵蚀性改变，要考虑到侵蚀性葡萄胎的可能，同时也要与其他疾病进行鉴别，血 β-HCG 结果非常重要，同时也要对常见的转移器官进一步检查。

※ 病例启示

在进行超声检查时，寻找子宫肌层的侵蚀部位及彩色多普勒的应用都非常重要，"蜂窝"状回声内异常丰富血流信号并动静脉瘘样血流频谱都有助于诊断，同时也一要结合血 β-HCG 化验结果及病史进行诊断。

（张玉娟　王子墨）

第三章　子宫颈疾病疑难病例

第一节　子宫颈超声检查概述

一、子宫颈超声检查概述

宫颈位于子宫下部，将子宫体和阴道相连，近似圆锥体，成人妇女长 2.5cm～3cm。宫颈的中央为前后略扁的长梭形管腔，其上端通过宫颈内口与子宫腔相连，其下端通过宫颈外口开口于阴道。宫颈内外口之间即宫颈管。宫颈的大小与宫体比例随年龄及内分泌状态等而变化。宫颈壁由黏膜、肌层和外膜组成。宫颈阴道部分的表面病变，妇科检查常可做出诊断，但宫颈上部及深部病变不易早期发现，超声检查可清晰地显示宫颈的大小、形态及病变部位，对提高宫颈病变的检出率有明显的优势。

宫颈超声检查可以根据患者的情况通过经腹、经会阴及经阴道三种方式进行。经腹超声检查适合未婚女性，要求患者适度充盈膀胱，因探头频率低、分辨率低，对宫颈细微结构观察很难满足。临床上观察宫颈病变首选经阴道超声检查，其分辨率高，图像清晰，患者也无须特别准备。但对于宫颈较大的病变，有时常需结合经腹超声进行一些补充。

与宫体及附件疾病相比较，宫颈疾病可能病种不多，超声在宫颈疾病方面的显示不如宫体、卵巢病变优势多。很多超声同仁尤其是基层医院往往容易忽视对宫颈的检查，造成一些宫颈疾病的漏诊。正常宫颈声像图：经阴道彩色多普勒检查宫颈纵切面呈圆柱状，横切面为椭圆形，宫颈壁内有少量血流信号，频谱多普勒取样为高阻力型。宫颈内口至宫颈外口为宫颈长度，正常值为 2.5cm～3.5cm，前后径比子宫体窄，中央为梭形管腔，有较多黏液时可见少量无回声区，宫颈边缘齐整。

二、妊娠宫颈机能不全的超声诊断

妊娠期宫颈的主要机能是使胎儿保留在子宫直至分娩。宫颈机能不全是指孕中期或孕晚期的早期宫颈无痛性扩张，伴有妊娠囊膨入阴道，随后胎膜早破与不成熟胎儿的娩出。超声观察宫颈形态及测量长度可以估测宫颈机能从而有助于预测早产。参照相关书籍和文献，超声早期诊断宫颈机能不全的两项主要指标：①中孕期功能性宫颈管长度小于 25mm；②宫颈内口宽大于 15mm（晚孕期胎先露下降会掩盖宫颈内口扩张的宽度，有时并不显示宫颈内口扩张）。孕 30 周以后，宫颈管为适应足月产会进行性缩短。因此，30 周以后的无症状孕妇，宫颈管长度小于 25mm，尤其是 15mm ~ 24mm，可以是生理性的，与早产风险无关。即使是生理性的，但超声仍然可提示，引起临床重视。

宫颈机能的超声评价可采用经腹、经会阴或经阴道方式进行。经阴道超声评估宫颈形态最可靠，可重复性最高。国内外的指南，包括中华医学会的权威指南也专门对宫颈长度测量进行了明确规定——经阴道超声。在英国胎儿基金会（Fetal Medicine Foundation，FMF）网站上有专门的培训，可以取得国际认证。相比之下，由于经腹超声可重复性差和不准确性而不建议指导临床处理；经会阴超声存在的问题同样是可重复性差，而且操作困难。

超声下的宫颈形态分为四种，主要根据宫颈内口漏斗的形态来分类，包括"T""Y""V"及"U"形。"T"形代表正常闭合的宫颈；"Y"形代表小漏斗，如果累及长度小于 25%，功能性宫颈管长度大于等于 26mm 时，则无明显临床意义，动态观察即可；"V"形代表次严重的漏斗，接近宫颈外口；"U"形为更严重的类型，最受临床重视，可以通过双合诊检查出。

第二节 疑难病例

一、难以诊断的宫颈血管平滑肌瘤

病 例

※ 病史

患者女性，44 岁。子宫次全切除术后 8 年，因发现"盆腔占位病变 4 年余"入院。2008 年因"多发性肌瘤，子宫内膜多发息肉"经腹子宫次全切除术；2010 年因"右侧卵巢囊肿"再次行经腹右侧卵巢囊肿剥除术 + 盆腔粘连松解术；2012 年因"子宫平滑肌瘤伴黏液样变"行经腹盆腔包块切除术 + 盆腔粘连松解术。

※ 妇科检查

盆腔、宫颈上方可扪及一个大小约 20cm×10cm 巨大包块,质地中,边界尚清,活动度欠佳,无压痛。右侧附件区可扪及一个大小约 14cm×10cm 的囊性包块,质地软,活动度欠佳,无压痛。盆底腹膜光滑,指套无血染。

※ 超声图像

子宫次全切除术后,宫颈残端上方盆腔内可见一巨大混合性包块,上界达脐水平,范围约 18.1cm×13.4cm×6.9cm,形态不规则,呈分叶状,边界尚清,内部回声不均,内可见多个散在的小无回声区,加压后肿块可见变形。彩色多普勒于包块内可见少量低速低阻的条状血流信号。左侧附件区及左侧腹可见一囊性包块,大小约 16.1cm×7.1cm,形态不规则,并可见不完全的分隔。彩色多普勒显示囊壁及囊内未见明显血流信号(图 3-2-1~图 3-2-8)。

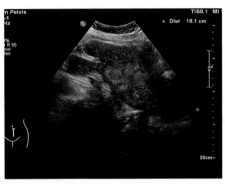

图 3-2-1　经腹超声显示纵切面肿块巨大,肿块表面呈分叶状

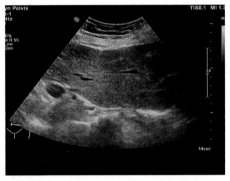

图 3-2-2　经腹超声显示横切面肿块呈均匀等回声

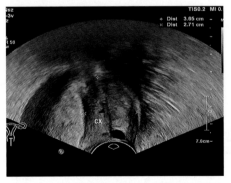

图 3-2-3　经阴道超声显示宫颈残端纵切面
CX—宫颈

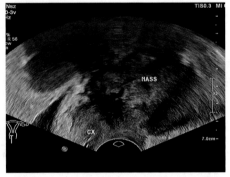

图 3-2-4　经阴道超声显示宫颈和巨大肿块间的关系

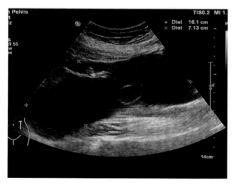

图 3-2-5　经腹超声显示纵切面左侧腹可见一巨大囊性包块

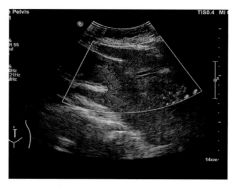

图 3-2-6　经腹超声显示巨大肿块内可见少量血流信号

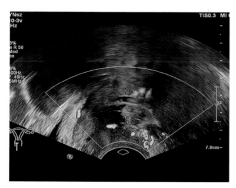

图 3-2-7　经阴道超声显示巨大肿块内少量血流信号

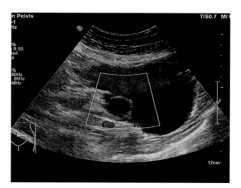

图 3-2-8　彩色多普勒显示左侧腹部囊性包块内的少量血流信号

※ 超声提示

子宫次全切除术后，宫颈残端巨大混合性包块，性质待查，建议进一步检查；右侧附件区囊性包块，考虑包裹性积液。

※ MRI 检查

腹盆腔巨大占位，宫体未显示，多考虑恶性肿瘤（平滑肌肉瘤？），向后侵及直肠右侧间隙，伴左侧卵巢受累；右侧肠系膜见多发小淋巴结。

※ 生化检查

肿瘤标志物：CEA、AFP、CA125、CA153、CA199、CA724 未见异常。

※ 手术结果

术中见：大网膜与前腹壁腹膜形成致密粘连，分离粘连、切除部分大网膜后，见盆腔肿物形成，呈分叶状，大小约 18cm×18cm×10cm，质地偏软，与肠管、前腹壁腹膜及膀胱后壁形成致密粘连，界限不清，探查盆腔组织结构困难。分离部分粘连后见左侧盆腔另一包块形成，大小约 12cm×10cm×10cm，分离包块与周围组织之间粘连时，包块破裂并可见黄绿色样液体流出，考虑左侧包裹性积液。予吸尽积液后探查左附件，见左卵巢与左侧阔韧带后叶形成致密粘连，左侧卵巢萎缩，左侧输卵管外观未见明显异常。行经腹宫颈残端肌瘤切除术＋残余宫颈切除术＋左侧附件切除术＋膀胱修补术及造瘘术＋肠粘连和盆腔粘连松解术＋双侧输尿管支架拔除术。

※ 病理诊断

1.（盆腔）送检肿物呈分叶状，表面光滑，共大约 13cm×8.5cm×4.0cm，镜下由梭形细胞构成，细胞形态温和，间质广泛水肿，且玻璃样变，伴多量厚壁血管，结合免疫组化结果，病变为血管平滑肌瘤。

2.（大网膜）送检组织中未见肿瘤。

※ 最终诊断

子宫血管平滑肌瘤。

※ 鉴别诊断

子宫血管平滑肌瘤需与宫颈平滑肌肉瘤、宫颈癌及宫颈肌瘤囊性变相鉴别。

1. 宫颈平滑肌肉瘤：不支持点，盆腔肿块史 4 年，平滑肌肉瘤恶性度很高，早期可发生转移。

2. 宫颈癌：不支持点，该患者发现盆腔肿块时间有 4 年，病史较长；而且宫颈癌肿块常不会长到这么大的体积，达 18cm。

3. 宫颈肌瘤囊性变：宫颈肌瘤囊性变呈圆形或椭圆形，质地较硬，一般血流分布较规则，肿瘤周边可见环形或半环形血流信号，内部可见少量血流信号。但该例肿块外形呈分叶状，而且质地较软，且周边组织粘连明显，与典型的肌瘤图像有所区别。但总体来说，子宫血管平滑肌瘤术前超声诊断率较低，多数患者于术后病理确诊。

※ 分析讨论

子宫血管平滑肌瘤是一种特殊类型的子宫平滑肌瘤，发生率较低，其发生于宫颈者更为罕见。该病进展缓慢，预后良好。临床术前诊断困难，主要依据病理诊断。血管平滑肌瘤多见于皮下的软组织，子宫血管平滑肌瘤与其形态相似，但发生于子宫者，一般体积较大，从手术剥离出来的标本观察，它呈相互融合的结节状或分叶状，这与其多灶性发生有关。子宫血管平滑肌瘤的病理特征为，外观像普通肌瘤。切面色较红；镜下见肌瘤中有丰富的血管，瘤细胞围绕血管排列，与血管壁的平滑肌细胞紧密相连；血管平滑肌瘤组织学上为良性疾病，生物学上具有转移和浸润生长的倾向。血管平滑肌瘤亦有其特有的临床特征：如瘤体一般较普通肌瘤大、血管丰富、术前不易发现、术中出血量多等。治疗原则与普通平滑肌瘤相似，即以手术为主，术后一般无复发及转移。

因血管平滑肌瘤特殊的病理基础，子宫血管平滑肌瘤的超声特征，与普通平滑肌瘤相似，子宫形态失常，瘤体呈低回声实质性团块向外突起，边界清楚。但来源于子宫的血管平滑肌瘤体积常很大，明显大于普通的肌瘤，质地较软，以低回声为主，常伴有液性回声或呈囊实混合性回声，其内血流较丰富。常与周围组织有不同程度的粘连。所以在临床上发现肌瘤体积较大、血流异常丰富时应考虑到这种类型的平滑肌瘤。

※ 经验教训

血管平滑肌瘤属于子宫平滑肌瘤的一种特殊类型，发生于宫颈者非常罕见。瘤组织中含有多量的薄壁或厚壁血管，术前超声诊断率较低，多数患者于术后病理确诊，需与宫颈平滑肌肉瘤、宫颈癌及宫颈肌瘤囊性变相鉴别。超声检查时该类肌瘤常常体积巨大，内部血流丰富，质地较软。当我们在临床上发现这些特征时要想到血管平滑肌瘤的可能。

※ 病例启示

在超声检查时，当发现盆腔巨大腔肿块时，首先要追溯肿块的来源。确认子宫来源后，再仔细分析肿块的形状、边界及内部回声，同时加压探查肿块的质地、血流情况，在对普通肌瘤诊断困惑的同时能想到这种少见的血管平滑肌瘤。

二、疑似阴道癌的宫颈透明细胞癌

病 例

※ 病史

患者女性，24 岁。不规则阴道流血 8 个月。

※ 妇科及宫腔镜检查

置入内窥器，见阴道菜花样肿物形成，大小约 6cm×6cm，质地糟脆，有接触性出血，未能暴露宫颈。宫腔镜探查阴道肿物，见其蒂部位于阴道右侧壁，蒂宽，继续探查宫颈，未见明确宫颈阴道部，过程中似可进入一侧宫颈的宫颈管，但无法进入宫腔，未能探见另一宫颈管。取阴道部分肿物活检，活检病理结果为阴道透明细胞癌。

※ 超声图像

可见两个子宫声像，横切面宫底呈"蝶"状，可见两个宫腔内膜回声；宫颈呈双宫颈声像。阴道中上段可见一实质性团块回声，大小约 50mm×50mm×36mm，边界尚清，形态呈分叶状，内部为低回声，尚均匀，阴道下段可显示。彩色多普勒于阴道团块内可见极丰富的血流信号，由中心向周围呈放射状，RI 为 0.56（图 3-2-9 ~ 图 3-2-17）。

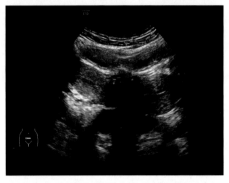

图 3-2-9　经腹超声显示子宫横切面两个子宫呈"蝶"状

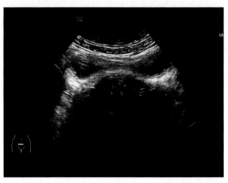

图 3-2-10　经腹超声显示宫颈横切面双宫颈影像

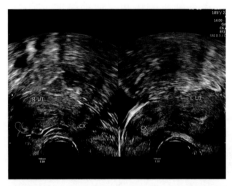

图 3-2-11　经阴道超声显示两个宫体和两个宫颈

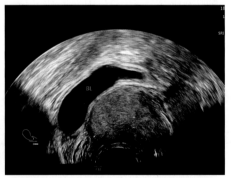

图 3-2-12　经阴道超声显示阴道内实质性肿块

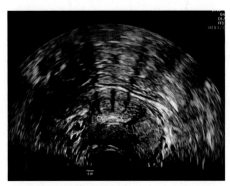

图 3-2-13　经阴道超声显示双宫颈与阴道内实质性占位的毗邻关系

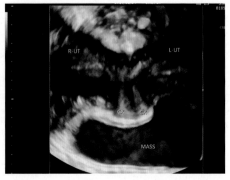

图 3-2-14　经阴道三维超声显示双子宫、双宫颈及阴道壁实质性肿块的毗邻关系

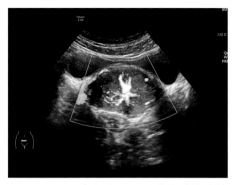

图 3-2-15　经腹超声显示阴道实质性肿块内血流丰富，由中心向周围呈放射状

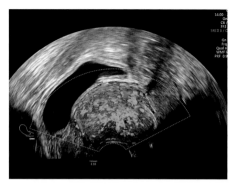

图 3-2-16　经阴道超声显示阴道实质性肿块内血流丰富，由中心向周围呈放射状

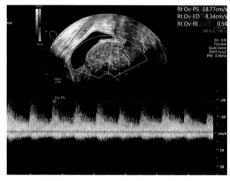

图 3-2-17　脉冲多普勒超声显示阴道实质性肿块内动脉血流信号

※ 超声提示

双子宫双宫颈畸形，阴道中上段实质性肿块，性质待查，建议进一步检查。

※MRI 检查

双子宫双宫颈畸形，阴道中上段 - 宫颈软组织占位，性质待定，请结合临床相关检查。

※ 手术结果

经腹广泛全宫双附件切除术 + 盆腔淋巴结清扫术。术后剖视标本见：双子宫，两子宫肌层均匀无增厚，宫腔形态正常，内膜平滑，双宫颈偏小，左侧宫颈外口见一约 5cm 菜花样赘生物，病灶为外生型，未侵及宫颈管。

※ 病理诊断

宫颈外口透明细胞癌ⅡA2 期，侵犯宫颈及阴道穹窿表浅肌层。

※ 最终诊断

双子宫双宫颈畸形，宫颈透明细胞癌。

※ 鉴别诊断

宫颈透明细胞癌需与阴道癌、黏膜下肌瘤脱出至阴道相鉴别。

1. 阴道癌：此例宫颈外生肿块型癌肿，并同时侵犯宫颈及阴道穹窿表浅肌层。因其肿块大部分位于阴道中上部，宫颈的病灶显示不清，所以很容易误诊为阴道癌，在临床工作中鉴别非常困难。

2. 黏膜下肌瘤脱出至阴道：宫颈外生型癌容易误诊为脱出的带蒂黏膜下肌瘤，带蒂黏膜下肌瘤因其特殊的生长方式，形状多呈"水滴"状或长梭形，包膜完整，边界清晰，呈均匀低回声（与本例肿块相比较，肌瘤回声可能相对更低），肿块内血流分布规则，常可见来自宫颈管或宫腔的长条形血流与其相连。而宫颈外生型癌肿块形态不规则，呈分叶状，无明显包膜，血供丰富，可呈"火球"样，与黏膜下肌瘤可资鉴别。

※ 分析讨论

宫颈透明细胞癌属宫颈腺癌的一种特殊组织学类型，其来源于副中肾管，是一种十分少见的肿瘤。吴海静等报道国内发病年龄 7～34 岁，其中 14～22 岁年龄段最为常见。本病例亦为 24 岁年轻女性。早期宫颈癌的超声图像常无阳性表现，中晚期肿块内生型宫颈癌超声表现为宫颈不规则增大，回声减低且不均匀，宫颈管回声也模糊不均，并可见低回声肿块，内部血流丰富；宫颈癌外生型超声显示癌组织自宫颈外口向阴道内呈"息肉"状、"菜花"状不规则生长，瘤体较大，内部血流丰富。本例为外生型宫颈癌，肿块自宫颈外口向阴道内生长，未侵及宫颈管。经阴道超声对宫颈原发病灶显示不清晰，而且因为肿块基本位于阴道内，在早期的诊断思路均倾向于阴道癌，甚至宫腔镜检查及磁共振也不能清楚说明肿块的原发部位。本例宫颈外生型透明细胞癌实属罕见。

※ 经验教训

该病例肿块位于阴道内，宫颈的病灶显示不清，从病灶的超声表现来判断良恶性没有问题，但在鉴别肿块来源时是非常困难的。这也提醒我们在以后的临床工作中，如果碰到类似病例时也可以多一种考虑。

※ 病例启示

超声是宫颈癌辅助诊断不可缺少的工具，不仅可以看到宫颈癌内部状况，还可以观察膀胱及直肠受侵情况。但当宫颈癌形态无明显变化，超声图像可能无阳性发现，此时可能只有通过组织病理来确诊。

三、疑似宫颈癌的子宫内膜癌

病例 1

※ 病史

患者女性，60岁。绝经10年，阴道异常流血半年。

※ 妇科检查

阴道通畅，右侧壁及前壁下段距阴道口2cm处可见约1cm×1cm火山口样溃烂，触血阳性，质地硬，见少许血性分泌物，无异味。宫颈：萎缩，表面光滑，质地中，无接触性出血，宫口闭，穹窿变浅，接近消失。宫体，后位，不规则增大约15周，固定不活动，无压痛。

※ 超声图像

绝经后子宫体积增大，形态失常，体积明显增大，宫腔中下段至宫颈上段可见实质性肿块，范围约70mm×53mm，内呈等回声，与子宫肌层分界不清，宫颈内口显示不清，宫颈外口处宫颈管尚能显示。宫腔上段可见范围约68mm×59mm×45mm的无回声区，内可见较多的密集细小光点回声，挤压子宫光点可缓慢移动。彩色多普勒显示宫腔中下段至宫颈上段肿块内可见丰富的血流信号，脉冲多普勒取样呈低速低阻型动脉频谱（图3-2-18~图3-2-23）。

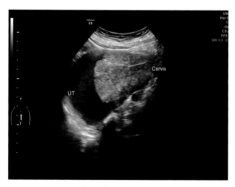

图 3-2-18 经腹超声显示宫腔中下段及宫颈实质性肿块
UT—子宫 Cervix—宫颈

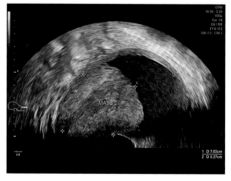

图 3-2-19 经阴道超声显示宫腔中下段及宫颈实质性肿块

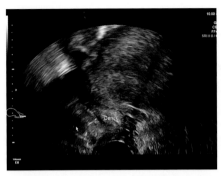

图 3-2-20 经阴道超声显示宫颈外口处宫颈管

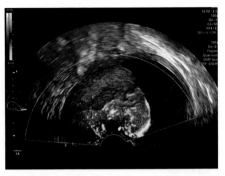

图 3-2-21 经阴道超声显示纵切面实质性肿块内血流丰富

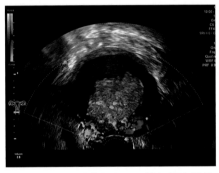

图 3-2-22 经阴道超声显示横切面实质性肿块内血流丰富

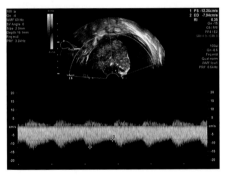

图 3-2-23 实质性肿块内血流信号呈低速低阻动脉频谱

※ 超声提示

绝经后子宫体积增大,宫腔中下段至宫颈上段内实质性占位病变并宫腔上段积血,性质待查,考虑子宫内膜癌可能。

※ MRI 检查

子宫明显增大,左前壁正常肌层结构显示不清,可见一不规则形等 T1 稍长 T2 信号影突入宫腔,大小约 6.7cm×5.1cm,下缘突入宫颈。宫腔内可见大量短 T1 长 T2 液性信号影充填。宫腔内占位性病变,可能为恶性肿瘤。

※ 生化结果

HE4:782Pmol/L,CA125:623U/ml。

※ 手术结果

经腹广泛全子宫切除 + 双附件切除 + 盆腔淋巴结切除 + 盆腔粘连松解 + 肠粘连松解术。

※ 宫腔镜检查 + 分断诊刮术

(宫颈管、宫腔)恶性肿瘤,考虑子宫内膜样癌。

※ **最终诊断**

子宫内膜癌。

病 例 2

※ **病史**

患者女性，40 岁。月经紊乱 10 年，阴道流血 1 个月。外院 MRI 检查提示子宫颈 - 宫腔肿块，符合宫颈腺癌（考虑 Ⅱ a 期），宫颈阴道部增宽，宫颈周围血肿。

※ **妇科检查**

宫颈膨大，宫颈光滑，宫颈外口见直径约 2cm 的赘生物自宫颈管内脱出，质地糟脆，周围可见宫颈组织。

※ **超声图像**

自宫腔至宫颈管内可见范围约 89mm×40mm 的稍强回声团块，边缘与子宫肌层分界不清，内部回声欠均匀。彩色多普勒于团块可见丰富的短棒状血流信号，RI：0.70（图 3-2-24～图 3-2-27）。

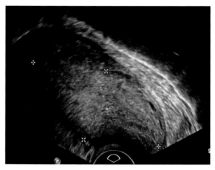

图 3-2-24　经阴道超声显示宫腔至宫颈管内稍高回声实质性肿块

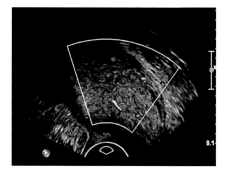

图 3-2-25　经阴道超声显示纵切面宫腔至宫颈管内稍高回声实质性肿块的彩色血流信号

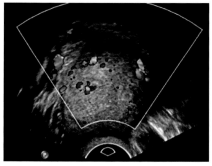

图 3-2-26　经阴道超声显示横切面实质性肿块内的血流信号

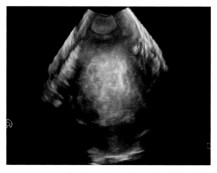

图 3-2-27　宫腔至宫颈管内实质性肿块的三维超声影像

※ 超声提示

宫腔至宫颈管内实质性占位病变，性质待查，建议进一步检查。

※ 阴道镜检查

子宫内膜癌？宫颈赘生物活检病理报告：子宫（形态学）符合子宫内膜样癌。

※ 手术所见

经腹广泛全子宫及双附件切除术＋盆腔淋巴结清扫术＋肠粘连、盆腔粘连松解术＋膀胱造瘘术。术中见子宫增大如孕9周，表面光滑，质地软，宫颈管桶状增粗，质地偏硬。

※ 病理诊断

子宫内膜腺癌，Ⅰ型（子宫内膜样腺癌），2级，肿物布满整个宫腔，累及宫颈管腺体，癌组织侵及＞1/2肌层。

※ 最终诊断

子宫内膜腺癌，Ⅰ型（子宫内膜样腺癌），2级。

※ 鉴别诊断

子宫内膜癌需与宫颈癌、巨大黏膜下肌瘤相鉴别。

1. 宫颈癌：通常情况从定位来说，宫颈癌大部分表现为宫颈外口及阴道上段的不规则低回声团块，而子宫内膜癌病灶常表现宫腔下段及宫颈上段的不规则低回声团块。本病例表现为宫腔至宫颈管内实质性肿块，并参考妇检时宫颈外口外有赘生物脱出等特点，结合MRI，避免临床上造成定位诊断的失误。

2. 巨大黏膜下肌瘤：黏膜下肌瘤表现为形态规则的低回声团块，有假包膜形成，内回声均匀，仔细观察其余子宫内膜，可见两层内膜分离，厚度一致均匀。而子宫内膜癌表现为内膜增厚不均匀，癌灶侵蚀子宫肌层时，仅见与肌层分界不清的病灶，不能分辨子宫内膜回声，严重时无法分辨肌层回声。

※ 分析讨论

宫颈癌与子宫内膜癌临床都常见，患者均多为绝经后妇女，临床以阴道不规则出血为主要特征。本例子宫内膜癌向下侵及整个宫颈，导致宫颈膨大变形，妇科检查可见赘生物自宫颈外口脱出，超声显示宫腔至宫颈管内实质性占位病变，这很容易让大家首先想到的是宫颈癌，外院MRI在首诊的时候也误诊为宫颈腺癌。典型的内膜癌超声表现内膜不均匀增厚，育龄妇女内膜厚度＞12mm，绝经后妇女内膜厚度＞5mm，伴有出血坏死时可表现为杂乱回声和无回声。如有肌层浸润，内膜与子宫肌层之间的低回声带消失。彩色多普勒于增厚的内膜层内可见较丰富的血流信号，RI ＜ 0.45。本例为肿块型子宫内膜癌并侵及整个宫颈，因肿块体积较大，肿块周边完全不能探及高回声的内膜，单从影像学角度可能很难鉴别是内膜癌侵及宫颈还是宫颈癌侵及内膜，此时只能从病理学角度进行辨别。这种肿块型的子宫内膜癌还必须和良性的巨大的子宫黏膜下肌瘤脱出至宫颈管鉴别，一般来说，黏膜下肌瘤表现为形态规则的低回声团块，有假包膜形成，内回声均匀，仔细观察其余子宫内膜，可见两层内膜分离，厚度一致均匀。宫颈管内部分彩色多普勒见典型的环状或半环状血流信号，RI 一般 0.5 以上。而内膜癌肿块型病灶是没有包膜，仔细分辨，可见其与肌层分界不清，病灶内血流丰富，分布杂乱不均，呈簇状或树权状，RI ＜ 0.45。

※ 经验教训

仅从影像学很难鉴别是内膜癌侵及宫颈还是宫颈癌侵及内膜，只能从病理学角度进行辨别。但一般情况下，宫颈癌病灶常常位于宫颈外口及阴道上段，假设宫颈癌侵及广泛，浸润大部分宫腔时，应该同时在阴道也会有浸润病灶。因此，当病灶大部分位于宫腔而在阴道没有发现病灶时，首先还应考虑子宫内膜癌。

※ 病例启示

当宫颈及宫腔都发现实质性肿块，形态不规则，无明显包膜，血流丰富时，应首先考虑恶性肿瘤，而后再进行定位分析，通过观察宫腔内膜、子宫肌层，甚至阴道壁有无肿瘤浸润，来进一步来分析其来源。

四、宫腔下段及宫颈管内血肿

※ 病史

患者女性，40 岁，因稽留流产负压吸宫术后阴道流血半小时入院。2016 年 7 月 23 日本院彩超，宫腔内 35mm × 25mm 的胎囊，形态不规则，内部回声杂乱，可见卵黄囊及枯萎胚芽组织，胎囊与宫壁间可见不规则液性暗区，考虑稽留流产可能。

※ 妇科检查

无特殊。

※ 超声图像

子宫下段及宫颈管内可见一混合性回声团块，大小约 57mm×34mm，边界清晰，内部回声不均匀，子宫前壁下段肌层较薄，最薄处约 3.1mm，浆膜层尚连续。彩色多普勒于混合性回声团块子宫下段部分周边可见棒状血流信号，宫颈处未见明显血流信号（图 3-2-28 ~ 图 3-2-32）。

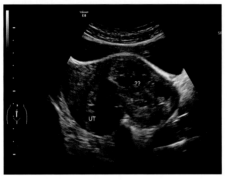

图 3-2-28　经腹超声显示子宫下段及宫颈管内混合性回声团块

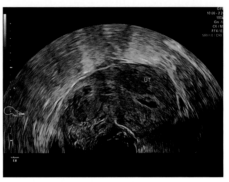

图 3-2-29　经阴道超声显示子宫下段及宫颈管内混合性回声团块

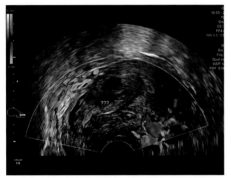

图 3-2-30　经阴道超声显示纵切面混合性团块内无明显血流，周边见少许棒状血流

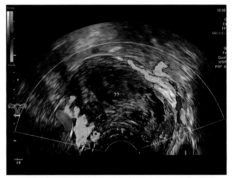

图 3-2-31　经阴道超声显示横切面混合性团块内无明显血流，周边见少许棒状血流

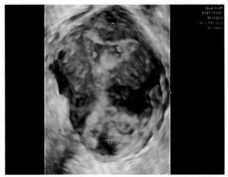

图 3-2-32　经阴道三维超声显示子宫下段及宫颈管内混合性回声团块

※ 超声提示

子宫下段至宫颈管内异常声像，考虑血肿可能。

※ 治疗及随访

抗炎、止血、促宫缩及阴道填纱等对症处理，一星期后取出阴道填纱布，无活动性出血。血 β-HCG 逐渐下降，15 天后 β-HCG：316.1IU/L。

※ 复查超声检查

混合性包块逐渐液化，缩小，最后恢复为正常宫颈轮廓。临床拟诊断为宫内血窦破裂导致（图 3-2-33，图 3-2-34）。

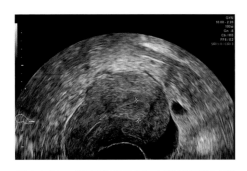 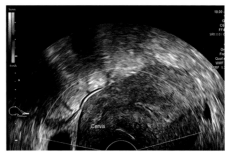

图 3-2-33　经阴道超声显示子宫下段及宫颈未见明显异常

图 3-2-34　经阴道彩色多普勒超声显示子宫下段及宫颈未见明显异常

※ 最终诊断

子宫壁血窦破裂。

※ 鉴别诊断

宫腔下段及宫颈管内血肿需与妊娠组织物残留、宫腔及宫颈管积血相鉴别。

1. 妊娠组织物残留：组织残留物呈高回声团或不均质低回声区，彩色多普勒显示残留物内局灶性丰富血流信号，由绒毛着床处的子宫肌层伸入残留物内。脉冲多普勒病灶内或周边可测及低阻型滋养层周围血流动脉频谱。病灶血流丰富程度与绒毛侵蚀程度及残留时间有关。而宫壁血肿超声表现为杂乱回声团块，内部未见明显血流信号。组织物残留主要在回声、血流方面与宫壁血肿相鉴别。

2. 宫腔及宫颈管积血：积血块超声表现多呈条状、絮状低回声，无包块感，包绕它的周围内膜及肌层清晰，对称，连续性未见中断，积血块随探头挤压可变形或移动位置。彩色多普勒病灶内未见明显血流信号。主要通过观察积血块的形态、周边内膜或肌层的完整性及挤压可变形的特点与宫壁血肿相鉴别。

※ 分析讨论

宫腔下段及宫颈管内血肿主要是由于人工流产时，由于医方的操作经验、孕囊着床位置、子宫过度屈曲及患者凝血功能等因素，造成宫壁血窦破损导致宫壁、宫腔血肿形成。宫壁血肿超声表现为子宫腔内或宫颈管较大范围的杂乱回声团块，轮廓不清，由宫腔向宫壁延伸。彩色多普勒显示团块内部血流信号不明显，或与血块相夹杂的肌层稀疏血流信号。脉冲多普勒于周边肌层可测及中高阻力型动脉频谱。

※ 经验教训

宫壁血肿与妊娠组织物残留、积血块三者二维及彩色多普勒表现虽然有所差异，但是容易误诊，可从病灶形态、回声、周围组织多方面仔细分辨才能鉴别。

※ 病例启示

一般人工流产术后阴道出血超过 7～10 天，或阴道流血停止后又有较长时间或较多量流血者，除了宫腔内妊娠组织物残留及宫腔积血块外，也要考虑到内膜破损、宫壁血肿形成而引起的阴道流血。经阴道彩色多普勒超声检查是鉴别三者的首选方法，特别对血肿的正确判断可避免不必要的宫腔操作，以免造成内膜、宫壁损伤加重，定期复查可见宫内血肿缓慢吸收缩小，内膜逐渐修复，一般 2 个月左右完全吸收消失。

五、重度宫颈机能不全

病 例

※ 病史

患者女性，37 岁，因孕 19 周，G3P0，前两胎均习惯性流产，腹部坠胀痛就诊。

※ 妇科检查

无特殊。

※ 超声图像

单活胎，胎儿生物学测量相当于 19 周。宫颈内、外口、宫颈管全程扩张，羊膜囊部分膨入宫颈阴道内，内未见胎体回声，羊水混浊（图 3-2-35，图 3-2-36）。

※ 超声提示

重度宫颈机能不全，羊膜囊膨出至阴道内。

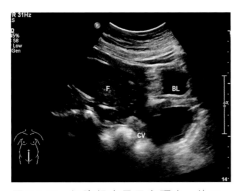 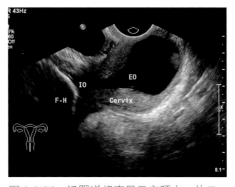

图 3-2-35　经腹超声显示宫颈内、外口、宫颈管全程扩张，羊膜囊部分膨入宫颈阴道内，其内未见胎体回声

F—胎儿　BL—膀胱　CV—宫颈

图 3-2-36　经阴道超声显示宫颈内、外口、宫颈管全程扩张，羊膜囊部分膨入宫颈阴道内，其内未见胎体回声

EO—宫颈外口　IO—宫颈内口　F-H—胎心　Cervix—宫颈

※ **妊娠结局**

两天后胎膜早破，引产。

※ **最终诊断**

重度宫颈机能不全。

六、重度宫颈机能不全环扎失败病例

病 例

※ **病史**

患者女性，31 岁，孕 26 周 +1，宫颈环扎术后 2 月余。

※ **妇科检查**

无特殊。

※ **超声图像**

经阴道扫查，母体宫颈管明显变短，宫颈内口扩张，宽约 36mm，功能性宫颈管长度约 17mm，宫颈中下段前后唇可见环扎线强回声，环扎点距宫颈内口约 8mm（图 3-2-37 ～图 3-2-40）。

※ **超声提示**

母体宫颈管变短，宫颈内口明显扩张，考虑重度宫颈机能不全。

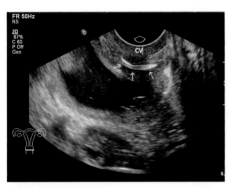

图 3-2-37 经阴道超声显示宫颈环扎线呈高强回声（箭头所指）

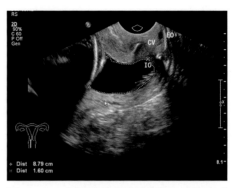

图 3-2-38 经阴道超声显示宫颈内口呈"U"形扩张

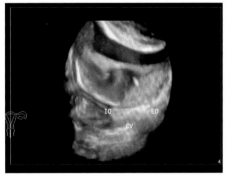

图 3-2-39 经阴道三维超声显示宫颈管（纵切面）

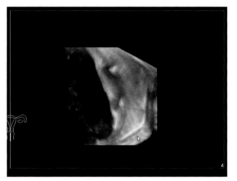

图 3-2-40 经阴道三维超声显示宫颈环扎线（横切面）

CV—宫颈管 EO—宫颈外口 IO—宫颈内口

※ **妊娠结局**

10 天后，孕妇顺产一单活男婴。

※ **最终诊断**

重度宫颈机能不全。

※ **分析讨论**

宫颈机能不全是孕中期或孕晚期宫颈的无痛性扩张，伴有妊娠囊膨入阴道，随后导致胎膜早破与不成熟的胎儿娩出，是中期妊娠后习惯性流产及早产的常见原因。宫颈缩短或漏斗形成常见的孕周是在 16～24 周，宫颈越短，早产风险越高。诊断宫颈机能不全首先要依据一次或多次的中期流产病史。正常妊娠 14～30 周宫颈长度是 35～40mm，第 10 百分位数是 25mm。超声下的宫颈形态分为四种，主要根据宫颈内口漏斗的形态来分类，包括"T""Y""V"及"U"形。"T"形是正常形态，随着宫颈容受，宫颈越来越短，当内口开大≥5mm，即认为漏斗形成。当漏斗形态从 "Y" 形进展为 "U" 形，流产或早产的概率也随着增加。重度宫颈机能不全并羊膜囊膨出超声表现为羊膜囊形态不规则位置下降，部分羊膜囊向增宽的子宫颈管内甚至阴道内突入。囊内含有或不含有胎儿部分。扩张的子宫颈管及阴道腔形如 "葫芦" 状（上方的小肚子为开放的宫颈管，下面的大肚子为扩张的阴道腔）。在超声检查时，要能准确辨识宫颈内外口的位置，注意将宫颈与阴道区别开。宫颈肌层相对阴道壁较厚，肌层变薄的移行处也即是宫颈外口的位置。

宫颈环扎术是临床治疗宫颈机能不全的主要手段，手术的最佳时机一般选择在 14～16 周。它通过无创伤缝合术缩小宫颈内口，加强薄弱的宫颈，可以延长妊娠期、减少流产及早产的发生，是一种简单而有效的手术。根据手术入路不同，分为经腹和经阴环扎两大类，经阴宫颈环扎在临床上更为常见，经腹环扎（包括开腹和腹腔镜下）多用于患者宫颈解剖条件较差，难以实施经阴环扎或经阴环扎失败者。经阴道宫颈环扎部位位于宫颈中部，经腹宫颈环扎部位位于宫颈内口处。理论上，环扎位置越高，越接近宫颈内口，预防早产效果越好。经阴道超声评价宫颈环扎的两个最佳预测参数：

1. 功能性宫颈管长度大于 25mm；

2. 环扎处上方闭合的宫颈长度小于 10mm。此例宫颈环扎术后 2 月，环扎线已松脱，宫颈上段漏斗形扩张，功能性宫颈管缩短，17mm（小于 25mm），本病例即属于宫颈环扎失败病例。

※ 经验教训

超声检查是宫颈机能不全唯一客观直观有价值的诊断手段。正常状态下宫颈内口呈闭合状态，胎囊在其上方。有些宫内口是平展的，有些宫内口呈小三角形，胎囊略凸入，但并不导致宫颈开大；还应注意的是一种短宫颈，不要将短宫颈当成宫颈机能不全，因为这种短宫颈内口机能良好，即使仅有 2cm 长的宫颈，亦可妊娠至足月。

※ 病例启示

超声检查不仅是诊断宫颈机能不全的有效手段，也是作为本病术前环扎术的定位及术后观察效果的一种良好办法。如疑有宫颈机能不全，可从妊娠 14 周开始随诊，每 2～3 周检查一次。做好早期预防与干预。研究表明经阴道超声评估宫颈形态最可靠，可重复性最高，国内外的指南，包括中华医学会的权威指南也专门对宫颈长度测量进行了明确规定——经阴道超声。

（徐繁华　张元吉）

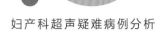
第四章　子宫内膜异位症疑难病例

第一节　子宫内膜异位症超声检查概述

　　子宫内膜异位症（endometriosis）是指有活性的内膜细胞种植在子宫内膜以外的位置而形成的一种女性常见妇科疾病。子宫内膜异位症的主要病理变化为异位内膜周期性出血及其周围组织纤维化，形成异位结节，痛经、慢性盆腔痛、月经异常和不孕是其主要症状。病变可以波及所有的盆腔组织和器官，以卵巢、子宫直肠陷凹、宫骶韧带等部位最常见。在超声检查时如发现巧克力囊肿时要注意对常见累及部位进行针对性扫查排除伴有深部浸润可能，同时可通过探头按压等方法判断粘连情况及判断病灶部位，往往按压后患者感觉疼痛处为病灶所在处，但也有一部分患者痛感不明显。当患者肠气明显又怀疑伴有深部浸润时可让患者排便后再检查以避免漏诊。

第二节　疑难病例

一、容易误诊的巧克力囊肿破裂

病　例

※ 病史

　　患者女，39岁，因发现盆腔包块6年，下腹痛并加重4小时入院。患者有痛经史，自述2年前发现双侧巧克力囊肿。

※ 妇科检查

盆腔触及范围不清的包块，盆腔触痛。

※ 超声图像

子宫大小形态正常，子宫左后方及膀胱子宫陷窝可见异常游离液性暗区，最大前后径44mm，暗区内可见密集点状回声；左侧卵巢内另可见异常混合性包块，大小约111mm×80mm；右侧卵巢内见液性黏稠的囊肿。右侧骶韧带根部可见低回声结节（图4-2-1～图4-2-5）。

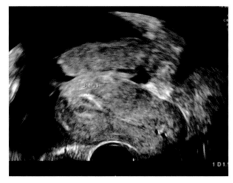

图4-2-1　子宫形态大小正常

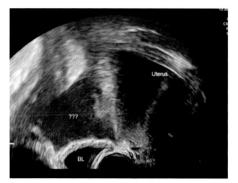

图4-2-2　子宫左前方积液，液体黏稠

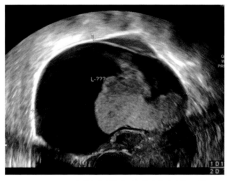

图4-2-3　左侧卵巢内占位混合性团块

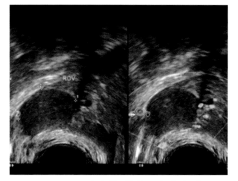

图4-2-4　右侧卵巢内巧克力囊肿
ROV—右侧卵巢

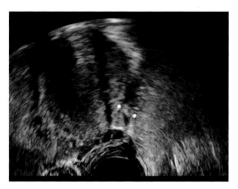

图4-2-5　右侧骶韧带结节

※ 超声提示

子宫左后方及膀胱子宫陷窝内黏稠液性暗区，结合病史考虑巧克力囊肿破裂可能；左侧卵巢内混合性团块；右侧卵巢内囊肿，右侧骶韧带子宫内膜异位病灶。

※ 生化检查

CA125：95U/ml。

※ 手术结果

经后穹窿穿刺，为咖啡色液体，诊断为巧克力囊肿破裂，遂在全麻下行腹腔镜手术，双侧卵巢囊肿剥除术＋右侧骶韧带子宫内膜异位病灶切除术＋盆腔粘连松解术＋肠粘连松解术。

※ 病理诊断

左卵巢黏液性囊腺瘤，左卵巢组织中部分区域见含铁血黄素沉积；右卵巢及右侧骶韧带子宫内膜异位症。

※ 最终诊断

1. 左侧卵巢巧克力囊肿破裂；
2. 左侧卵巢黏液性囊腺瘤；
3. 重度盆腔子宫内膜异位症；
4. 右侧骶韧带子宫内膜异位症。

※ 鉴别诊断

巧克力囊肿破裂须与黄体破裂、输卵管妊娠破裂、卵巢囊肿蒂扭转相鉴别。

1. 与黄体破裂鉴别：黄体破裂多发生在月经后半期，能在一侧卵巢内找到黄体，并周边积血。

2. 与输卵管妊娠破裂鉴别：根据血 HCG 及有无巧克力囊肿病史等进行鉴别。

3. 与卵巢囊肿蒂扭转鉴别：卵巢内可见囊性无回声，并可在囊肿根部发现扭转的蒂部，可根据病史以及积液情况进行鉴别。

※ 分析讨论

卵巢的子宫内膜异位症因随着经期发生周期性出血从而形成内含陈旧性积血的囊肿，因其黏稠呈褐色似巧克力故叫作巧克力囊肿。这种巧克力囊肿的壁，质地松脆，在月经周期后半和行经期，由于局部充血和出血，囊内压力升高，可以造成囊壁破裂囊肿内所含之陈旧经血，通过破口，流入腹腔，刺激腹膜，引起急性腹痛。超声诊断依据主要是盆腔见液性黏稠的积液，寻找发生破裂的巧克力囊肿，同时注意寻找辅助诊断的线索如是否伴有子宫腺肌症及盆腔内其他部位的内膜异位病变，如骶韧带、子宫直肠窝。但是必须结合病史如之前检查发现的巧克力囊肿消失或明显缩小，同时参考 CA125 及 HCG 情况综合做出鉴别判断。

※ 经验教训

本病例中因左侧卵巢内同时伴有卵巢囊腺瘤，容易误诊为卵巢囊肿扭转或黄体破裂。但做诊断时要结合病史，患者自述之前的左侧巧克力囊肿消失并盆腔内较多的液性黏稠的液体，要考虑到巧克力囊肿破裂可能。

※ 病例启示

在进行超声检查时寻找诊断的线索非常重要，如破裂的巧克力囊肿大小形态变化、与周边组织关系、积液的性质判断等等，同时要多询问患者病史，再综合检验指标（如血 HCG）等综合判断。

二、难以诊断的深部浸润型子宫内膜异位症（DIE）

病 例 1

※ 病史

患者女，40 岁，一年前因双侧卵巢巧克力囊肿，子宫腺肌症，盆腔粘连在我院行"巧克力囊肿剔除并盆腔粘连松解术"，现因下腹痛加重，经期大便里急后重感，臀部酸痛，大腿前内侧刺痛，口服药物无效来我院复诊。

※ 超声图像

子宫形态饱满，后壁回声强弱不均，子宫后壁下段见形态不规则的低回声区与直肠前壁粘连，距离肛门约 100mm 处直肠前壁肌层呈节段状增厚，子宫直肠窝消失，按压后与子宫的错位运动消失，右侧骶韧带结节，阴道穹窿可见大小约 18mm×10mm 的低回声区，其内可见小无回声；右侧卵巢内见液性黏稠的囊肿（图 4-2-6～图 4-2-10）。

※ 超声提示

子宫后壁回声不均，考虑子宫腺肌症；考虑深部浸润型子宫内膜异位症：累及子宫直肠窝，阴道穹窿，双侧骶韧带及直肠前壁。右侧卵巢内巧克力囊肿。

※MRI 检查

符合 DIE 的 MRI 表现：①直肠前壁与子宫右后壁及阴道穹窿粘连，并见累及直肠全层的纤维斑块，内可见内膜异位囊肿；②阴道穹窿子宫内膜异位病灶；③右侧骶韧带子宫内膜异位病灶（图 4-2-11）。

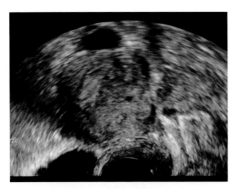

图 4-2-6　子宫后壁回声不均

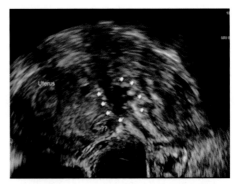

图 4-2-7　子宫后壁与直肠前壁粘连

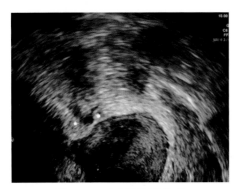

图 4-2-8　右侧骶韧带结节

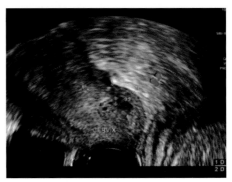

图 4-2-9　阴道穹窿病灶

CERVIX—宫颈

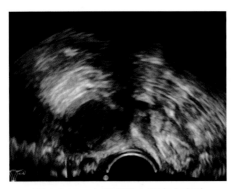

图 4-2-10　右侧卵巢内巧克力囊肿

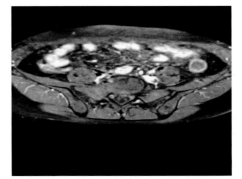

图 4-2-11　MRI 图像显示盆腔异位病灶

※ 化验结果

CA125：65.43U/ml。

※ 直肠超声内镜检查

进镜距肛门 100mm 处肠壁黏膜下层及固有肌层呈不均匀低回声改变，局部浆膜层不完整，考虑子宫内膜异位病灶（图 4-2-12）。

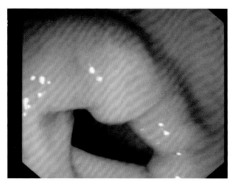

图 4-2-12　直肠超声内镜显示肠壁占位

※ 最终诊断

1. 重度盆腔子宫内膜异位症（深部浸润型）；

2. 直肠子宫内膜异位症；

3. 右侧卵巢巧克力囊肿；

4. 盆腔粘连。

病 例 2

※ 病史

患者女性，20 岁，因经期腰痛 2 年，发现右肾、输尿管异常 1 月余入院。

※ 超声图像

经直肠彩超：右侧卵巢巧克力囊肿 41mm×19mm，与子宫右侧壁紧密粘连。阴道直肠隔处可见 15mm×9mm 低回声，与右侧骶韧带粘连，子宫直肠窝处见 12mm×8mm 无回声区。阴道直肠隔及子宫直肠窝处异常声像均与后方的局部肠壁粘连；右肾中度积水，右侧输尿管上段及中段远端扩张，行走至右侧卵巢无回声区下方处可见右侧输尿管明显受压变窄（图 4-2-13 ～ 图 4-2-17 ）。

※ 超声提示

子宫大小形态正常，右侧卵巢巧克力囊肿，与子宫右侧壁紧密粘连。考虑深部浸润型子宫内膜异位症：①子宫直肠窝及阴道直肠隔处子宫内膜异位病灶；②阴道直肠隔及子宫直肠窝处异常声像均与后方的局部肠壁粘连，考虑局部肠壁受累可能；③右肾及右侧输尿管所见异常，考虑输尿管子宫内膜异位症可能。

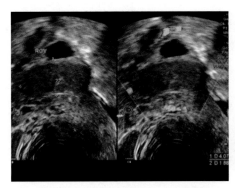

图 4-2-13　右侧卵巢内巧克力囊肿

ROV—右侧卵巢

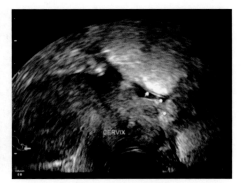

图 4-2-14　子宫直肠窝病灶

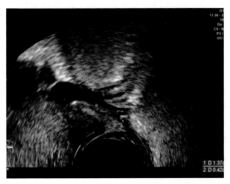

图 4-2-15　直肠前壁低回声病灶，肠壁受累

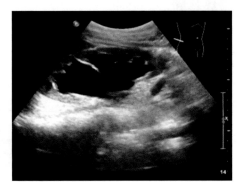

图 4-2-16　右肾重度积水

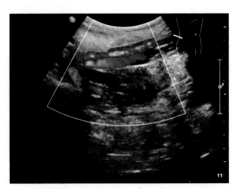

图 4-2-17　输尿管上中段扩张，扩张末端受压变窄

※MRI 检查

提示右侧附件区子宫内膜异位囊肿；子宫直肠陷窝右侧闭塞，宫颈右侧部及后部、两侧子宫骶韧带及膀胱后壁粘连受侵，直肠前壁受累可能；右侧输尿管下段受累，以上输尿管扩张并积水，符合子宫内膜异位症重度侵犯。

※ 直肠超声内镜检查

直肠壁距肛门约 10cm 处见肠壁固有肌层增厚，并与壁外低回声团块相连。

※IVP 检查

提示右肾影增大，右肾未见显影。右侧泌尿系逆行造影提示留置管远端输尿管未见显影，考虑输尿管梗阻。肾图提示右肾显影不清，肾功能重度受损。左肾血流灌注正常，上尿路通畅，肾功能正常。

※ 手术所见

遂复合全麻下行腹腔镜探查术，术中见盆腔内部分结肠与右侧盆壁腹膜形成粘连，腹膜见散在呈点状红色子宫内膜异位病灶，子宫后壁与直肠前壁粘连，封闭子宫直肠陷凹；右侧卵巢内见黏稠的巧克力样液；左侧骶韧带挛缩，稍僵硬，表面见水泡状子宫内膜异位病灶。左侧输尿管蠕动良好，右侧输尿管稍增粗，略显僵硬，尤以右侧髂血管区以上的输尿管扩张增粗明显。右侧盆壁腹膜与挛缩僵硬的右侧骶韧带致密粘连，右侧输尿管周围腹膜挛缩纤维化，并与子宫右后壁、直肠之间形成大小约 30mm × 30mm 异位病灶，尤以近右侧骶韧带处明显。双侧骶韧带增厚挛缩，右侧骶韧带明显；直肠浆膜层见子宫内膜异位病灶；后遂行腹腔镜下右侧卵巢囊肿剔除 + 盆腔子宫内膜异位病灶切除术 + 右侧输尿管异位病灶切除术 + 肠粘连、盆腔粘连松解术 + 膀胱镜检查术 + 膀胱右侧输尿管再植术（图 4-2-18）。

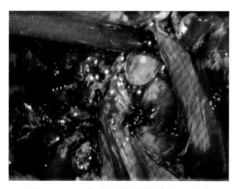

图 4-2-18　术中见输尿管受累、压迫

※ 最终诊断

1. 重度盆腔子宫内膜异位症；

2. 右侧卵巢巧克力囊肿；

3. 右侧输尿管子宫内膜异位症；

4. 阴道直肠隔子宫内膜异位症；

5.直肠子宫内膜异位症；

6.肠粘连；

7.盆腔粘连；

8.右肾积水（右肾功能重度受损）。

※ 鉴别诊断

深部浸润型子宫内膜异位症须与受累部位的占位并病变相鉴别。

1. 累及肠道的 DIE 要与肠道占位鉴别：肠道 DIE 为由外至内累及，呈节段状，其内血流信号不明显。肠道肿瘤多由黏膜层向浆膜层生长，血流多丰富。

2. 累及输尿管的 DIE 与输尿管狭窄鉴别：输尿管 DIE 受累时超声很难直接观察到病灶，只能通过间接征象如输尿管狭窄处与异位病灶关系来判断。在 DIE 患者如同时发现输尿管扩张，肾积水，要高度怀疑输尿管受累。

※ 分析讨论

深部浸润型子宫内膜异位症指具有功能的子宫内膜生长侵犯腹膜深处及盆腔脏器，侵犯组织深度≥5 毫米，常见发病部位为骶韧带、子宫直肠窝、阴道直肠隔、肠管、膀胱及输尿管等，因发病部位隐蔽超声检查往往漏诊。腔内超声作为妇科的一线检查方法，可以对 DIE 做出精确的诊断，尤其对于发现巧克力囊肿或子宫腺肌症的患者要对常见的累及部位进行仔细扫查排除 DIE。深部浸润型内异症因累及部位不同声像图而不同：累及子宫直肠窝，阴道直肠隔处时往往为结节状低回声病灶；骶韧带受累时可能为局部低回声病灶，也可为沿着骶韧带走行的条形低回声，也可为骶韧带根部增粗挛缩状改变；阴道穹窿受累时可见阴道穹窿低回声并内部常见小无回声区，此种类型常伴有稍丰富血流信号；肠道受累时声像图具有特异性，如浆膜层受累呈"印第安人头饰征"，如累及肌层则呈节段状增厚低回声，并可同时伴有多处病灶。超声检查时可以通过观察子宫与肠管之间的滑动消失与否来判断陶氏腔是否封闭，并可以通过触痛法寻找病灶。泌尿系 DIE 比较隐蔽，往往在诊断时已经发生肾功能的丧失，所以国际深部子宫内膜异位症分析组织的共识指出鉴于泌尿系 DIE 没有特异的临床表现以及为了防止肾功能的丧失，在患有内膜异位症的所有患者都应对泌尿系进行完整全面的扫查。

※ 经验教训

在进行超声检查时，对有子宫腺肌症及巧克力囊肿患者要注意对常见累及部位如骶韧带、子宫直肠窝、阴道直肠隔、肠道、膀胱、输尿管等进行扫查排除子宫内膜深部浸润。

※ 病例启示

本病例 1 说明巧克力囊肿术后可复发并进展为深部浸润型子宫内膜异位，超声检查可以对常见的累及部位进行评估，并通过按压判断子宫滑动征的情况评估陶氏腔的封闭与否及盆腔的粘连情况，超声是能对 DIE 进行精确的术前评估。病例 2 中患者因发现肾积水就诊从而发现 DIE，因为泌尿系 DIE 往往临床表现不典型，患者在得到确诊时肾功能已丧失，所以对患有 DIE 的患者要常规对泌尿系进行全面扫查排除其受累可能，如发现肾及输尿管扩张积水要连续追踪扫查至输尿管狭窄处，要仔细检查输尿管狭窄处与异位病灶的关系，判断输尿管是否累及，这对手术至关重要。

（张玉娟　王子墨）

第五章 卵巢、输卵管疾病疑难病例

第一节 卵巢、输卵管疾病超声检查概述

卵巢与输卵管疾病是妇科常见疾病，主要包括肿瘤及炎症等，常用的诊断方法是超声检查，超声检查的方法包括经腹超声检查、经阴道超声检查、经直肠超声检查及三维超声、超声造影等。

卵巢与输卵管疾病检查技术：①灰阶超声纵断面、横断面等多切面扫查显示病灶的位置、数目、形态、大小、边界、内部回声、与周围组织脏器的关系等；②彩色多普勒超声显示病灶的血流信息；③脉冲多普勒显示病灶血流的多普勒频谱及测量血流动力学参数；④三维超声显示病灶的三维立体结构，能清晰显示病灶立体外形轮廓，内部结构及与周围组织脏器的关系等；⑤超声造影对肿瘤血流灌注的显示优于彩色多普勒超声，输卵管超声造影能评估输卵管的通畅性。

第二节 疑难病例

一、难以诊断的附件扭转

病例1

※ **病史**

患者女性，37岁，发现盆腔包块3月余，顺产后1天，下腹痛10小时。

※ 体格检查

妇检：盆腔扪及直径约 20cm 囊性包块，表面光滑，张力大，活动受限，轻压痛。

※ 超声图像

超声扫查显示：

顺产后第 2 天，子宫切面大小为 130mm×110mm×95mm，形态正常，轮廓规则，宫壁回声分布尚均匀，内膜线居中，内膜厚 9mm，回声不均。彩色多普勒显示子宫未见明显异常血流信号。

双侧卵巢显示不清，盆腹腔内偏右侧可见一个巨大的无回声区，上界位于剑突下，下界达盆腔，大小约 270mm×250mm×217mm，形状呈椭圆形，内部为液性暗区，紧贴其旁见一大小约 180mm×170mm×84mm 的稍强回声，两者界限不清。彩色多普勒显示包块周边囊壁及其旁稍强回声团块处均未见明显血流信号。

盆腔未见游离液性暗区（图 5-2-1 ～ 图 5-2-3）。

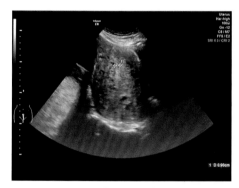

图 5-2-1　产后子宫体积增大

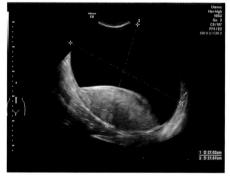

图 5-2-2　盆腹腔内见巨大囊性包块，紧贴其旁可见稍强回声团块，两者界限不清

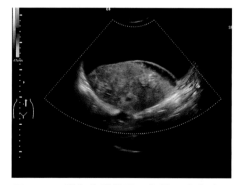

图 5-2-3　彩色多普勒显示包块周边囊壁及其旁稍强回声团块处均未见明显血流信号

※ **超声提示**

盆腹腔内巨大囊性包块并其旁异常稍强团块，结合病史考虑附件囊性包块并扭转可能。

※ **手术结果**

右附件根部逆时针扭转 720°，右侧卵巢增大形成约 20cm×18cm×18cm 大小的包块，表面呈紫黑色，右输卵管黏附于包块上，亦呈紫黑色，盆腔积暗红色液约 300ml（图 5-2-4，图 5-2-5）。

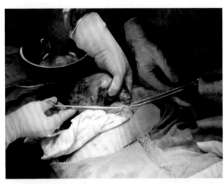 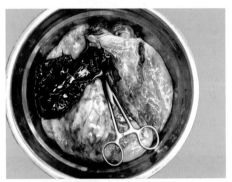

图 5-2-4　腹腔镜术中：右附件根部逆时针扭转 720°

图 5-2-5　切除的大体标本：右侧卵巢包块表面呈紫黑色，切开为右侧卵巢内囊肿，囊内另可见一囊样结构，切开其内见血块

※ **病理诊断**

术后病理：右卵巢送检囊肿，局灶囊壁被覆立方上皮，囊壁弥漫出血，伴炎细胞浸润，可见坏死及黄体细胞残留，符合卵巢囊肿蒂扭转。右输卵管可见血管扩张充血，间质水肿。

※ **最终诊断**

右侧卵巢囊肿蒂扭转。

病 例 2

※ **病史**

患者女性，31 岁，发现左附件包块 6 年，下腹痛 4 天。

※ **体格检查**

左侧附件区可扪及 6cm 囊性包块，边界清楚，活动度一般，触痛明显。

※ **超声图像**

超声扫查显示：

左侧卵巢似可显示，左侧附件区可见范围约 36mm×28mm 的混合回声区，以液性回声为主，呈漩涡状，内部为无回声，呈一致性暗区，壁厚，边界不清。左侧附件区另可见一个大小约 49mm×37mm 的无回声暗区，形状呈椭圆形，壁薄光滑，后壁回声增强。彩色多普勒于混合性回声周边及内部可见较丰富的血流信号。囊性回声壁上未见明显血流信号。

子宫及右侧附件区未见异常。

陶氏腔内可见液性暗区，最大前后径 18mm（图 5-2-6 ~ 图 5-2-10）。

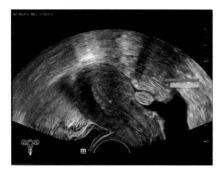
图 5-2-6　子宫未见异常，陶氏腔少量积液

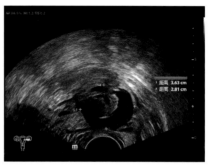
图 5-2-7　左侧附件区可见混合回声包块，以液性回声为主，呈漩涡状

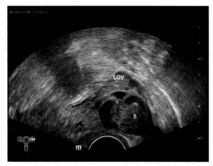
图 5-2-8　左侧附件区混合回声包块位于左侧卵巢内侧，呈漩涡状
LOV—左侧卵巢

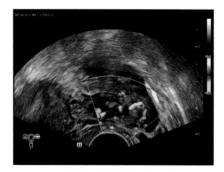
图 5-2-9　彩色多普勒于混合性包块内见呈漩涡状的血流信号

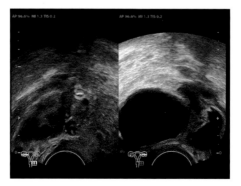
图 5-2-10　右侧卵巢未见异常，左侧附件区另见一个囊性包块

※ 超声提示

左侧附件区混合性包块，结合病史考虑输卵管积水并附件扭转可能；

左侧附件区囊性包块，性质待定，考虑为输卵管系膜囊肿可能。

※ 手术结果

子宫异常增大，表面光滑，外观未见异常；左输卵管增粗约 7cm×4cm×3cm，表面呈紫蓝色，伞端闭锁，扭转 3 圈，左侧输卵管系膜囊肿形成大小约 5cm×6cm，扭转 4 圈，呈紫黑色，左侧卵巢表面色泽正常，右侧附件外观未见异常。

※ 最终诊断

左侧输卵管积水并扭转；左侧输卵管系膜囊肿并扭转。

病 例 3

※ 病史

患者女性，16 岁，右下腹痛 4 天，呈阵发性绞痛，4 月前行阑尾切除术。

※ 体格检查

肛查：右附件区可及一囊性包块，边界欠规则，压痛阳性。

※ 超声图像

超声扫查显示：

右侧附件区可见一个包块回声，大小约 55mm×37mm，边界欠清，与右卵巢分界欠清，形态不规则，内部呈混合回声，可见腊肠样无回声及强回声团。彩色多普勒于肿块内及周边未见明显血流信号。

子宫及左侧附件区未见异常。

陶氏腔可见游离液性暗区，最大前后径为 16mm（图 5-2-11 ～ 图 5-2-14）。

※ 超声提示

右侧附件区混合性包块，性质待查，考虑来源于输卵管可能性大。

※ 手术结果

右输卵管壶腹部膨大增粗呈紫黑色，约 5cm×4cm，在输卵管中段顺时针扭转 3 圈，右侧卵巢未见异常。

※ 最终诊断

右输卵管扭转坏死。

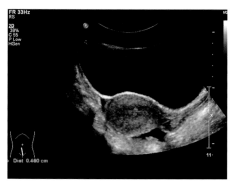

图 5-2-11 子宫未见异常,陶氏腔少量积液

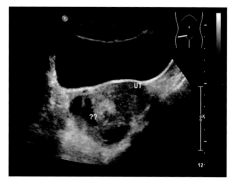

图 5-2-12 右侧附件区混合性包块,内可见腊肠样无回声及团状强回声

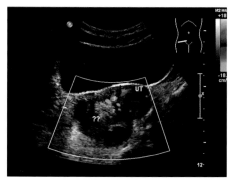

图 5-2-13 CDFI:包块内及周边未见明显血流信号

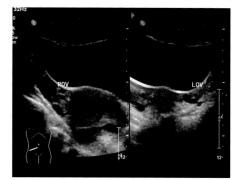

图 5-2-14 双侧卵巢未见异常
ROV—右侧卵巢 LOV—左侧卵巢

病 例 4

※ 病史

患者女性,38 岁,下腹痛 17 天,加重 2 天。

※ 体格检查

妇检:左附件区探及一直径约 6cm 的囊性包块,边界尚清,压痛明显。

※ 超声图像

超声扫查显示:

左侧附件区可见一个大小约 57mm×44mm 的混合回声包块,形状呈椭圆形,内回声不均匀,可见稍强回声团及无回声区。彩色多普勒于混合回声包块周边及内部未见明显血流信号;子宫及右侧附件区未见明显异常回声(图 5-2-15 ~ 图 5-2-17)。

※ 超声提示

左侧附件区混合性包块,考虑左卵巢畸胎瘤伴扭转可能。

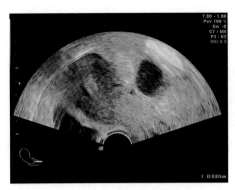

图 5-2-15　子宫未见异常

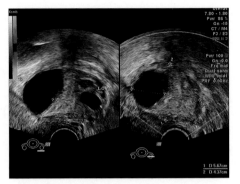

图 5-2-16　左侧附件区混合回声包块，与左卵巢分界不清。彩色多普勒于包块周边及其内未见血流信号

LOV—左侧卵巢

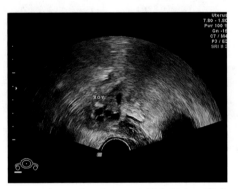

图 5-2-17　二维超声显示右侧卵巢未见异常

ROV—右侧卵巢

※ **手术结果**

左输卵管形态失常，自峡部向伞端膨大增粗，伞端可见一大小约 6cm×5cm 的包块，表面呈紫黑色，未见破口，包块以输卵管峡部为蒂部发生顺时针扭转，输卵管伞端包块剖开为输卵管伞端积液。

※ **最终诊断**

左输卵管扭转。

病 例 5

※ **病史**

患者女性，30 岁，停经 22 周，腹痛 2 天，呈持续性坠痛，以右侧为主，疼痛逐渐加重 19 小时，无恶心呕吐腹泻发热。

※ 体格检查

查体：右下腹压痛，无反跳痛。

※ 超声图像

超声扫查显示：

孕 22⁺ 周孕妇，妊娠子宫体积增大，子宫左侧壁中部及下段分别可见大小约 39mm×34mm、45mm×34mm 的低回声区，形状呈圆形，团块内回声一致，边缘清楚，可见包膜回声，后方回声无变化，彩色多普勒显示其周边及内部均可见血流信号。

右侧附件区可见一个大小约 75mm×62mm 的无回声暗区，其旁可见少许卵巢结构，无回声暗区形状呈椭圆形，壁薄光滑，后壁回声增强，其内可见多条纤细光带。彩色多普勒显示囊壁可见少许血流信号。

左侧卵巢可见，左侧附件区未见明显异常回声（图 5-2-18 ～ 图 5-2-20）。

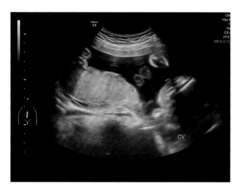

图 5-2-18　宫腔内妊娠
UT—子宫　CV—宫颈

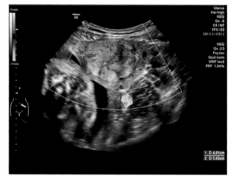

图 5-2-19　彩色多普勒显示子宫左侧壁低回声内及周边可见少许血流信号

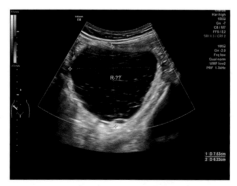

图 5-2-20　右侧附件区见囊性包块，内见细带状回声，彩色多普勒显示囊壁可见少许血流信号

※ **超声提示**

妊娠子宫肌壁间肌瘤；右侧附件区囊性包块，考虑右侧卵巢黄体囊肿并不全扭转可能。

※ **手术结果**

子宫孕 5 月⁺，右前壁肌瘤结节 3cm，右卵巢增大形成 7cm×5cm×5cm 大小的包块，卵巢表面呈紫黑色，右卵巢固有韧带及悬韧带扭转 2 周，考虑右侧卵巢已坏死，右输卵管外观正常。

※ **最终诊断**

右卵巢黄体囊肿蒂扭转；子宫肌瘤。

病例 6

※ **病史**

患者女性，21 岁，孕 12 周突发下腹痛。

※ **体格检查**

左侧附件区扪及大小约 6cm×5cm 的包块，触痛明显。

※ **超声图像**

超声扫查显示：

子宫前位，体积增大，宫壁回声均匀，宫腔内可见孕囊回声，其内可见初具人形的胎儿回声，头臀径 67mm，可见心管搏动。彩色多普勒可见心管搏动血流信号。

右侧卵巢大小约 38mm×18mm，左侧卵巢体积明显增大，大小约 73mm×50mm，其内可见多个无回声暗区，最大约 34mm×32mm，暗区内可见絮状回声。彩色多普勒于右侧卵巢内可见少量血流信号。左侧卵巢内未见明显血流信号。陶氏腔可见前后径约 18mm 的无回声暗区（图 5-2-21～图 5-2-25）。

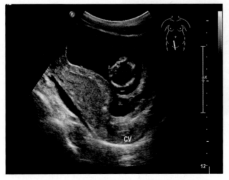
图 5-2-21　宫内妊娠，陶氏腔少量积液

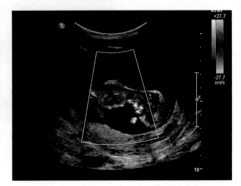
图 5-2-22　彩色多普勒显示宫内存活胎儿

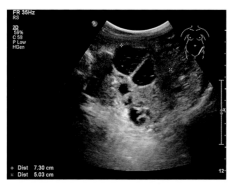

图 5-2-23　左侧卵巢体积明显增大，其内可
见多个无回声暗区，暗区内可见絮状回声

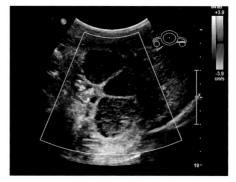

图 5-2-24　彩色多普勒显示增大的左侧卵巢
内未见血流信号

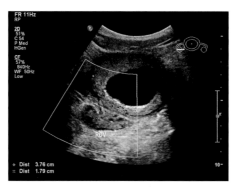

图 5-2-25　彩色多普勒显示右侧卵巢内可见
血流信号

※ **超声提示**

宫内妊娠，单胎，胎儿存活。

左侧卵巢体积增大，未见明显血流信号，考虑左侧卵巢蒂扭转可能。

※ **手术结果**

左侧卵巢肿大，左侧卵巢扭转 3 周，左侧卵巢表面紫黑色。

※ **最终诊断**

左侧卵巢扭转。

病 例 7

※ **病史**

患者女性，21 岁，4 小时前无诱因出现下腹持续性疼痛，无放射痛，以左下腹为甚，无
恶心呕吐。

※ 体格检查

妇检：左附件区扪及 8cm×6cm 的囊实性肿块，边界清，近子宫侧触痛明显。

※ 超声图像

超声扫查显示：

左侧卵巢可显示，左侧附件区紧贴左卵巢下方可见大小约 85mm×49mm 的混合回声包块，形状欠规则，内部左半边为不均质低回声，大小约 67mm×48mm，右半边为无回声区，大小约 32mm×29mm，无回声区附壁可见小的乳头样凸起，边界清楚，实性部分压痛明显。彩色多普勒显示包块实性部分可见少许血流信号，无回声区内未见血流信号。

子宫及右侧附件区未见异常。

盆腔内可见前后径为 7mm 的液性暗区（图 5-2-26～图 5-2-30）。

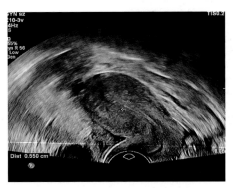

图 5-2-26　子宫未见明显异常

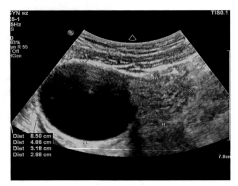

图 5-2-27　左侧附件区混合回声包块，其内部左半边为不均质低回声，右半边为无回声区

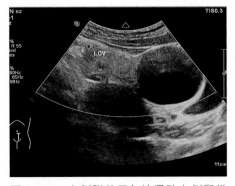

图 5-2-28　左侧附件区包块紧贴左侧卵巢的下方，包块囊性部分及左侧卵巢均未见血流信号

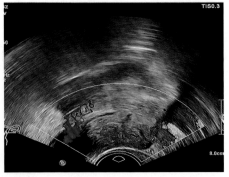

图 5-2-29　彩色多普勒显示包块实性部分内部可见少许血流信号

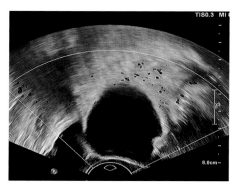

图 5-2-30　彩色多普勒显示包块囊性部分
壁上及其内未见血流信号

※ **超声提示**

左侧附件区混合性包块，性质待定，考虑输卵管积水并蒂扭转可能性大。

※ **手术结果**

左输卵管积水形成，大小 10cm×8cm，左卵巢稍大 4cm×4cm×3cm，左卵巢固有韧带和左输卵管峡部一并沿顺时针方向扭转 1080°，左附件整体坏死、水肿呈紫黑，剖开左卵巢其内广泛出血并坏死。

※ **最终诊断**

左输卵管积水伴左附件扭转。

病例 8

※ **病史**

患者女性，47 岁，下腹痛 3 天。

※ **体格检查**

妇检：子宫右前方扪及 15cm×15cm 的包块，边界清，表面光滑，活动度差，压痛明显。

※ **超声图像**

超声扫查显示：

右侧附件区可见一个大小约 144mm×92mm 的包块回声，形状呈椭圆形，内部为混合回声，分布不均质，其内可见密集的点状回声及稍强回声团，边界清楚，与右侧卵巢分界欠清。彩色多普勒显示包块周边及内部未见明显血流信号。子宫及左侧附件区未见异常。盆腹腔可见最大前后径约 50mm 的游离积液，其内可见密集点状回声（图 5-2-31 ～ 图 5-2-34）。

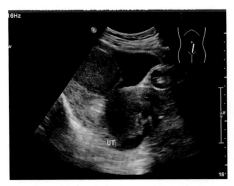

图 5-2-31　子宫未见异常，盆腔内积液

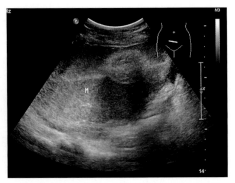

图 5-2-32　右侧附件区见混合回声包块，其内可见密集的点状回声及强回声团
M—肿块

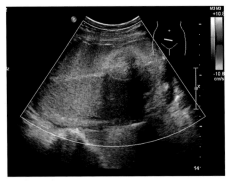

图 5-2-33　彩色多普勒显示包块周边及内部未见明显血流信号

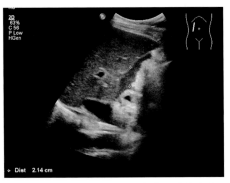

图 5-2-34　腹腔内肝肾间隙处见游离积液

※ **超声提示**

右侧附件区混合性包块，性质待查，考虑为右侧卵巢畸胎瘤扭转可能；腹腔积液。

※ **手术结果**

盆腹腔见大量淡血性腹水，腹水中见少许灰黄色液体，右卵巢囊肿形成，大小 15cm×15cm，右卵巢表面呈紫黑色，右卵巢表面可见长 1cm 的破口，见灰黄色液体流出，右卵巢囊肿与右输卵管顺时针扭转 720°。

※ **病理诊断**

右附件广泛出血坏死，大体标本囊肿内含皮脂毛发，考虑囊性畸胎瘤。

※ **最终诊断**

右卵巢成熟囊性畸胎瘤伴破裂，右附件扭转。

※ **鉴别诊断**

附件扭转需与以下疾病相鉴别：盆腔炎；没有扭转的附件包块；阑尾炎；子宫浆膜下肌瘤的扭转。

（1）附件扭转：下腹痛突然发生、局限于一侧；白细胞可稍高或正常；妇检：一侧附件可触及包块，子宫与包块交界处触痛明显。

（2）盆腔炎：发热、下腹痛、白带增多、阴道排液；白细胞增高；妇检：双侧附件增厚或触及包块、压痛明显。超声表现：双附件区囊性或混合性包块，血供可增多。

（3）没有扭转的附件包块：可有下腹痛，多数不是突发腹痛，妇检：附件区触及包块。超声表现：附件区发现包块，无扭转的超声表现。

（4）阑尾炎：转移性右下腹痛，麦氏点压痛；白细胞增高；妇检：附件区未触及包块。超声表现：阑尾肿大、壁增厚，管腔扩张；阑尾周围脓肿。

（5）浆膜下肌瘤扭转：突发下腹痛；妇检：子宫表面触及肿物有压痛，压痛最明显在近子宫侧的蒂根部。超声表现：来源于子宫的包块，血供来自子宫，扭转后包块内部回声有变化，血供可减少。

※ **分析讨论**

附件扭转是指附件沿含脉管系统的蒂部轴向旋转所致，导致血液循环的障碍，是女性急性下腹痛的病因之一，此病相对少见，缺乏敏感性和特异性的临床表现，常需要进行鉴别诊断，误诊率高。

附件扭转按扭转部位可分为：卵巢和输卵管一起扭转；卵巢肿瘤扭转或卵巢自身扭转；输卵管扭转。按扭转程度分为：完全扭转和不全扭转，完全扭转指扭转等于或大于360°；不全扭转指扭转小于360°。

附件扭转可发生在任何年龄段女性，以年轻女性多见；在体位改变时发生下腹剧痛，或原有附件包块现突然下腹剧痛；腹痛局限于一侧，同时可伴恶心呕吐，白细胞及中性粒细胞比例无明显改变或轻度升高，在伴有发热时则明显升高。临床诊断的主要依据：急骤发生腹痛，可有盆腔包块史，盆腔检查发现子宫与肿块交界处触痛明显。

附件扭转的病例多为卵巢和输卵管一起扭转，单独卵巢扭转或单独输卵管扭转少见。附件区扭转的病理过程：扭转蒂内的动脉、静脉或淋巴循环障碍，导致卵巢、输卵管缺血坏死、出血、继发感染。

附件扭转的超声表现多样，诊断较困难，附件扭转的超声表现如下：①附件扭转的特异征象为扭转蒂部的漩涡征；②典型的输卵管扭转表现为输卵管壁增厚，输卵管扩张积液形成囊性包块；③典型的卵巢自身扭转表现为卵巢肿大，卵泡排列于卵巢周边部；④典型的卵巢肿瘤扭转表现为卵巢内囊性、实性或混合性包块伴少血供或无血供；⑤彩色多普勒显示扭转的附件可少血供、无血供或正常血供，扭转蒂部可显示漩涡状的血流信号，若扭转的蒂部探测不到血流信号可能附件已发生梗死；⑥脉冲多普勒于病变处测到高阻动脉血流频谱或出现舒张期血流反向，或小慢波频谱，也可为正常频谱。

附件扭转的主要治疗方法是行急诊腹腔镜手术，切除患侧附件或行扭转附件复位术，对卵巢肿瘤良性、扭转轻、表面尚未变色、可考虑剔除肿瘤，保留患侧卵巢；输卵管病变程度轻的可保留患侧输卵管。

※ 经验教训

对怀疑附件扭转的患者仅根据超声图像进行超声诊断难度大，要详细询问病史，需要询问疼痛的发作情况及其部位、强度、发作周期及持续时间，及其与月经的关系；要了解妇检的情况及实验室检查的结果，附件扭转的临床表现没有特异性，要注意和盆腔炎、未扭转的附件包块，浆膜下肌瘤蒂扭转、阑尾炎等鉴别。

※ 病例启示

超声检查是临床诊断附件扭转的首选方法，但有时超声确诊存在困难，超声诊断要综合考虑临床表现、超声表现、鉴别诊断，并结合其他影像学检查如 CT 或 MRI 等，以提高超声诊断的准确率。

二、疑似巧克力囊肿的卵巢子宫内膜样癌

病 例

※ 病史

患者女性，45 岁 发现盆腔占位 10 个月，有痛经史。

※ 体格检查

妇检：子宫左侧方可扪及一大小约 8cm×6cm 的囊性包块，边界欠清，与子宫粘连，活动欠佳，无压痛。

※ 超声图像

超声扫查显示：

子宫内膜可见连续性中断，于宫腔底部可见一 6mm×5mm 的无回声区。

左侧附件区可见大小约 84mm×55mm 的囊性为主的肿块，形状呈椭圆形，内可见密集细小光点回声及 30mm×20mm 的团状实性回声，壁厚不光滑，边界清楚，后壁回声增强。

彩色多普勒显示肿块周边及内部未见明显血流信号。右侧附件区未见异常（图 5-2-35 ～图 5-2-38）。

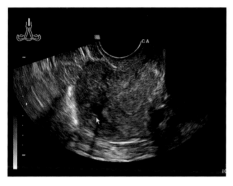

图 5-2-35 宫腔底部可见一个小无回声区，考虑宫腔内局限性积液

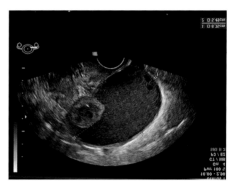

图 5-2-36 左侧附件区见一个囊性为主的肿块，其内可见密集细小光点回声及团状实性回声

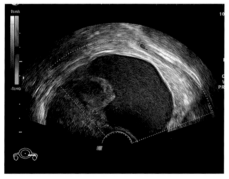

图 5-2-37 彩色多普勒显示肿块周边及内部未见明显血流信号

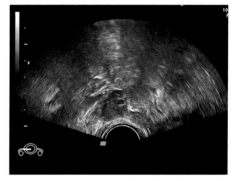

图 5-2-38 右侧卵巢未见异常

※ **超声提示**

子宫异常声像，不排除宫腔粘连可能；左侧附件区囊性为主的肿块，考虑巧克力囊肿。

※ **手术结果**

左侧卵巢囊肿约 9cm×6cm 大小，囊壁内乳头样增生物约 2cm×1cm。

※ **病理诊断**

左侧卵巢病变为卵巢子宫内膜样癌，分化中等。

※ **最终诊断**

左侧卵巢子宫内膜样癌。

※ **鉴别诊断**

卵巢子宫内膜样癌要与巧克力囊肿鉴别。

1. 卵巢子宫内膜样癌的声像图特征：肿块多为单侧，其超声表现如同卵巢囊腺癌，表现为卵巢内囊实性肿块，囊内透声差，囊壁上可见乳头状结节或实性回声。彩色多普勒显示肿块的实性部分有可能探及血流信号，可探及低阻的动脉血流频谱。

2. 巧克力囊肿的声像图特征：肿块可为单侧或双侧，典型的巧克力囊肿表现为边界清楚的卵巢内囊性肿块，肿块内充满密集点状回声，囊壁常较厚。部分巧克力囊肿内可见分隔，部分巧克力囊肿内部可见团状中等或中强回声区（为血凝块的实性回声，无血流信号）。彩色多普勒显示囊壁可见环绕血流信号，囊内无血流信号。

※ **分析讨论**

卵巢子宫内膜样癌是卵巢上皮性癌的一种，可来自异位的子宫内膜和卵巢表面上皮，多为单侧，囊实性或大部分实性。临床表现：腹部及盆腔肿块、腹胀及腹痛，不规则阴道出血或绝经后出血，可伴有腹腔积液，可同时伴有子宫内膜癌。诊断卵巢子宫内膜样癌，需排除来自子宫内膜腺癌的转移。

本例病例超声表现为左侧附件区囊性为主的肿块，内部可见团状实性回声，因为彩色多普勒显示实性回声内无血流信号，所以肿块内实性回声被认为是血凝块回声，考虑肿块为卵巢巧克力囊肿，但手术发现肿块内的实性回声为肿块壁的乳头样增生物，肿块为卵巢子宫内膜样癌。超声表现不典型是超声误诊的原因之一。

术前超声很难做出卵巢癌组织类型的判断，最终的确诊依赖组织病理学检测，但超声对于卵巢肿瘤良恶性鉴别有一定价值：卵巢囊性包块内无乳头状结节或实质性成分一般为良性；有乳头状结节但数目少且规则也多为良性。卵巢内有乳头状结节的单房或多房囊性包块，若其内乳头状结节数目较多且不规则要考虑恶性可能；以实质性为主的囊实性或回声不均匀的实质性肿瘤大多数为恶性；卵巢恶性肿瘤较大时，形态不规则，边界欠清，内部回声不均，可见厚薄不均的分隔，多合并腹腔积液。

※ **经验教训**

卵巢巧克力囊肿内的血凝块的实性回声与卵巢恶性肿瘤的壁上结节超声表现相似，要注意鉴别，卵巢巧克力囊肿内的血凝块挤压后可能会有变形移动，彩色多普勒显示血凝块内无血流信号。卵巢恶性肿瘤的壁上结节挤压后无变化，彩色多普勒显示壁上结节内有可能见血流信号。

※ **病例启示**

卵巢子宫内膜样癌的超声表现类似卵巢囊腺瘤或囊腺癌、巧克力囊肿，超声诊断卵巢肿瘤的病理类型困难，超声除了要判断肿块的位置、形态、大小、内部回声情况、血供情况、与周围组织的关系、肿块物理性质外，还要力求对卵巢肿瘤的良恶性有一定的判断，为临床诊治提供更多有用信息。

三、难以诊断的性索间质瘤之颗粒细胞瘤

病 例 1

※ **病史**

患者女性，38 岁，因发现盆腔占位半年入院，肿瘤标志物未见明显异常。

※ **妇科检查**

左侧附件区扪及 7cm×5cm 的包块，边界清楚，活动度欠佳，无压痛。

※ **超声图像**

左侧附件区可见一个大小约 75mm×45mm 的实质性为主混合性肿块图像，形状呈椭圆形，边界尚清，内部回声强弱不一，内可见无回声，彩色多普勒显示肿块包膜可见明显血流信号，肿块内可见较丰富血流信号，呈高速低阻动脉血流信号；子宫及右侧附件区未见异常；盆腔内见最大前后径为 14mm 的液性暗区（图 5-2-39 ～ 图 5-2-42）。

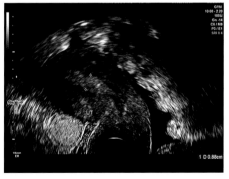

图 5-2-39　子宫未见异常，陶氏腔少量积液

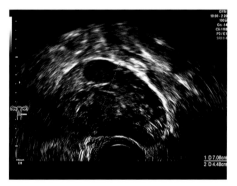

图 5-2-40　左侧附件区可见实质性为主的混合性肿块

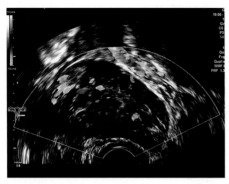

图 5-2-41 彩色多普勒显示肿块包膜可见血流信号，其内可见较丰富血流信号

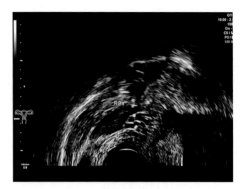

图 5-2-42 右侧卵巢未见异常

※ **超声提示**

左侧附件区实质性为主的混合性肿块，性质待查；子宫及右侧附件区未见异常声像。

※ **最终诊断**

左侧卵巢颗粒细胞瘤。

病例 2

※ **病史**

患者女性，23 岁，因反复下腹痛，发现盆腔包块 14 天入院，入院查肿瘤标志物均在正常范围。

※ **妇科检查**

子宫前上方扪及 10cm×10cm 的包块，边界清楚，活动度欠佳，无压痛。

※ **超声图像**

盆腔内（子宫前上方）可见一个大小约 104mm×105mm×96mm 的肿块图像，形状呈椭圆形，内部为实质性回声，分布不均质，内有无回声区及片状高回声，边界清楚，边缘规则。彩色多普勒显示肿块包膜及其内可见少许血流信号；子宫及右侧卵巢未见异常（图 5-2-43 ~ 图 5-2-47）。

※ **超声提示**

盆腔实质性占位病变，性质待查，考虑来源于左侧附件区。

※ **手术结果**

左卵巢内实质性肿瘤 10cm×10cm×9cm。

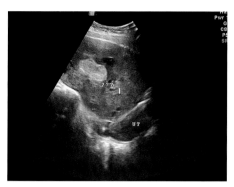

图 5-2-43 经腹检查：子宫前上方可见一个实质性肿块

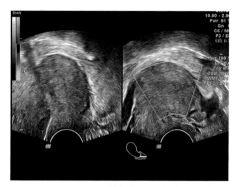

图 5-2-44 经阴道检查：子宫未见异常

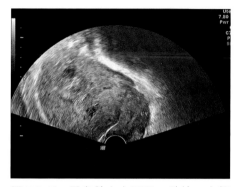

图 5-2-45 子宫前上方可见一肿块，内部为实质不均质性回声

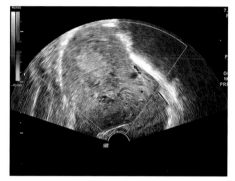

图 5-2-46 彩色多普勒显示肿块包膜及其内可见少许血流信号

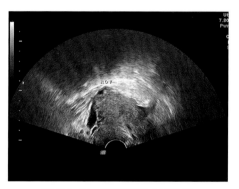

图 5-2-47 右侧卵巢未见异常

※ 病理诊断

左侧卵巢病变为卵巢颗粒细胞瘤。

※ 最终诊断

左侧卵巢颗粒细胞瘤。

病 例 3

※ **病史**

患者女性，30 岁，因经期延长半年余到我院就诊。

※ **妇科检查**

右侧附件区扪及 12cm×10cm 的包块，边界清楚，活动度尚可，无压痛。

※ **超声图像**

右侧卵巢未显示，子宫的右上方可见一个大小为 122mm×110mm×73mm 的囊性包块，形状呈椭圆形，包膜光滑完整，其内可见分隔及少量实质性回声，后方回声增强。彩色多普勒显示囊壁上可见少许血流信号；子宫及左侧附件区未见异常（图 5-2-48 ～ 图 5-2-51）。

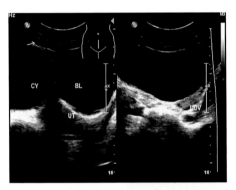

图 5-2-48 子宫右上方见一囊性包块，子宫及左侧卵巢未见异常

CY—囊肿 BL—膀胱 UT—子宫 LOV—左侧卵巢

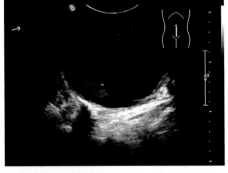

图 5-2-49 囊性包块内少量实质性回声

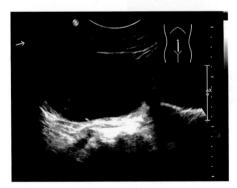

图 5-2-50 囊性包块内分隔

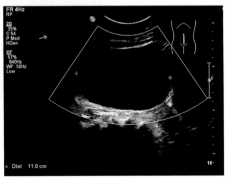

图 5-2-51 彩色多普勒显示囊壁上可见少许血流信号

※ **超声提示**

盆腔内（子宫右上方）囊性包块，性质待定，考虑来源于右侧卵巢；子宫及左侧附件区未见异常声像。

※ **最终诊断**

右侧卵巢颗粒细胞瘤。

病 例 4

※ **病史**

患者女性，27 岁，3 年前始无诱因逐渐出现月经改变，月经周期由 30 天逐渐延长至 60^+ 天，经期由 5 天延长至半个月左右，量少，淋漓不尽，原发不孕。外院超声提示：左侧卵巢多囊性改变。

※ **妇科检查**

左侧附件区可扪及包块，大小约 8cm×8cm，边界尚清，无压痛，活动度差。

※ **超声图像**

左侧卵巢明显增大，大小为 86mm×72mm×61mm，包膜回声增强，卵巢内可见多个散在的无回声区呈"蜂窝"状改变，大小不等，最大一个 30mm×20mm。彩色多普勒显示左侧卵巢内可见较丰富血流信号，频谱多普勒测得卵巢动脉阻力指数低，RI: 0.33；子宫及右侧附件区未见明显异常（图 5-2-52 ～ 图 5-2-56）。

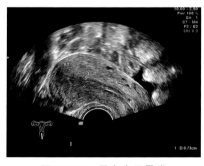

图 5-2-52 子宫未见异常

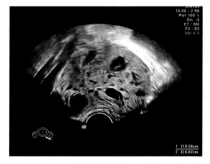

图 5-2-53 左侧卵巢明显增大，卵巢内可见多个散在的无回声区呈"蜂窝"状改变，大小不等

LCV—左侧宫颈

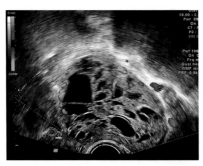
图 5-2-54　彩色多普勒显示左侧卵巢内可见丰富血流信号

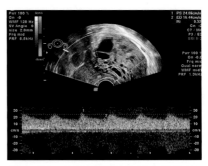
图 5-2-55　左侧卵巢动脉阻力指数低，RI：0.33

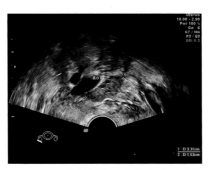
图 5-2-56　右侧卵巢形态大小未见异常
ROV—右侧卵巢

※ **超声提示**

左侧卵巢明显增大，呈多囊性改变，卵巢动脉阻力指数低，请结合临床进一步检查；子宫及右侧附件区未见异常声像。

※ **手术结果**

左卵巢增大，约 9cm×7cm×7cm，表面光滑，切开卵巢组织见剖面呈蜂窝状改变，囊液浅黄，卵巢组织浅黄色，棉絮状，活动性出血明显。

※ **最终诊断**

左侧卵巢颗粒细胞瘤。

病 例 5

※ **病史**

患者女性，30 岁，主因"左侧卵巢颗粒细胞瘤"手术后 2⁺ 年，不规则阴道流血 20 天。

※ 妇科检查

子宫前方可及大小约7×8cm包块，边界清楚，活动度欠佳，无压痛；右附件区可及包块，大小约12cm×10cm，边界尚清，无压痛，活动度差。

※ 超声图像

左侧卵巢颗粒细胞瘤切除术后：子宫内膜增厚，厚度为14mm，沿宫腔形态分布，呈梭状强回声，形状尚规则，与肌层分界清楚。宫腔内未见异常回声。彩色多普勒显示增厚的内膜层内未见明显血流信号；右侧卵巢显示不清。子宫周围盆腔内可见多个大小不等的混合性肿块回声，最大一处位于子宫后方，范围约111mm×61mm，形态不规则，内部分呈"蜂窝"状改变，质地疏松，与子宫分界尚清晰。彩色多普勒显示肿块内可见较丰富血流信号，频谱多普勒测得低阻动脉血流频谱，RI: 0.43（图5-2-57~图5-2-62）。

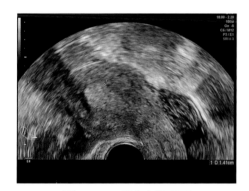

图5-2-57 子宫内膜增厚

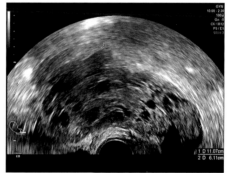

图5-2-58 子宫后方可见混合性肿块回声，内部分呈"蜂窝"状改变

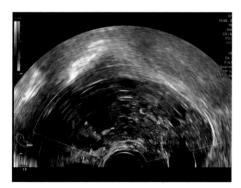

图5-2-59 子宫后方肿块内可见丰富血流信号

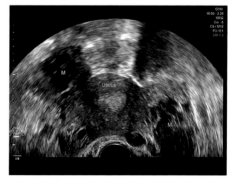

图5-2-60 子宫周围盆腔内可见多个大小不等的混合回声肿块

M—肿块 Uterus—子宫

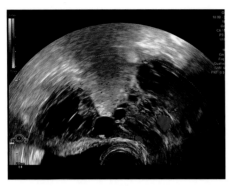

图 5-2-61　子宫周围的多个肿块内可见丰富血流信号

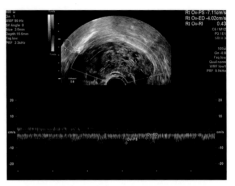

图 5-2-62　肿块内探及低阻血流信号，RI：0.43

※ **超声提示**

子宫内膜增厚；子宫周围盆腔内多发混合性肿块，结合病史不排除颗粒细胞瘤复发可能。

※ **手术结果**

入院后行宫腔镜检查提示宫腔内充满息肉样赘生物，质软，赘生物表面布满血管。行诊刮术，刮出内膜组织约 3g 送病理检查，结果回报病变符合子宫内膜增生紊乱。盆腹腔血性腹水量约 800ml。大网膜、肠系膜、横膈顶及结肠侧沟表面可见大量水泡状及结节状病灶，直径0.5～5cm 不等，尤以大网膜及肠系膜表面为甚；肝、脾、胃、阑尾表面均未探及明显异常。盆腔各组淋巴结未及肿大。子宫正常大小，子宫后壁及直肠前壁表面见大量水泡状病灶，充满陶氏腔，与周围组织致密粘连；右侧卵巢表面可见大量结节状及滤泡状小病灶，右侧输卵管外观无明显异常；左附件缺如，左侧卵巢窝内可见大量水泡状病灶；盆底腹膜表面可见大量水泡状病灶。

※ **病理诊断**

（左附件区肿物、大网膜）性索 - 间质肿瘤，形态学结合免疫组化表达，病变为成年型颗粒细胞瘤，高分化。免疫组化：CD99（ + ）、Inhibin- α 个别细胞（ + ）、CK（ - ）、Calretinin（ - ）、EMA（ - ）。左、右宫旁见瘤组织浸润，形态学符合卵巢成年型颗粒细胞瘤。（右侧）输卵管外膜及（右侧）卵巢表面见瘤细胞浸润，形态学符合卵巢成年型颗粒细胞瘤；（大网膜、直肠表面病灶、肠系膜病灶、左骶韧带病灶、腹壁病灶）送检组织中见瘤组织浸润，形态学符合卵巢成年型颗粒细胞瘤。盆腔淋巴结中未见瘤组织转移。

※ **最终诊断**

复发性卵巢成年型颗粒细胞瘤。

※ 鉴别诊断

卵巢颗粒细胞瘤要与卵巢泡膜细胞瘤、卵巢囊腺癌、卵巢囊腺瘤相鉴别。

（1）卵巢颗粒细胞瘤：超声表现为盆腔内检测到肿块，多为单侧，边界多清楚、形态多规则，内部回声可为实性、囊实性或囊性，囊实性肿块内可见多发小囊腔呈"蜂窝"样改变。肿块内部多血流信号丰富，可测得高速低阻动脉频谱；可伴有腹水；可伴有子宫增大，子宫内膜增厚。

（2）卵巢泡膜细胞瘤：卵巢泡膜细胞瘤与卵巢颗粒细胞瘤临床症状与超声表现相似，鉴别较困难，泡膜细胞瘤多表现为实质性低回声，肿块内血流信号一般不丰富，但有时也可见血流较丰富者。

（3）卵巢囊腺癌：超声表现为实性或囊实性肿块，边界不清，形态不规则，囊壁可见乳头状结节，囊内分隔厚薄不均。肿块内部血流信号较丰富。肿瘤标志物 CA125 升高较颗粒细胞瘤明显。

（4）卵巢囊腺瘤：超声也可表现囊实性或多房囊性肿块，但其囊壁较薄，其内分隔纤细，内实性成分较少。肿块内部血流信号不丰富。

※ 分析讨论

卵巢颗粒细胞是卵巢性索 - 间质肿瘤的一种，肿瘤内可单纯为颗粒细胞或至少有 10% 的颗粒细胞，具低度恶性，可复发，肿瘤主要有两型，即成人型和幼年型。发病年龄范围很大，可以是新生儿，也可以是绝经后妇女。颗粒细胞瘤可产生和储藏各种类固醇激素，其通常产生雌激素，偶尔可产生雄激素。青春期前女孩可发生假性性早熟，生育期妇女可表现为激素刺激的症状如月经紊乱、闭经、不正常阴道出血，绝经后女性表现为绝经后出血。卵巢颗粒细胞常合并子宫内膜增生、子宫内膜癌等内膜病变。可表现为腹部包块、腹胀、腹痛等。

卵巢颗粒细胞瘤的超声表现多样，肿块可为实性，囊实性或囊性，其典型表现为囊实性肿块内可见多发小囊腔呈蜂窝样改变。肿块内部血流信号多丰富。因其可产生雌激素，超声可发现子宫内膜增厚等内膜病变。

卵巢颗粒细胞瘤可直接播散到卵巢、大网膜、肠系膜及输卵管、盆壁表面，也可通过淋巴转移和血行转移，术后复发部位多见于盆腹腔，因此超声检查可在盆腹腔发现多发肿块。

※ 经验教训

卵巢颗粒细胞瘤术前超声诊断困难，原因在于此病发病率低；临床症状不典型；其超声表现多种多样；超声医生对此病认识不足。超声医生要通过学习加深对此病的认知。

※ **病例启示**

当超声检查发现卵巢肿瘤，考虑颗粒细胞瘤可能时，要询问患者有无由雌激素刺激引起的月经紊乱症状，并要注意观察子宫内膜情况。卵巢颗粒细胞瘤术后有复发的可能，所以对于术后的患者要定期超声复查。

四、难以诊断的性索间质瘤之泡膜细胞瘤和纤维瘤

病 例 1

※ **病史**

患者女性，20 岁，未婚未育，体检发现盆腔包块 1 月，肿瘤标志物均阴性。

※ **体格检查**

直肠指诊：子宫左侧可扪及大小约 6cm×4cm 的质地硬包块，边界清楚，活动度差，无触痛。

※ **超声图像**

超声扫查显示：

左侧附件区可见一大小约 57mm×40mm 的低回声包块，边界清，似有包膜，内部回声不均，后方回声无改变，紧贴左侧卵巢前方，与子宫分界清晰，与左侧卵巢分界不清，探头推挤与左卵巢无错位运动，肿块周边及内部可见较丰富的血流信号，测得峰值血流速度 15cm/s，RI: 0.44。

子宫及右侧附件区未见异常回声（图 5-2-63 ~ 图 5-2-66）。

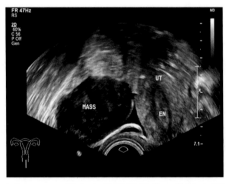
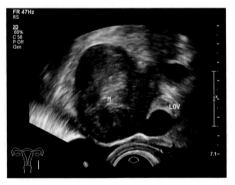

图 5-2-63　子宫未见明显异常，盆腔内可见低回声包块，与子宫分界清晰　　　　图 5-2-64　包块位于左侧卵巢内侧，与左侧卵巢分界不清

　　UT—子宫　EN—内膜　MASS—肿块　　　　　　　　　　　M—肿块　LOV—左侧卵巢

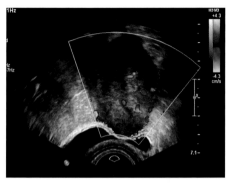

图 5-2-65 肿块周边及内部可见稍丰富的血流信号

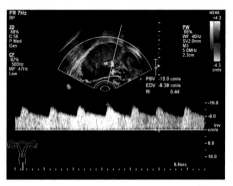

图 5-2-66 肿块内可探及低阻动脉频谱，PSV: 15cm/s，RI: 0.44

※ **超声提示**

左侧附件区实质不均质性包块，性质待定，考虑来源于卵巢的外生性肿瘤可能；子宫及右侧附件区未见异常声像。

※ **手术结果**

子宫常大，表面光滑，外观未见异常；左卵巢冠部实质性肿瘤形成，大小约 5cm×6cm，表面光滑，可见异型分支状血管，包膜完整，质地糟脆，可见 3cm×3cm×2cm 外观正常卵巢组织；双侧输卵管及右卵巢外观未见异常。

※ **病理诊断**

左卵巢送检肿瘤由呈束状排列的梭形细胞构成，细胞胞浆较浅，部分呈空泡状，细胞之间分布胶原纤维，免疫组化结果显示 Inhibin-α（灶＋）、Calretinin（＋）、CK（灶＋）、SMA（－）、Cal-desmon（－）、Desmin（－），结合形态学及免疫组化，病变为泡膜细胞瘤。

※ **最终诊断**

左侧卵巢泡膜细胞瘤。

病 例 2

※ **病史**

患者女性，33 岁，阴道异常出血半年，月经干净后 2～3 天开始阴道出血，持续 2～3 天，量少。发现盆腔包块 1 月。

※ **体格检查**

妇检：子宫下段右侧扪及一 5cm×5cm 的实质性包块，边界清楚，活动度好，无压痛。

※ **超声图像**

超声扫查显示：

右卵巢显示不清，子宫右侧可见一大小约 47mm×45mm 的低回声团块，形状呈椭圆形，边界清，其内回声不均，后方回声无明显变化。团块周边可见环绕的血流信号，其内部可见少量血流信号。左侧附件区未见明显异常回声（图 5-2-67 ~ 图 5-2-69）。

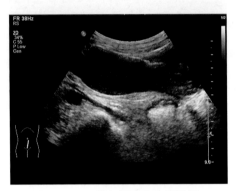

图 5-2-67　纵切面子宫未见异常

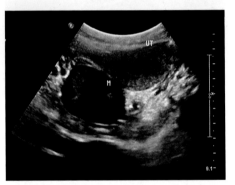

图 5-2-68　横切面：子宫的右后方可见一个低回声包块，形状呈椭圆形，边界清
M—包块　UT—子宫

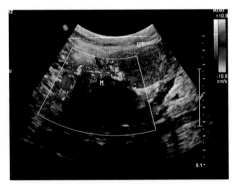

图 5-2-69　低回声包块周边可见环绕血流信号，内部可见少量血流信号

※ **超声提示**

子宫右后方实质性包块，性质待定，考虑为浆膜下肌瘤或阔韧带肌瘤可能。

※ **手术结果**

右侧卵巢实质性肿物形成，大小约 5cm×4cm。

※ **最终诊断**

右侧卵巢纤维瘤。

※ 鉴别诊断

卵巢泡膜细胞瘤、卵巢纤维瘤须与子宫浆膜下肌瘤或阔韧带肌瘤、卵巢恶性肿瘤相鉴别。

（1）卵巢泡膜细胞瘤：泡膜细胞瘤可产生雌激素，表现为月经不正常或绝经后出血。声像图上常为圆形或椭圆形实性肿块，边界清晰，内部多为低回声，部分表现为实性不均质低回声，内可见液性暗区，内也可伴钙化，当瘤体内纤维组织成分多时，后方常伴回声衰减，当瘤体内细胞成分多而纤维成分少时，后方回声无明显衰减。肿块内血流信号一般不丰富，但有时也可见血流较丰富者。

（2）卵巢纤维瘤：纤维瘤不产生雌激素，月经异常或绝经后出血等症状少见，声像图上常为圆形或椭圆形实性肿块，边界清晰，内部多为低回声，常伴后方回声衰减。与卵巢泡膜细胞瘤两者声像图不易区分，卵巢纤维瘤后方回声衰减可更明显。可合并胸水或腹水。肿块内血流信号一般不丰富。

（3）子宫浆膜下肌瘤或阔韧带肌瘤：重点是观察肿块与子宫和同侧卵巢的解剖关系，向子宫外生长的肌瘤可见蒂部与子宫相连，推挤时肌瘤与卵巢可分开。其血供来自子宫。

（4）卵巢恶性肿瘤：声像图表现为盆腔内实质性肿块伴腹水时，要尤其注意与卵巢纤维瘤合并腹水鉴别。卵巢恶性肿瘤声像图表现以实质性或囊实性肿块为主，形态不规则，内部回声不均。肿块内血流信号丰富。伴有 CA125 等肿瘤标志物的增高。

※ 分析讨论

卵巢泡膜细胞瘤和卵巢纤维瘤都属于卵巢性索间质肿瘤。

卵巢泡膜细胞瘤多发生于老年妇女，大多数为良性肿瘤、单侧发生，是具有内分泌功能的卵巢实性肿瘤，能分泌雌激素，可合并子宫内膜增生、子宫内膜癌等。卵巢纤维瘤是良性肿瘤，多见于中老年女性，单侧为多，主要临床表现为腹痛，腹部增大、盆腔肿块及肿块压迫引起的泌尿系症状。纤维瘤可合并腹水或胸水，称梅格斯综合征（Meigs syndrome）。有时泡膜细胞瘤与卵巢纤维瘤合并存在，称为泡膜纤维瘤。

病例1根据声像图特征考虑为左侧卵巢的外生性实质性肿瘤，术中发现为左侧卵巢冠部实质性肿瘤形成，大部分卵巢组织外观正常，说明超声在肿块定位方面及确定肿块的物理性质（囊性、实质性或混合性）方面有优势。

病例2将卵巢纤维瘤误为子宫浆膜下肌瘤或阔韧带肌瘤的原因在于：①肿块位于子宫的右后方，肿块紧贴子宫；②超声没能显示右侧卵巢组织回声，没有分清子宫与肿块的关系。

卵巢泡膜细胞瘤和卵巢纤维瘤声像图不易区分，都可以表现为边界清楚的圆形或椭圆形实质性低回声肿块，有时即使病理检查都很难将两者鉴别开来，仔细询问其临床症状有助于鉴别两者。

※ **经验教训**

当发现附件区边界清楚的实质性低回声肿块，血供不丰富时，要考虑卵巢泡膜细胞瘤或纤维瘤的可能。

※ **病例启示**

卵巢泡膜细胞瘤或纤维瘤临床相对少见，当超声检查发现附件区边界清楚的实质性低回声肿块、加上有典型临床症状可提示诊断。

五、难以诊断的性索间质瘤之卵巢硬化性间质瘤

病 例

※ **病史**

患者女性，41岁，发现腹部膨隆1月，发现盆腔包块20天，经期延长6月，肿瘤标志物CEA、CA125正常。

※ **体格检查**

妇检：子宫右后方扪及一大小约15cm×10cm的囊实性包块，边界清，活动可，无压痛。

※ **超声图像**

超声扫查显示：

双侧卵巢显示不清，盆腔内偏右侧可见一个大小约126mm×71mm的囊实性肿块，边界尚清，形状尚规则，呈椭圆形，内部以低回声为主，并可见液性暗区。肿块周边血流信号较丰富，内部可见少量血流信号。

子宫未见异常（图5-2-70～图5-2-72）。

※ **超声提示**

盆腔内偏右侧囊实性肿块，性质待查，建议进一步检查。子宫未见异常。陶氏腔少量积液。

※ **手术结果**

右卵巢增大12cm×10cm，切开卵巢包膜，发现肿瘤与卵巢组织界限欠清，血流丰富，剖开肿瘤切面呈实性，内见多个囊腔，部分囊腔见暗红色血液，部分囊腔内见胶冻样组织。

※ **最终诊断**

右侧卵巢硬化性间质瘤。

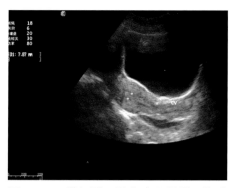

图 5-2-70　纵切面：子宫未见异常，陶氏腔少量积液

CV—宫颈

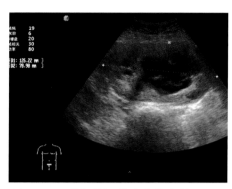

图 5-2-71　横切面：盆腔内偏右侧可见一个囊实性肿块，其内可见片状液性暗区

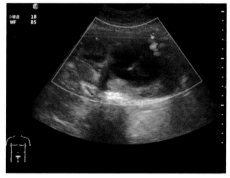

图 5-2-72　肿块周边血流信号较丰富，内部可见少量血流信号

※ 鉴别诊断

卵巢硬化性间质瘤要与卵巢颗粒细胞瘤、纤维瘤及泡膜细胞瘤鉴别。

（1）卵巢硬化性间质瘤：良性肿瘤，由于肿瘤可产生雌激素或雄激素，临床可出现性激素紊乱引起的月经异常。超声表现：附件区可见边界清楚、形态规则的肿物，内部呈实质性或囊实性。少数可合并胸腔积液或腹腔积液。肿块实性部分血流信号丰富，多数周边较中央更为明显。

（2）卵巢颗粒细胞瘤：低度恶性肿瘤，可分泌雌激素引起月经异常、绝经后出血；超声表现：附件区肿块边界多清楚、形态多规则，内部回声可为实性，囊实性或囊性，囊实性肿块内可见多发小囊腔呈蜂窝样改变。肿块内部多血流信号丰富，可见高速低阻动脉频谱。可伴有腹水。可伴有子宫增大，子宫内膜增厚。其与卵巢硬化性间质瘤临床表现和超声表现可类似，要靠病理检查来确诊。

（3）卵巢泡膜细胞瘤：大多数为良性，与卵巢颗粒细胞瘤临床症状与超声表现相似，泡膜细胞瘤超声多表现为实质性低回声肿块，部分后方伴声衰减。肿块内血流信号一般不丰富，但有时也可见血流较丰富者。

（4）卵巢纤维瘤：良性肿瘤，超声表现：附件区边界清楚、形态规则的实质性肿块，内部多为低回声，常伴后方回声衰减，可合并胸腔积液或腹腔积液。肿块内血流信号一般不丰富。

※ 分析讨论

卵巢硬化性间质瘤是卵巢良性性索间质肿瘤，少见，多发生于年轻女性，肿瘤为单侧性，由于肿瘤可产生雌激素或雄激素，临床可出现性激素紊乱引起的月经异常。少数可有胸腔积液、腹腔积液。

卵巢硬化性间质瘤少见，超声诊断有一定的困难，可结合其他影像学检查，如 CT 或 MRI 检查。在 CT 或 MRI 上，肿瘤周围为实性成分，中心可见低密度或 T2 高信号区。其增强具有特征性，早期周边显著强化，延迟扫描呈向心性充填，其强化方式类似于肝脏的血管瘤，这一点可以和卵巢的纤维瘤及卵泡膜细胞瘤相鉴别，后者一般强化较轻微。还可进行性激素和肿瘤标志物的测量，最后的确诊依靠术后的病理学检查。

※ 经验教训

当超声检查发现一侧附件区边界清楚，形态规则的实质性或囊实性肿块，彩色多普勒显示肿块实性部分血流信号丰富，周边较中央更为明显，且伴有月经异常或不孕时，要考虑到有卵巢硬化性间质瘤的可能，虽然其发病率很低。

※ 病例启示

当超声检查发现卵巢实质性或囊实性肿块，伴有月经异常时，要考虑硬化性间质瘤、颗粒细胞瘤、泡膜细胞瘤的可能，这三种少见肿瘤都能够产生性激素。

六、疑似卵巢囊肿的盆腔结核

病 例

※ 病史

患者女性，23 岁，闭经 3 月，发现盆腔包块 1 个月，间歇性下腹痛 9 天。

※ 体格检查

子宫后方可扪及一大小约 15cm×15cm 的囊性包块，表面光滑，边界欠清，张力低，活动度差，无压痛；左侧附件区未扪及明显异常，无压痛。

※ 超声图像

超声扫查显示：

子宫内膜厚薄不均，宫腔底部可见前后径 4mm 的无回声区。

左侧卵巢可显示，右侧卵巢显示不清，盆腔内（子宫右后方）可见一个大小约 151mm×95mm 的囊性包块，形状呈椭圆形，内呈无回声，未见明显分隔光带，壁薄光滑，后壁回声增强。彩色多普勒显示囊壁未见明显血流信号（图 5-2-73 ~ 图 5-2-77）。

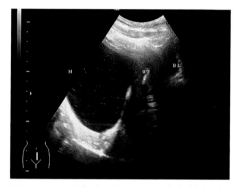

图 5-2-73 子宫右后方可见一个囊性包块，子宫受压前移

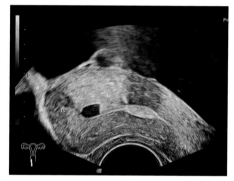

图 5-2-74 子宫内膜厚薄不均，宫腔底部少量积液

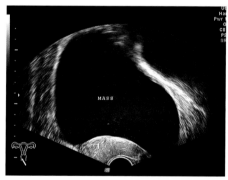

图 5-2-75 盆腔内（子宫右后方）囊性包块，壁薄光滑

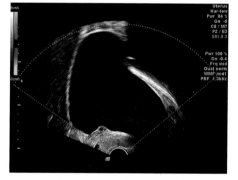

图 5-2-76 囊壁未见明显血流信号

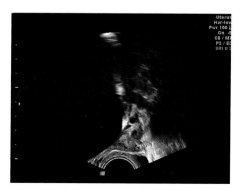

图 5-2-77 左侧卵巢形态大小未见异常

※ 超声提示

宫腔粘连；盆腔内（子宫右后方）巨大囊性包块，性质待查。

※ 生化检查

结核免疫检测结果：强阳性。

※ 手术结果

宫腔镜检查见：宫颈管黏膜皱襞未见异常，宫颈管狭长，呈桶状结构。宫腔呈桶状，内见一大小约 1.5cm×1cm 的肠型黄色干酪样赘生物，质糟脆，宫腔形态失常，深 7.5cm，内见广泛粘连带，质地韧，遮挡右侧宫角，右侧输卵管开口不可见；左侧宫角未见明显异常。诊刮宫腔，刮出少许糟脆组织，约 1g，送病检。

※ 病理诊断

（宫腔）送检组织中可见炎性渗出物、钙化及坏死，并见少许游离鳞状上皮，分化尚好，另可见游离的颈管上皮及宫内膜上皮，分化尚好，未见典型结核改变，见坏死组织，不排除结核可能。

※ 最终诊断

盆腔结核可能；子宫内膜结核可能。

（后转入传染病医院抗结核治疗）

※ 鉴别诊断

盆腔结核所致的盆腔囊性包块要与卵巢囊肿、卵巢囊腺瘤相鉴别。

（1）盆腔结核所致的盆腔囊性包块：盆腔囊性包块多为输卵管积液或盆腔包裹性积液的声像图特征，病理基础为盆腔结核渗出、粘连及干酪样坏死。超声显示为盆腔或附件区椭圆形或不规则形状的无回声区，张力较低，囊壁可不均匀增厚，也可呈多房状，内可见细小点状回声。卵巢结构可无明显异常。囊壁可无血流信号或可见少量血流信号。

（2）卵巢囊肿：卵巢内的囊性包块，呈圆形或椭圆形，若是巧克力囊肿内可见密集细小点状回声。囊壁可无血流信号或可见少量血流信号。

（3）卵巢囊腺瘤：卵巢内单房或多房囊性包块，囊壁或分隔上可见结节状或乳头状突起，囊壁或分隔、乳头上可见细条状血流信号。

※ 分析讨论

女性盆腔结核是由结核分枝杆菌引起的女性生殖器特异性炎症，常见于生育期妇女和绝经后妇女，可造成输卵管、卵巢、子宫内膜的器质性破坏，临床类型以输卵管结核最为常见。

其临床主要表现为腹痛、腹胀、腹部包块、闭经、腹腔积液等。

近年来随着全球结核病发病率的升高，女性盆腔结核的发病率也呈明显上升趋势。盆腔结核病变范围广，常常累及多个部位，临床表现复杂、缺乏特异性，病情隐匿临床易造成漏诊、误诊。

女性盆腔结核超声表现多样，而且缺少特异性，表现分为 4 种类型：混合性包块型、实性包块型、囊性包块型、盆腔积液型。而盆腔结核的囊性包块多为输卵管积液或包裹性积液所致，容易误诊为卵巢囊肿或囊腺瘤。

本病例患者闭经 3 月及下腹痛、超声发现宫腔粘连及盆腔内巨大囊性包块，结核免疫检测结果为强阳性，宫腔镜发现宫腔粘连，综合分析考虑盆腔结核可能。

※ 经验教训

为避免误诊，当发现盆腔内囊性、实性或混合性包块、怀疑盆腔结核时，要注意询问病史、临床表现及一些辅助检查结果，不要盲目地仅根据超声图像做出判断。

※ 病例启示

要加强对盆腔结核的认识，结合临床表现尤其不孕的病史，结合其他诊断技术综合分析，降低漏诊误诊率，使女性盆腔结核患者尽早得到正确诊断和治疗。

七、卵巢生殖细胞恶性肿瘤之无性细胞瘤和卵黄囊瘤

病 例 1

※ 病史

患者女性，41 岁，发现腹部包块 6 个月余。

※ 体格检查

下腹部可扪及一大小约 22cm×20cm 的包块，上达脐上两横指，边界清，质硬，无压痛，活动度差。

※ 超声图像

超声扫查显示：

子宫未见异常。双侧卵巢显示不清，盆腔（子宫上方）可见一个巨大的肿块回声，大小约为 144mm×120mm×172mm，边界清，形态欠规则，内部回声不均，呈以实质性为主的混合

回声，中央可见大小约为 53mm×43mm 的网格样液性暗区，彩色多普勒显示其内可见丰富的血流信号；腹腔未见明显积液。（图 5-2-78 ～ 图 5-2-81）。

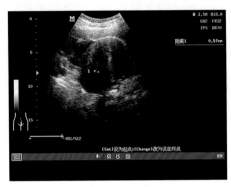

图 5-2-78　子宫未见异常

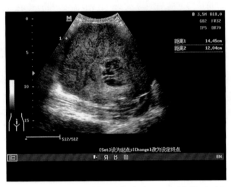

图 5-2-79　纵切面：盆腔内见实性为主的混合回声肿块

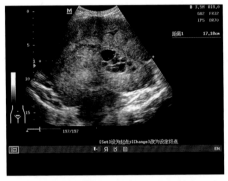

图 5-2-80　横切面：盆腔内肿块形态欠规则，内见网格样液性暗区

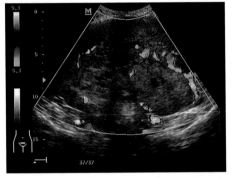

图 5-2-81　肿块周边及内部可见丰富的血流信号

※ 超声提示

子宫未见明显异常声像；盆腔巨大实质性为主的混合性肿块，性质待定，建议进一步检查。

※ 生化检查

CA125 165.4U/ml，AFP、CEA 及 CA199 正常。

※ 手术结果

右侧卵巢肿瘤形成，大小约 20cm×19cm×18cm，形态不规则，表面凸凹不平，质硬且脆，侵犯宫体右侧壁，剖开肿瘤见其内大部分为黄色实性区域，呈鱼肉样，实性区域内见散在出血点，肿瘤中间可见范围约 7cm×5cm 的液性坏死区域。腹主动脉旁及右侧髂动脉外侧可扪及肿大淋巴结。

※ 病理诊断

右侧卵巢无性细胞瘤，肿瘤自子宫浆膜面浸润子宫深肌层及浅肌层，腹主动脉旁淋巴结见肿瘤组织转移，盆腔淋巴结未见癌。免疫组化：PLAP（小灶性 +），CD117（+），LCA（－），Calretinin（－），CK20（－），CK14（－），CK7（－），CK10/13（－），CD99（－），ER（－），PR（－），P53（5%+），Inhibin-α（－），AE1/AE3（－），CK8/18（－），Vimentin（－）。

※ 最终诊断

右侧卵巢无性细胞瘤Ⅲc期。

病 例 2

※ 病史

患者女性，25 岁下腹痛 4 天急诊入院，HCG 阴性。

※ 体格检查

妇检：子宫左后方可触及 10cm×9cm 的混合性包块，边界不清，触痛明显。

※ 超声图像

超声扫查显示：

子宫未见异常回声。双侧卵巢可显示，子宫后方可见大小约 113mm×85mm 的包块回声，与左侧卵巢关系密切，边界尚清晰，形状呈椭圆形，内部为混合回声。彩色多普勒显示包块周边及内部可见较丰富的血流信号。盆腹腔内可见最大前后径为 30mm 的液性暗区（图 5-2-82 ～图 5-2-85 ）。

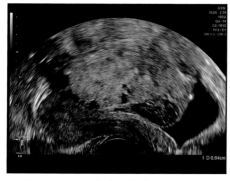

图 5-2-82 子宫未见异常，盆腔积液

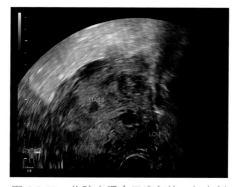

图 5-2-83 盆腔内混合回声包块，与左侧卵巢关系密切

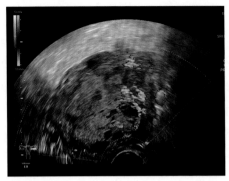

图 5-2-84　包块周边及内部可见较丰富的
血流信号

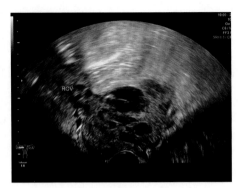

图 5-2-85　右侧卵巢未见明显异常

※ **超声提示**

子宫后方混合性包块，性质待定，结合病史考虑为黄体破裂可能。

子宫未见异常；盆腹腔内积血。

※ **手术结果**

盆腹腔积血约 800ml，左侧卵巢增大，左侧卵巢见大小约 10cm×8cm×8cm 的囊实性肿物，表面光滑，表面见 1.5cm 的破口，活动性出血。子宫、左侧输卵管及右侧附件未见异常。

※ **病理诊断**

送检肿物瘤细胞异型性明显，胞质透明或嗜酸，胞核呈空泡状，可见核仁，核分裂易见，瘤细胞排列成微囊状或腺样，可见 S-D 小体，部分呈乳头状或迷宫样，符合卵巢生殖细胞肿瘤，考虑卵黄囊瘤。免疫组化：CK（＋），AFP（＋），PLAP 局部（＋），CD117 局灶（＋），HCG 局灶（＋），CD30（－），Vimentin（－），ER（－）。

※ **最终诊断**

左侧卵巢卵黄囊瘤（Ⅰc 期可能）破裂。

※ **鉴别诊断**

卵巢无性细胞瘤、卵黄囊瘤常要与未成熟畸胎瘤、卵巢恶性上皮性恶性肿瘤等相鉴别。不同类型的卵巢恶性肿瘤声像图有相似之处，都可表现为附件区实质性或实质性为主的混合性肿块，内部回声不均匀，内常见无回声区。肿块周边及内部可见较丰富的血流信号，可记录到低阻的动脉血流频谱。超声可对卵巢肿瘤的良恶性判断有一定价值，但判断其病理类型困难，需要结合临床及相关肿瘤标志物等综合分析。

卵巢无性细胞瘤、卵黄囊瘤有时也需要与卵巢良性病变鉴别，如卵黄囊瘤破裂与黄体破裂鉴别。黄体破裂发生时间为黄体期，表现为卵巢内囊性包块或混合性包块伴盆腹腔积血。卵黄囊瘤破裂可发生在任何时间，表现为卵巢内实质性或实质性为主的混合性包块伴盆腹腔内积血。卵黄囊瘤的包块比黄体破裂的包块的血流信号可更丰富。卵黄囊瘤的血清 AFP 增高，黄体破裂时 AFP 不高。

※ 分析讨论

卵巢无性细胞瘤和卵黄囊瘤均为卵巢恶性生殖细胞肿瘤、是临床较为少见的肿瘤。无性细胞瘤好发于年轻女性，盆腔肿块是最主要症状，常伴有腹胀感，肿瘤扭转破裂出血时，可有急性腹痛，腹水较少见，少数表现为两性畸形。卵黄囊瘤恶性程度高，好发于年轻女性，因肿瘤生长快，又易有包膜破裂及腹腔内种植，故常见症状有腹部包块，腹胀腹痛及腹水、肿瘤的坏死出血可使患者发生贫血发热。血清甲胎蛋白（AFP）测定值升高。这两种肿瘤的确诊都要依赖于病理检查。

卵巢无性细胞瘤及卵黄囊瘤超声表现为附件区实质性或实质性为主的混合性肿块，体积可较大。肿块周边及内部可见较丰富的血流信号，可记录到低阻的动脉血流频谱。无性细胞瘤包膜完整时边界尚清楚，表面可不光滑；如侵犯周围组织时边界不清。卵黄囊瘤包膜易破裂形成盆腹腔积血。

病例 1 术中发现右侧卵巢无性细胞瘤侵犯到子宫右侧壁肌层，超声检查没有发现肿瘤对子宫的侵犯，提示在怀疑卵巢恶性肿瘤时，超声要注意观察肿瘤与周围组织是否分界清楚，有无对周围组织的浸润等。

病例 2 超声考虑为黄体破裂，手术发现为卵黄囊瘤破裂，造成误诊的原因：两者的临床症状相似；急性下腹痛发生在黄体期；黄体破裂较卵巢肿瘤破裂临床更常见。

※ 经验教训

超声发现卵巢实质性或实质性为主的混合性肿块，其血供较丰富时，如果年轻患者，肿块较大，无明显腹水，患者一般情况尚好，血清 AFP 和 HCG 阴性，要将无性细胞瘤纳入考虑范围。如果发病年龄轻、肿块较大、病程发展快，腹水、血清 AFP 阳性，要考虑卵黄囊瘤的可能。

※ 病例启示

要加强对各类卵巢恶性肿瘤尤其是少见恶性肿瘤的认识，超声检查要结合临床及其他辅助检查等综合分析，降低误诊。

八、疑似输卵管积液的巨输尿管

病 例

※ **病史**

患者女性，17 岁、体检超声检查发现左侧附件区囊性包块半个月。

※ **体格检查**

肛诊：左侧附件增厚。

※ **超声图像**

经直肠超声扫查显示：

左侧附件区可见大小为 57mm×16mm 无回声区，形状呈椭圆形，包膜光滑完整，后方回声增强。彩色多普勒显示囊壁上可见少量血流信号。

子宫及右侧附件区未见异常。双侧卵巢未见异常（图 5-2-86 ~ 图 5-2-89）。

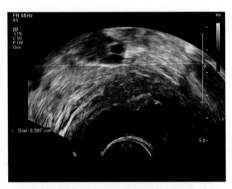

图 5-2-86　子宫未见异常

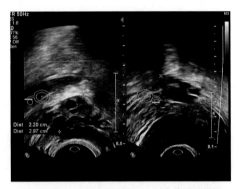

图 5-2-87　双侧卵巢形态大小未见异常

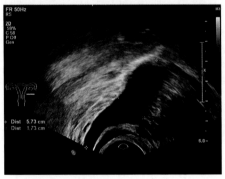

图 5-2-88　左侧附件区可见长椭圆形无回声区，包膜光滑完整

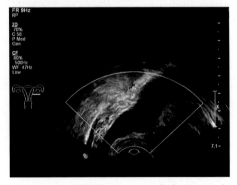

图 5-2-89　左侧附件区无回声囊壁可见少量血流信号

※ **超声提示**

左侧附件区囊性异常声像，性质待定，左输卵管积液？建议进一步检查；子宫及右侧附件区未见异常。

※ **进一步超声检查**

泌尿系超声检查：

左肾盂分离扩张，暗区前后径 17mm，形状呈花朵形，肾大盏扩张。

左侧输尿管显著扩张，尤以中下段为甚，内径约 17mm，管壁光滑，内呈一致性暗区，追踪观察其通向膀胱（图 5-2-90 ~ 图 5-2-92）。

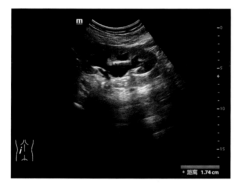

图 5-2-90 左肾盂分离扩张

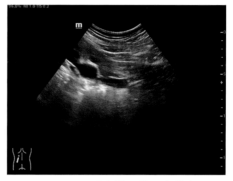

图 5-2-91 左侧输尿管上段扩张

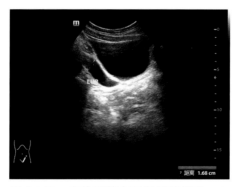

图 5-2-92 左输尿管中下段显著扩张，内
径约 17mm

LUR—左侧输尿管

※ **超声提示**

左肾轻度积水，左侧巨输尿管。

※ **最终诊断**

左肾轻度积水，左侧巨输尿管。

※ 鉴别诊断

巨输尿管需与输卵管积液相鉴别。

（1）巨输尿管：输尿管下段、中下段或全程囊状扩张，同侧肾盂扩张。

（2）输卵管积液：输卵管增粗肿大，其内呈无回声区，内可见不完整分隔，呈弯曲管道状或囊袋状。

※ 分析讨论

巨输尿管是一种先天性疾病，因输尿管末端本身功能性梗阻，致使输尿管扩张及肾盂扩张；输尿管末端无机械性梗阻，亦无输尿管反流。

经阴道或直肠超声检查女性盆腔时，巨输尿管与输卵管积液声像图相似，可都表现为一侧附件区的扩张的管状无回声区，巨输尿管易被误诊为输卵管积液。为弄清扩张的管状无回声是输尿管还是输卵管可行经腹超声检查，连续追踪观察管状结构的走行，输尿管与输卵管走行不同：输尿管上起自肾盂，下终止于膀胱三角；输卵管一端连于子宫，另一端呈伞状开口于腹腔。

巨输尿管和输卵管积液的临床治疗方法截然不同，正确的超声诊断尤为重要。

※ 经验教训

当经阴道或直肠超声发现一侧附件区管状扩张的无回声时，不要武断地认为一定是输卵管积液，要注意追踪观察管状无回声的走行，鉴别其是输卵管还是输尿管。

※ 病例启示

作为一种较少见的疾病，女性的先天性巨输尿管在经阴道或直肠超声时声像图特点与输卵管积液相似，为明确诊断可行经腹泌尿系超声检查，确诊存在困难时，还应结合其他影像学检查如静脉尿路造影、CT 或 MRI 等。

（曾　伟　张元吉）

第六章　异常妊娠疑难病例

第一节　异常妊娠超声检查概述

异常妊娠是妇科常见疾病，包括流产、异位妊娠、滋养细胞疾病等，超声检查是评估异常妊娠最常用的方法，超声检查的方法包括经腹超声检查、经阴道超声检查及三维超声等。

流产的超声观察重点：子宫的大小，宫腔内有无孕囊，孕囊的位置、形态大小，有无胚芽胎心，宫腔内有无积血，宫颈内口关闭或开放以及宫颈管内的情况，为临床提供胚胎是否存活的信息，以便于临床决策采取保胎措施或终止妊娠。

异位妊娠的超声观察重点：观察宫腔内正常位置有无妊娠物，附件区有无异位妊娠的包块、其内有无胚芽胎心及包块血供情况，注意观察宫角、子宫前壁下段瘢痕处及宫颈有无妊娠物，盆腔及腹腔有无积液，如在双侧附件区及宫角、子宫前壁下段瘢痕处及宫颈等常见位置未发现异位妊娠包块，常需扩大超声检查范围至整个腹部。

滋养细胞疾病的超声观察重点：子宫有无增大，宫腔内有无蜂窝状无回声小囊及其大小，宫腔内有无胚胎或胎儿（是否存活）及胎盘，子宫肌层有无变薄，子宫肌层有无侵蚀性病变，宫旁组织有无被侵犯，卵巢有无黄素囊肿，彩色多普勒可观察宫腔病灶、子宫肌层病灶的血供情况。超声检查可观察葡萄胎清宫术后有无残留、动态监测以便早期发现侵蚀性病变。

异常妊娠的超声检查要结合病史、临床症状及血 HCG 等来综合分析做出诊断，必要时密切动态观察及复查。

第二节 疑难病例

一、疑似正常宫内妊娠的残角子宫妊娠破裂出血

病例

※ 病史

患者女性，31岁，因停经3月来我院行11～14孕周彩超筛查，停经40天化验HCG阳性，此次怀孕后还没做超声检查。2014年行剖宫产术。

※ 体格检查

妇检：宫颈举痛，宫体增大如孕12周，表面光滑，质中，有压痛，活动度好。双附件未扪及明显异常，无压痛。

※ 超声图像

孕14周超声扫查显示：

子宫位置偏右，体积增大，子宫内膜回声增厚，厚度为15mm，宫腔内未见胎囊光环，宫底横切面内膜较短小。于子宫的左侧可见一大小约100mm×70mm的孕囊结构，其周边见菲薄肌层与右侧宫体相延续，与右侧宫腔未见明显相通，孕囊内可见一胎儿回声，有胎心搏动，头臀长80mm，羊水最大前后径约41mm。

母体腹腔内未见明显积液。（图6-2-1～图6-2-7）。

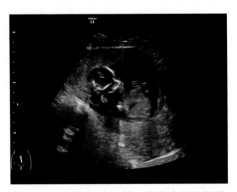

图6-2-1 经腹部纵切面：孕囊内可见初具人形的胎儿，其周边有肌层环绕

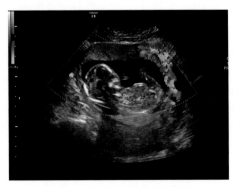

图6-2-2 胎儿可见胎心搏动血流信号

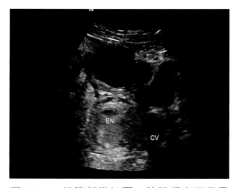

图 6-2-3　经腹部纵切面：膀胱后方可见子宫声像，该子宫宫腔与宫颈相通，该宫腔内未见异常回声

EN—内膜　CV—宫颈

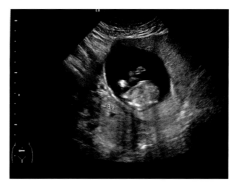

图 6-2-4　经腹部横切面：孕囊位于子宫的左上方，其周边有肌层环绕

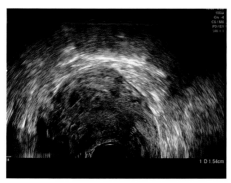

图 6-2-5　经阴道纵切面：宫腔内未见孕囊，内膜增厚

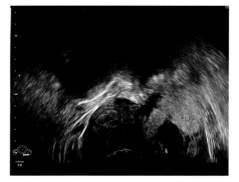

图 6-2-6　经阴道横切面：子宫内膜较短小，子宫的左侧可见孕囊，其周边可见肌层环绕

ut—子宫　GS—孕囊

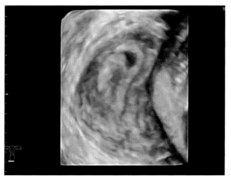

图 6-2-7　经阴道三维超声：右侧的子宫为单角子宫

※ 超声提示

子宫超声所见，考虑右侧为单角子宫，内膜增厚；左侧为残角子宫妊娠（根据胎儿生物学测量，估计孕龄约为 14 周）可能。

※ 手术结果

右侧子宫大小正常，质软，左侧残角子宫大小 10cm×7cm×5cm，表面破口长约 3cm，有活动性出血，宫腔内见胚胎及其附属物；右侧输卵管、卵巢外观无明显异常；左侧输卵管、卵巢之间膜状粘连；盆腹腔积血及血块约 2000ml。

※ 病理诊断

（残角子宫）送检组织中可见较多量平滑肌组织，宫腔内内膜面可见出血及较多量胎盘绒毛组织，均分化尚好，宫角浆膜面附输卵管一条，呈慢性炎改变。

※ 最终诊断

残角子宫妊娠破裂出血。

※ 鉴别诊断

残角子宫妊娠要与宫角妊娠、输卵管间质部妊娠、正常宫内妊娠鉴别。

1. 残角子宫妊娠：宫腔形态不正常，妊娠物位于残角子宫宫腔内。
2. 宫角妊娠：宫腔形态正常，一侧宫角膨隆，妊娠物与宫角内膜延续。
3. 输卵管间质部妊娠：宫腔形态正常，一侧宫角膨隆，妊娠物不与宫角内膜直接延续。
4. 正常宫内妊娠：宫腔形态正常，妊娠物位于宫腔内，位置正常，与宫颈相延续。

※ 分析讨论

残角子宫妊娠是指受精卵种植在残角子宫内，并生长发育。发生率是总妊娠的 1/10 万。以 Ⅱ 型残角子宫妊娠多见。

因为残角子宫壁发育不良，内膜发育不良，所以残角子宫妊娠不能承受过大的胎儿，常在妊娠 3～5 月出现自然破裂，仅极少数可继续妊娠，常发展为胎死宫内，即使妊娠到足月，胎儿存活者极少。其临床表现：停经史，可有腹痛，一旦破裂，可出血甚多，不及时处理，可导致死亡，若能妊娠到晚期，会出现宫缩微弱和假临产现象。

残角子宫妊娠术前诊断率低于 5%，误诊率高。临床碰到人流后无胚胎组织刮出，中孕引产失败，晚孕期对大量缩宫素引产无反应均应怀疑此病。

残角子宫妊娠超声诊断要点：子宫的一侧（多为上方）见有肌样回声包绕的包块，其内见胎囊胎儿，包块与子宫紧贴。宫底横切显示子宫内膜短小，三维显示宫腔形态呈柳叶刀状或管状，为单角子宫。胎囊多数与单角侧宫腔不相通，未能与宫颈相连续。

此例病例的孕妇主诉自己曾正常生过一胎，以前也不知道有子宫畸形，怀孕后无异常情况，常规的早孕6~8周的超声检查没有做。停经3月才来做第一次超声检查，此次检查为11~14周超声筛查，此时绝大多数都是正常的宫内怀孕，且是行经腹超声检查，此时超声医生容易忽视异位妊娠的可能，残角子宫妊娠容易被误诊为是正常的宫内妊娠，因此产科超声检查时清楚显示孕囊与宫颈的关系非常重要，正常的宫内怀孕时孕囊是能与宫颈相延续的。经腹超声怀疑残角子宫妊娠时，宜行经阴道超声检查。

此例病例的孕妇超声检查后急诊入院，6小时后因腹痛行急诊手术，术中发现残角子宫妊娠已破裂，腹腔积血及血块约2000ml，但超声检查时孕妇无腹痛等不适，超声检查也未见明显腹腔积液。残角子宫妊娠一旦破裂，短时间可出血甚多，不及时处理，可导致孕妇死亡。

※ 经验教训

在11~14周超声筛查时，为了避免漏诊残角子宫妊娠，产科超声时显示孕囊与宫颈的关系非常重要，一定要把宫颈显示清楚，不要把单角子宫的宫体误认为是宫颈。

产科超声检查过程中怀疑子宫有畸形，要注意询问孕妇病史怀孕前有没有做过超声检查或子宫输卵管造影发现子宫畸形。

经腹超声检查怀疑残角子宫妊娠，要行经阴道二维及三维超声检查。

超声考虑残角子宫妊娠，超声要提示建议急诊就诊，并要向患者交代清楚病情及风险。

※ 病例启示

11~14周超声筛查时，绝大多数都是正常的宫内妊娠，也偶尔可见异位妊娠如残角子宫妊娠等的情况，所以此时依然要首先确认胎囊胎儿的位置，避免漏诊异位妊娠。

经阴道二维及三维超声检查是诊断残角子宫妊娠的重要方法，其主要超声表现为：未孕侧子宫内膜短小，三维显示宫腔形态呈柳叶刀状或管状，怀孕侧子宫内的胎囊胎儿与宫颈多不相延续。

二、疑似宫颈妊娠的难免流产（孕囊下移至宫颈管）

病 例

※ 病史

患者女性，33岁 停经42天，无诱因阴道流血1天，血HCG 19919IU/L。

※ **体格检查**

妇检：宫颈外形未见异常，宫颈外口见少量组织物脱出，宫颈管稍粗，未及明显膨隆，宫体前位，体积稍大，质地软，无压痛，附件未及异常。

※ **超声图像**

超声扫查显示：

子宫切面体积稍大，宫腔内未见孕囊回声，可见前后径约 3mm 液性暗区，宫颈管内可见大小 22mm×12mm 的孕囊，内可见卵黄囊及长约 2mm 的胎芽样结构，未见心管搏动，宫颈内口关闭，宫颈前后径 30mm。彩色多普勒显示孕囊内未见胎心搏动血流信号，孕囊周边局部可见明显血流信号。

双侧卵巢可显示，双侧附件区未见明显异常回声。

陶氏腔未见明显游离液性暗区（图 6-2-8 ~ 图 6-2-10）。

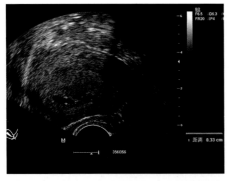
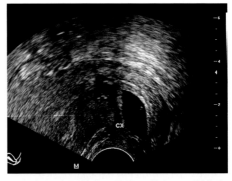

图 6-2-8　宫腔内少量积液，未见明显孕囊回声

图 6-2-9　宫颈管内见孕囊，其内可见卵黄囊
CX—宫颈

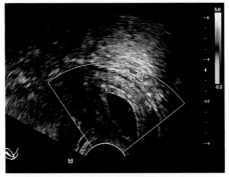

图 6-2-10　孕囊内未见胎心搏动血流信号，孕囊周边局部可见明显血流信号

※ **超声提示**

宫腔少许积液。宫颈管内见孕囊，考虑宫颈妊娠可能。

※ 超声复查

8 小时后复查彩超：

子宫切面体积稍大，内膜厚约 19mm，回声不均，宫腔内未见孕囊回声；宫颈管扩张，内未见孕囊回声，宫颈管内可见大小 30mm×17mm 的异常稍强回声，形态不规则，宫颈肌壁回声尚均匀。彩色多普勒显示增厚的内膜处可见少量血流信号，宫颈管异常稍强回声内可见少量血流信号来自宫腔下段。

双侧卵巢可显示，双侧附件区未见明显异常回声（图 6-2-11 ～ 图 6-2-14）。

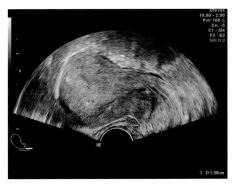

图 6-2-11 子宫内膜明显增厚，宫腔内未见孕囊回声

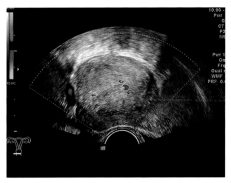

图 6-2-12 增厚的内膜处可见少量血流信号

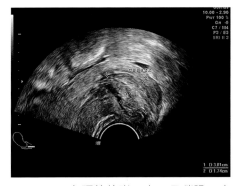

图 6-2-13 宫颈管扩张，内可见稍强回声团，形态不规则

CERVIX—宫颈

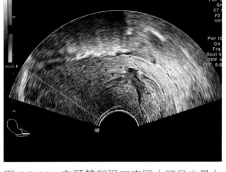

图 6-2-14 宫颈管稍强回声团内可见少量血流信号来自宫腔下段

※ 超声提示

子宫内膜增厚，回声不均；宫颈管扩张，宫颈管内异常所见，考虑血块可能。

※ 手术结果

超声引导下清宫术，清出妊娠组织约 20g，肉眼见绒毛。

※ 病理诊断

清出物送病理检查，病理结果：送检物为蜕膜组织及胎盘绒毛。

※ 最终临床诊断

不全流产。

※ 鉴别诊断

难免流产（孕囊下移至宫颈管）须与宫颈妊娠相鉴别。

1. 难免流产（孕囊下移至宫颈管）声像图特征：宫颈无膨大，孕囊下移到宫颈管时，孕囊多已经皱缩变形，无胎心，其周边无滋养血流信号。宫颈内口多扩张。

2. 宫颈妊娠声像图特征：子宫体正常大小或略大，宫腔内无孕囊；宫颈膨大，与宫体相连如葫芦状，宫颈管内可见孕囊胎芽胎心或混合回声团块，由于绒毛深入宫颈肌壁，使局部回声呈蜂窝状，彩色多普勒显示较丰富的滋养血流信号；宫颈内口多关闭。

※ 分析讨论

此例病例因停经后阴道流血来做超声检查，第一次超声检查：宫颈管内可见孕囊，宫颈内口关闭，提示宫颈妊娠可能。8 小时后复查超声见：宫颈管孕囊已排出，宫颈管积血可能，子宫内膜增厚回声不均。后行清宫术，过程顺利，出血少，临床最终诊断为不全流产。回顾分析超声表现与临床资料，第一次超声检查时宫颈管内见孕囊，考虑难免流产（孕囊下移至宫颈管），而不是宫颈妊娠，支持难免流产（孕囊下移至宫颈管）的证据：超声检查宫颈无明显增大，孕囊周围无典型的滋养血流，孕囊内无胎心，临床清宫出血少。

难免流产（孕囊下移至宫颈管）行清宫术时，孕囊容易清出，孕囊清出后出血停止或减少，宫缩剂对止血有效。宫颈妊娠若盲目清宫，常出现难以控制大出血，宫缩剂对止血无效，因宫颈组织中主要为结缔组织，平滑肌组织含量低，不能产生平滑肌收缩而止血。所以超声检查准确的鉴别这两种情况对临床治疗方案的选择有重要意义。

※ 经验教训

超声检查发现宫颈管内见孕囊，要注意鉴别诊断是宫颈妊娠还是难免流产（孕囊下移至宫颈管），当超声表现不典型时，要注意结合临床症状及妇科检查结果来综合考虑。

※ 病例启示

经阴道超声检查对难免流产（孕囊下移至宫颈管）和宫颈妊娠的鉴别诊断有重要的参考价值，但如果声像图不典型，准确的诊断仍有一定难度，超声观察的重点为：宫颈有无增大，宫颈孕囊周围有无滋养血流，宫颈内口是关闭还是开放。

三、疑似异位妊娠的不全流产合并盆腔子宫内膜异位症

病 例

※ 病史

患者女性，35 岁，停经 1 个月余，阴道流血 24 天，右下腹痛 1 天，呈阵发性刺痛，程度中等，无肛门坠胀感，伴恶心、呕吐 5 次。急诊以"异位妊娠可能"收入院。

※ 体格检查

入院查体：腹软，右下腹有压痛，轻度反跳痛。妇检：外阴已婚已产式，阴道少量暗红色分泌物，无异味。宫体前位，稍大，表面光滑，质地中等，有压痛，活动度好。右侧附件区增厚，压痛明显，未及明显包块，左侧附件区未及明显异常。

※ 超声图像

超声扫查显示：

子宫切面大小为 65mm×64mm×59mm，形态基本正常，体积稍增大，子宫后壁增厚，厚度为 33mm，肌层内可见细小的增强回声区和低回声区交织混杂，以宫后壁为甚，宫壁内可见几个大小不等，最大约 29mm×20mm 的异常回声团，形状呈椭圆形，内部为强弱不一回声，边界不清楚，后方回声无变化，内膜线前移，宫腔内可见大小约 19mm×13mm 的低回声区，宫腔内未见明显孕囊回声。宫内可见节育器强回声，位置位于宫腔下段。彩色多普勒显示子宫肌层血管走行紊乱，以后壁明显。子宫肌壁团块周边及其内可见点状血流信号。宫腔内异常回声区内可见明显血流信号。

双侧卵巢可显示，双侧附件区可视范围内未见明显包块回声。

陶氏腔内可见液性暗区，最大前后径 13mm。肝肾间隙及双侧髂窝未见积液（图 6-2-15 ～图 6-2-19）。

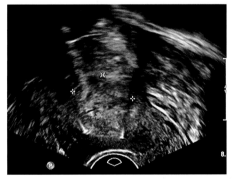

图 6-2-15 子宫后壁可见不均质回声团块，宫腔下段见节育器

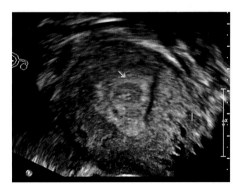

图 6-2-16 宫腔内可见椭圆形低回声区

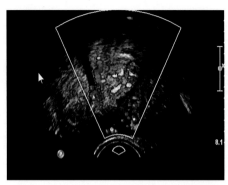
图 6-2-17　宫腔异常回声内可见明显血流信号

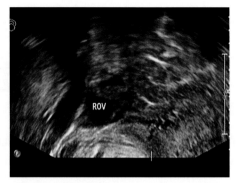
图 6-2-18　右侧卵巢可见，右侧附件区未见明显异常包块

ROV—右侧卵巢

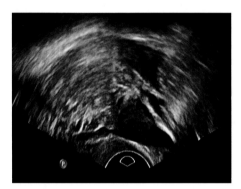
图 6-2-19　左侧卵巢可见，左侧附件区未见明显异常包块

※ 超声提示

子宫稍大，考虑子宫肌腺症并子宫肌腺瘤可能；宫腔内异常声像，性质待定，建议进一步检查；宫腔内目前未见明显孕囊回声；宫内节育器位置下移；双侧附件区目前未见明显包块回声；陶氏腔积液。

※ 生化检查

血 HCG 3594IU/L。

※ 手术结果

腹腔镜所示：

盆腔积血约 100ml，子宫增大如孕 7 周，表面凹凸不平，质地中等，子宫后壁、左侧盆壁、右侧骶韧带内侧可见散在紫蓝色子宫内膜异位病灶，直径 0.3～0.5cm；左侧输卵管伞端与后腹膜形成条带状粘连，右侧输卵管失去正常形态，仅见伞端贴附于右侧卵巢，双侧卵巢外观未见异常；右侧盆壁腹膜表面可见面积约 2cm×2cm 紫蓝色病灶，病灶表面可见活动性出血，内见积血块、蜕膜样组织，未见明显绒毛组织。

取出举宫器，探宫深 10cm，取环钩完整取出圆形金属节育环一枚，全面诊刮宫腔，刮出蜕膜样组织共约 10g，未见明显绒毛组织。

术中诊断：①腹腔妊娠可能 ；②流产可能；③盆腔子宫内膜异位症；④子宫腺肌症；⑤宫内节育器。

※ **病理诊断**

（宫腔刮出物）送检组织全部制片，可见滋养叶细胞和胎盘绒毛和蜕膜组织；（右侧盆壁腹膜表面清出物）送检破碎组织中可见局灶蜕膜样变，伴多量炎细胞浸润。

※ **最终诊断**

1.盆腔子宫内膜异位病灶出血；

2.不全流产；

3.子宫肌瘤；

4.子宫腺肌症。

※ **鉴别诊断**

盆腔子宫内膜异位病灶出血导致的腹痛需与异位妊娠破裂出血导致的腹痛鉴别。

1. 盆腔子宫内膜异位病灶出血：有痛经史，盆腔病灶发生的部位可为子宫骶韧带、卵巢及子宫直肠陷凹，盆腔腹膜的各个部位及盆腔器官的表面，盆腔子宫内膜异位病灶破裂出血的超声表现可为混合回声、低回声或囊液黏稠的无回声。盆腔可见积液。

2. 异位妊娠破裂出血：停经史，HCG 阳性，异位妊娠破裂出血的病灶表现为混合性包块，形态不规则，内为妊娠物和血块交织在一起。盆腔可见积液。

※ **分析讨论**

此例病例停经 1 个月余，血 HCG 3594IU/L，阴道流血 24 天，右下腹痛 1 天，呈阵发性刺痛，程度中等，急诊以 "异位妊娠可能" 收入院，经阴道超声检查见：子宫内膜异位症，宫腔内节育器下移，宫腔内见 19mm×13mm 的低回声区，其内见明显血流信号，性质待定。双侧附件区未见明显宫外孕包块。术中见：盆腔子宫内膜异位症，未见输卵管妊娠，右侧盆壁腹膜表面可见面积约 2cm×2cm 紫蓝色病灶，病灶表面可见活动性出血，内见积血块、蜕膜样组织，未见明显绒毛组织。宫腔刮出蜕膜样组织共约 10g，未见明显绒毛组织。术中诊断：①右侧盆壁腹膜表面病灶为腹腔妊娠可能；②流产可能。术中仍然无法确定是异位妊娠还是不全流产。术后病理结果显示：①（宫腔刮出物）送检组织全部制片，可见滋养叶细胞和胎盘绒毛和蜕膜组织；②（右侧盆壁腹膜表面清出物）送检破碎组织中可见局灶蜕膜样变，伴多量炎细胞浸润。最后才明确诊断：右侧盆壁腹膜表面清出物为子宫内膜异位病灶，而不是腹腔妊娠的妊娠物。此次怀孕为宫内妊娠不全流产。

患者出现右下腹痛，可能与右侧盆壁腹膜子宫内膜异位病灶的出血有关。

回顾经阴道超声表现：子宫内膜异位症，双侧附件区未见明显宫外孕包块，这两项超声诊断与临床最终诊断相符。超声检查发现宫腔内异常低回声，其内见明显血流信号，无法确定其性质，病理结果证实为宫腔内不全流产的残留物。右侧盆壁腹膜表面的子宫内膜异位病灶因病灶较小及超声检查的局限性导致经阴道超声无法检出。

※ 经验教训

对于有停经史，HCG 阳性，腹痛伴阴道流血的患者，在超声检查的过程中，分析其腹痛原因时，除了考虑到宫内妊娠流产可能导致腹痛、异位妊娠破裂出血可能导致腹痛外，还要考虑到妊娠时合并的其他疾病（如盆腔子宫内膜异位症、附件扭转等）也可导致腹痛，所以在超声诊断时要全面分析综合判断。

※ 病例启示

盆腔子宫内膜异位症病灶的出血是一种临床少见的导致急性下腹痛的疾病，要注意与能导致急性下腹痛的其他疾病（如异位妊娠）相鉴别。

超声检查对子宫、卵巢及子宫骶韧带、子宫直肠陷凹的子宫内膜异位症病灶检出率较高，但对盆腔腹膜的子宫内膜异位症病灶检出率低。

四、疑似葡萄胎清宫术后残留的侵蚀性葡萄胎

病 例

※ 病史

患者女性，28 岁，部分性葡萄胎清宫术后 1 个月，血 HCG 下降后升高，1 天前复查血 HCG 56116mIU/ml。

※ 体格检查

妇检：子宫常大，右侧宫角稍突起，表面光滑，质地稍软，无突起，活动度欠佳。双附件未扪及异常。

※ 超声图像

超声扫查显示：

子宫切面形态大小基本正常，肌壁回声不均匀，双侧宫角较深，于右侧宫角处可见一异常回声团，大小约 42mm×34mm，内呈混合性回声并可见多个无回声区，呈蜂窝状，其与子宫肌壁分界尚可显示；右侧宫角处子宫肌壁菲薄，最薄处厚约 3mm。彩色多普勒显示宫腔内异常回声区内可见丰富的血流信号。

双侧卵巢可显示，双侧附件区未见明显异常回声（图 6-2-20～图 6-2-23）。

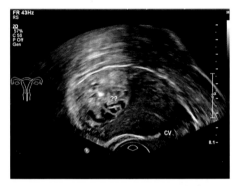

图 6-2-20　子宫纵切面：子宫内见蜂窝状混合回声

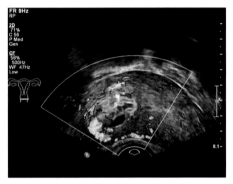

图 6-2-21　子宫横切面，混合回声区位于右侧宫角处，其内可见丰富的血流信号

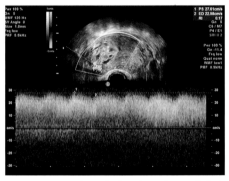

图 6-2-22　混合回声内可探及低阻型动脉频谱

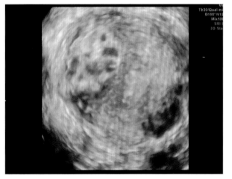

图 6-2-23　经阴道三维超声：右侧宫角处可见混合回声团块，右侧宫角处子宫肌壁菲薄

※ 超声提示

右侧宫角处所见异常声像，性质待查，结合病史考虑宫腔内残留可能，请结合临床。双侧附件区未见异常声像。

※ 最终诊断

侵蚀性葡萄胎。

※ 鉴别诊断

侵蚀性葡萄胎须与葡萄胎清宫术后残留相鉴别。

1. 侵蚀性葡萄胎的声像图特征：子宫增大，子宫肌层回声不均，子宫肌层可见局限性的不均质回声区，常呈"蜂窝"状，也可穿透子宫肌壁，造成子宫破裂、出血，也可侵及子宫旁组织，邻近器官及血管。病灶区血流丰富，可见高速低阻的动脉血流频谱或动静脉瘘血流频谱。

2. 葡萄胎清宫术后残留的声像图特征：宫腔内见"蜂窝"状或不均质异常回声区。宫腔内异常回声内可见细小血流信号，自宫壁可见条状血流信号伸向宫腔内。

※ 分析讨论

侵蚀性葡萄胎指葡萄胎组织侵蚀子宫肌层或转移至子宫以外的组织或器官。侵蚀性葡萄胎来自良性葡萄胎，多数在葡萄胎清除后 6 个月内发生。侵蚀性葡萄胎的绒毛可侵入子宫肌层或血管或两者皆有，起初为局部蔓延，水泡样组织侵入子宫肌层深部，有时完全穿透子宫壁，并扩展进入阔韧带或腹腔，半数病例随血运转移至远处，主要部位是肺和阴道。预后较好。

侵蚀性葡萄胎最主要症状是阴道不规则流血，多数在葡萄胎清除后几个月开始出现，血 HCG 持续不正常或一度正常又转不正常。侵蚀性葡萄胎可很早发生阴道、肺的转移，阴道转移破溃可出现阴道大出血，肺转移可出现咯血。

本例病例为部分性葡萄胎三次清宫后 1 个月，血 HCG 下降后升高，超声表现为右侧宫角处见蜂窝状混合回声团，其内可见丰富的血流信号，右侧宫角处子宫肌壁菲薄，最薄处厚约 3mm。超声提示为右侧宫角处残留可能。

但复习病史，发现第三次清宫术为超声引导下清宫，术后即刻的超声图像很清楚显示宫腔内未见明显异常回声，结合动态监测血 HCG 下降后又升高，胸部 CT 右上肺见磨玻璃样结节影，考虑术后 1 月超声检查发现的子宫内的蜂窝状混合回声团符合侵蚀性葡萄胎侵蚀到右侧宫角肌层所致的声像改变。

超声误判为葡萄胎清宫术后宫腔内残留的原因分析：①因为超声发现子宫内的混合回声团较大约 42mm×34mm，且其所在的位置较特殊（位于右侧宫角处），造成超声判断混合回声团位于宫腔还是位于肌层较困难，若认为混合回声团位于子宫肌层内则考虑侵蚀性葡萄胎，但该超声检查医生认为混合回声团位于宫腔内所以考虑宫腔内残留；②没有仔细询问病史。

超声正确诊断是侵蚀性葡萄胎还是葡萄胎清宫术后残留对于指导临床的治疗有重要意义，若是宫腔内残留会行清宫术，若是侵蚀性葡萄胎会行化疗。

※ 经验教训

葡萄胎清宫术后患者复查时，如发现宫内"蜂窝"状的异常回声，要注意分辨异常回声位于宫腔内还是肌层内，并注意其血供情况，并结合临床表现和血 HCG 的动态变化情况来判断是宫腔内残留还是侵蚀性葡萄胎。

※ 病例启示

葡萄胎清宫术后的超声监测及血 HCG 的动态监测对于侵蚀性葡萄胎的诊断有重要价值。侵蚀性葡萄胎的超声诊断的关键是子宫肌层内见恶性滋养细胞侵蚀所造成的病灶，其血供丰富，可见低阻的动脉血流频谱或动静脉瘘血流频谱。

五、子宫瘢痕处妊娠合并侵蚀性葡萄胎

病 例

※ 病史

患者女性，35 岁，有 1 次剖宫产史，1 个月前，因停经 46 天外院就诊，HCG 21531 IU/ml，外院彩超提示：宫腔内不均质回声，大小约 42mm×20mm，诊断：不全流产，异位妊娠待排，行第一次清宫术，术后病理：胎盘绒毛及蜕膜组织。术后血 HCG 降后又持续上升，7 天前复查彩超提示：子宫前壁下段见大小约 58mm×40mm 的不均质包块，考虑葡萄胎伴子宫瘢痕处妊娠。2 天前行第二次清宫术，术后病理：水泡状胎块。术后反复阴道流血 14 天，血 HCG 逐渐升高，入院后复查血 HCG 89901IU/ml。

※ 体格检查

妇检：子宫增大如孕 10 周，表面光滑，质地软，无压痛，活动度好，双侧附件区未扪及异常。

※ 超声图像

超声扫查显示：

剖宫产子宫，切面形态失常，体积增大，宫壁回声欠均匀，于子宫下段左前壁可见大小约 56mm×47mm 的异常回声区，内部呈蜂窝状，边界欠清楚，形态尚规则，前壁下段肌壁菲薄，厚约 1.8mm。内膜线居中，子宫内膜厚度 7mm。彩色多普勒显示包块内部及周边可见丰富血流信号，呈低阻动脉血流信号，RI：0.26。

双侧卵巢可显示，双侧附件区未见异常回声（图 6-2-24～图 6-2-27）。

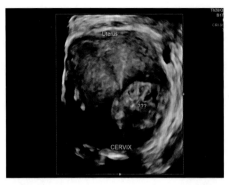

图 6-2-24　三维超声：子宫下段左前侧壁可见异常回声区，内部呈"蜂窝"状，前壁下段肌壁菲薄

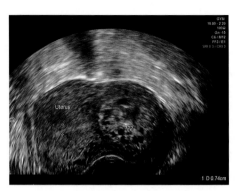

图 6-2-25　二维超声：子宫纵切面示子宫体积增大，宫腔下段可见混合回声包块，呈"蜂窝"状，边界欠清楚，形态尚规则

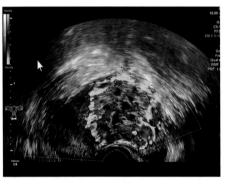

图 6-2-26　宫腔下段包块内部及周边可见丰富血流信号

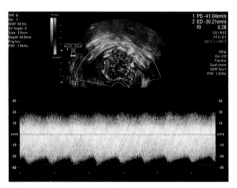

图 6-2-27　宫腔下段混合回声包块内可探及低阻动脉频谱，RI：0.26

※ 超声提示

子宫下段左前壁异常回声区，考虑子宫瘢痕处妊娠可能（前壁下段肌壁菲薄，血流信号丰富）；双侧附件区未见异常声像。

※ 手术结果

入院后，先后行超声检测下局部病灶注射甲氨蝶呤、5- 氟尿嘧啶全身静脉化疗，双侧子宫动脉栓塞术，超声检测下清宫术，术后病理：送检物为血块及少量绒毛，未见水泡状胎块。检测血 HCG 反复降低后又升高，后行经腹全子宫切除术，术中见：子宫体增大如孕 10 周，子宫前壁下段膨隆形成约 5cm × 5cm 的包块，稍偏向左侧，隆起包块前壁薄，张力高，子宫呈"葫芦"样改变。膀胱壁与子宫疤痕处包块粘连。

※ 病理诊断

子宫侵蚀性葡萄胎，侵及子宫肌层，浸润深度＞ 1/2 肌层。

※ 最终诊断

1. 侵蚀性葡萄胎 I 期；

2. 子宫瘢痕处妊娠。

※ 鉴别诊断

子宫瘢痕处妊娠需与侵蚀性葡萄胎（侵入子宫前壁下段）相鉴别。

1. 子宫瘢痕处妊娠（混合回声包块型）：子宫前壁下段瘢痕处见不均质的混合回声包块，内见无回声、低回声及中等回声区；包块与膀胱间的子宫肌层常明显变薄甚至菲薄。包块周边血流较丰富，低阻的动脉血流为主，内部可见少量血流信号。动态监测血 HCG 变化：清宫后 HCG 逐渐下降至正常。

2. 侵蚀性葡萄胎（侵入子宫前壁下段）：子宫前壁下段肌层回声不均，其内可见局限性的不均质回声区，常呈蜂窝状，也可穿透子宫肌壁，造成子宫破裂、出血，也可侵及子宫旁组织，邻近器官及血管。病灶区周边及内部血流丰富，可见低阻的动脉血流频谱或动静脉瘘血流频谱。动态监测血 HCG 变化：清宫后 HCG 降后又升，或血 HCG 持续 8 ~ 12 周仍不能恢复到正常值。

※ 分析讨论

此例病例罕见，分析其外院诊疗经过：第一次彩超提示：宫腔内不均质回声，大小约 42mm×20mm，诊断：不全流产，异位妊娠待排，行第一次清宫术，术后病理：胎盘绒毛及蜕膜组织。术后血 HCG 降后又持续上升，7 天前复查彩超提示：子宫前壁下段见大小约 58mm×40mm 的不均质包块，考虑葡萄胎伴子宫瘢痕处妊娠。2 天前行第二次清宫术，术后病理：水泡状胎块。综合其病史、病程进展及超声检查结果、病理检查结果可得出本次妊娠可能是子宫瘢痕处妊娠，且是葡萄胎的初步诊断。

入院后经一系列的诊疗过程到最后行经腹全子宫切除术，术中见：子宫体增大如孕 10 周，子宫前壁下段膨隆形成约 5cm×5cm 的包块，稍偏向左侧，隆起包块前壁薄，张力高，子宫呈葫芦样改变。膀胱壁与子宫疤痕处包块粘连。术后病理：子宫侵蚀性葡萄胎，侵及子宫肌层，浸润深度 > 1/2 肌层，从整个病程和诊治过程可推断出：此次妊娠最初为子宫瘢痕处妊娠且为葡萄胎，动态观察发现葡萄胎组织侵及子宫前壁下段肌层，从而诊断为子宫侵蚀性葡萄胎 I 期。

子宫瘢痕处妊娠合并侵蚀性葡萄胎是一种临床罕见的病例，单纯的子宫瘢痕处妊娠的超声表现和单纯的侵蚀性葡萄胎（侵入子宫前壁下段）的超声表现相似，都可以表现为子宫前壁下段的混合回声包块，其内血供丰富，可见低阻的动脉血流频谱，以及子宫前壁下段肌层的变薄。所以超声医生常需要鉴别子宫瘢痕处妊娠和侵蚀性葡萄胎（侵入子宫前壁下段），当这两种疾病合并出现的时候，超声诊断更加困难，一定要结合患者的病史、病程进展及血 HCG 及病理结果来综合分析。

※ **经验教训**

有剖宫产史的患者，HCG 阳性，如果超声发现子宫前壁下段蜂窝状混合回声包块，其血供丰富，要注意鉴别：子宫瘢痕处妊娠、侵蚀性葡萄胎（侵入子宫前壁下段）、子宫瘢痕处妊娠合并侵蚀性葡萄胎（侵入子宫前壁下段）。

※ **病例启示**

子宫瘢痕处妊娠合并侵蚀性葡萄胎罕见，正确的诊断依赖于综合分析患者的病史、病程进展、血 HCG 、病理结果及超声结果。

六、疑似部分性葡萄胎的稽留流产

病 例

※ **病史**

患者女性，26 岁人工流产术后 2 月余，阴道流血 4 天。患者 2 月前（28/4）因"宫内早孕"行人工流产术，术程顺利，术中可见绒毛，术后至今月经未复潮，术后 3 周首次同房，未避孕。

※ **体格检查**

妇检：宫体：前位，增大若孕 10 周，表面光滑，质地中等，有压痛，活动度好。双附件：未及异常。

※ **超声图像**

超声扫查显示：

子宫体积稍增大，宫壁回声均匀，宫腔偏右侧可见大小为 16mm×11mm 的孕囊样回声，囊内未见明显胚芽及卵黄囊，宫腔内另可见范围约 63mm×30mm 的蜂窝状回声，与宫壁分界清楚。彩色多普勒未见心管搏动血流信号。蜂窝状回声周边及内部可见少量血流信号。

双侧附件区未见明显异常回声（图 6-2-28 ～图 6-2-30）。

※ **超声提示**

宫腔内所见声像，考虑：①部分性葡萄胎；②稽留流产伴绒毛水肿变性。

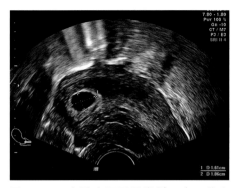 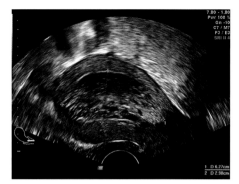

图 6-2-28 宫腔内可见孕囊样回声，其内未见明显卵黄囊及胚芽

图 6-2-29 宫腔内可见蜂窝状回声，与宫壁分界清楚

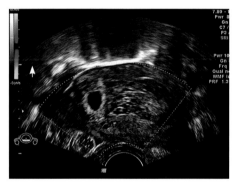

图 6-2-30 孕囊样回声内未见心管搏动血流信号。蜂窝状回声周边及内未见明显血流信号

※ 生化检查

血 β 绒毛膜促性腺激素 5422 IU/L，孕酮 9.80 ng/ml。

※ 手术结果

于 B 超引导下清宫术，清出蜕膜、绒毛样组织约 50g，未见明显水泡状胎块。

※ 病理诊断

（宫腔）送检组织中见胎盘绒毛及蜕膜组织，部分绒毛水肿变性。

※ 最终诊断

稽留流产。

※ 鉴别诊断

流产的绒毛水肿变性与部分性葡萄胎鉴别。

1. 流产的绒毛水肿变性：①病理特征：绒毛间质水肿，压迫绒毛内血管，血管数目不减少，绒毛中央池形成少见，周边滋养叶细胞增生是规则的，有离心性和极性。无肉眼可见的绒毛肿胀。②超声特征：常见于早期妊娠流产，子宫增大一般小于孕周，宫内可见密集的大小不等的无回声区，呈蜂窝状，宫腔内可见孕囊或胚胎，多无胎心。卵巢内无黄素囊肿。③血HCG值较低。

2. 部分性葡萄胎：①病理特征：胎盘的绒毛部分变性，有部分正常的绒毛可见，可伴有胚胎或胎儿、脐带。病理特征：绒毛间质水肿是局灶的，池的形成也较不明显，绒毛外形呈扇形，绒毛的毛细血管内常含有有核红细胞，滋养细胞常仅有轻度增生。②超声特征：子宫增大，宫腔内可见密集的大小不等的无回声区，呈蜂窝状，宫腔内可见孕囊或胚胎、胎儿回声，胚胎或胎儿可死亡或存活。卵巢内可有黄素囊肿。③血HCG值较高。

※ 分析讨论

部分性葡萄胎与流产的绒毛水肿变性鉴别是一个棘手的问题，两者的超声表现相似。本例病例的超声检查见：子宫稍大，宫腔内见孕囊样回声，内未见胚芽，宫腔内另可见范围约63mm×30mm的蜂窝状回声。从超声表现看部分性葡萄胎与流产的绒毛水肿变性都有可能，结合血HCG：5422 IU/L，考虑宫腔内蜂窝状回声更有可能为流产的绒毛水肿变性声像，最后的诊断依赖于病理结果，在两者从病理形态上不易鉴别时，P53、Ki-67免疫组化指标可作为进一步诊断的依据，具有较高的灵敏性和特异性。

部分性葡萄胎与流产的绒毛水肿变性的治疗方法一般都会选择清宫术，两者的区别在术后的随访上。部分性葡萄胎在葡萄胎排出后每周测定血HCG一次，至正常后，每3个月测定一次，1年后每半年测定一次，至少随诊2年，在检查HCG的同时需作肺的X线或CT检查，一般劝告患者避孕1年。流产的绒毛水肿变性的随访一般至正常月经来即可，所以正确的区分两者有临床意义。

※ 经验教训

本病例临床表现不典型，从超声表现也无法区分是部分性葡萄胎还是流产的绒毛水肿变性，确诊需要病理检查。

※ 病例启示

流产绒毛水肿变性和部分性葡萄胎的超声鉴别困难，要注意寻找证据来支持超声结论，以下证据支持流产绒毛水肿变性：子宫增大小于孕周，宫腔内多无存活的胚胎，无卵巢内黄素囊肿，血HCG不如部分性葡萄胎的血HCG高。

七、疑似胎盘部位滋养细胞肿瘤的宫腔内残留物

病 例

※ 病史

患者女性，32岁，1年前行人工流产，人工流产后半月复查彩超：宫腔内偏左侧宫角处24mm×9mm的混合回声区，后经药物治疗，最近阴道不规则流血20余天，临床考虑为胎盘部位滋养细胞肿瘤可能。

※ 体格检查

无特殊。

※ 超声图像

超声扫查显示：

子宫后位，切面大小为74mm×71mm×55mm，体积增大，宫壁回声不均匀，宫腔内左侧宫角处可见范围约45mm×33mm的混合回声区，其内可见无回声区，异常回声与左侧宫角处肌壁分界不清，左侧宫角略膨隆，左侧宫角处肌层变薄，厚度约1.6mm。彩色多普勒显示异常回声区周边及其内可见丰富的血流信号，可探及高速低阻的动脉血流频谱，峰值血流速度约103cm/s，RI：0.4（图6-2-31～图6-2-34）。

※ 超声提示

左侧宫角处混合性异常声像，性质待定，结合病史不除外胎盘部位滋养细胞肿瘤可能。

※ 生化检查

血HCG 133IU/L，孕酮1.15ng/ml。

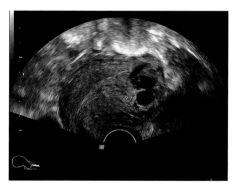

图6-2-31 子宫纵切面：宫腔上段可见混合回声区，与肌壁分界不清

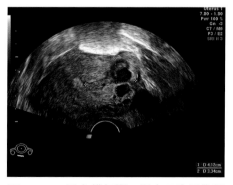

图6-2-32 子宫横切面：混合回声区位于左侧宫角处，左侧宫角略膨隆，该处肌层变薄

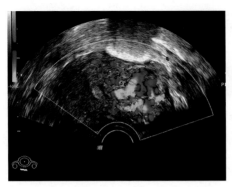

图 6-2-33　左侧宫角异常回声区周边及其内可见丰富的血流信号

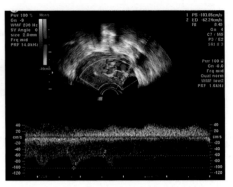

图 6-2-34　异常回声内可探及高速低阻的动脉血流频谱

※ 病理诊断

宫腔镜下清宫术，左侧宫角处刮出物送病检：可见蜕膜组织，胎盘绒毛及血块。

※ 生化复查

术后 1 月复查，血 HCG 小于 0.1IU/L。

※ 最终诊断

左侧宫角处残留物。

※ 鉴别诊断

宫腔内残留物要和胎盘部位滋养细胞肿瘤相鉴别。

1. 宫腔内残留物的声像图特征：病灶位于宫腔内，宫腔内见实质不均质或混合性异常回声，与周边肌层分界清楚或不清。病灶周边及内部可见较丰富血流信号或见少量血流信号。

2. 胎盘部位滋养细胞肿瘤的声像图特征：病灶主要位于宫腔内或子宫肌层内，病灶位于宫腔内表现为实质不均质占位，与周边肌层分界不清，病灶位于子宫肌层可表现为实质性、蜂窝状混合性或囊性占位，边界不清。病灶周边及内部血流信号多数较丰富。

※ 分析讨论

此例病例患者 1 年前行人流术，术后半月复查彩超提示宫腔内见 24mm×9mm 的异常回声，最近出现阴道不规则流血，血 HCG 133IU/L，孕酮 1.15 ng/ml，超声检查发现子宫增大，左侧宫角处可见范围约 45mm×33mm 的混合回声区，异常回声肌壁分界不清，左侧宫角略膨隆，左侧宫角处肌层变薄。病灶周边及其内可见丰富的血流信号，可探及高速低阻的动脉血流频谱，综合分析不除外胎盘部位滋养细胞肿瘤可能，但最后的病理结果：刮出物送病检可见蜕膜组织，胎盘绒毛及血块，考虑宫腔内残留物。此例病例 1 年前行人流术，宫腔内残留物至今存在，这种情况较为少见。

胎盘部位滋养细胞肿瘤很少见，通常进展缓慢，继发于葡萄胎，非葡萄胎流产或者足月妊娠，发病距离前次妊娠终止的时间长短不一，绝大多数在两年内，主要的临床表现为闭经和阴道流血，血 HCG 阳性，但通常比较低，约 1/3 存在远处转移，部分患者出现高泌乳素血症及肾病的表现。其病理特点是由单一成分的中间型滋养细胞组成，无绒毛，并可见血管侵犯及出现灶性出血坏死，免疫组化可见瘤细胞内含催乳素（HPL）。

流产后发现宫腔内异常回声的患者中，宫腔内残留物居多，但要注意鉴别少见的情况如胎盘部位滋养细胞肿瘤等，最后要通过刮宫标本的病理检查结果做出诊断。

宫腔内残留物的治疗有清宫术和药物治疗。胎盘部位滋养细胞肿瘤的治疗有手术切除子宫，化疗以及保留生育功能的治疗（清宫术、宫腔镜、腹腔镜及开腹病灶切除等手术）。

※ 经验教训

对于 HCG 阳性，宫腔内发现不均质异常回声，血流信号丰富的患者，要仔细询问孕产史，流产史，有无葡萄胎史及临床症状，仔细鉴别是宫腔内残留还是滋养细胞肿瘤。

※ 病例启示

超声检查是鉴别宫腔内残留还是滋养细胞肿瘤的最初步检查，超声可以用来评价病灶的位置、大小、血供及肌层浸润情况，要综合临床表现、血 HCG 等证据来综合分析做出诊断。

（曾　伟　张元吉）

第七章　宫内节育器异常疑难病例

第一节　宫内节育器异常超声检查概述

宫内节育器（IUD）是我国育龄妇女避孕措施的主要方法，是一种长效的避孕方式，其优点在于简单、经济、安全、可复性好。但是，IUD 型号选择不当、放置时间选择不理想、子宫位置、合并子宫畸形或疾病、使用年限过长、操作不规范等原因均有可能造成 IUD 下移、异位、嵌顿、断裂、偏位、倒置、横置、脱落等异常。

目前临床上对 IUD 的诊断主要依赖超声检查，尤其是三维超声在 IUD 的诊断上有很好的表现。三维超声的应用，提供了多种成像方法，尤其是子宫冠状切面成像，成为诊断各种类型节育器异常的重要手段。可以直接显示子宫整体形态和宫腔内部结构，清晰显示 IUD 的形状位置与宫腔的关系有无嵌顿及其嵌顿的部位和程度。但在对于复杂节育器异常的诊断，二维及三维超声联合应用可较好地诊断疾病。

第二节　疑难病例

一、较难诊断的宫内节育器异位、嵌顿

病　例 1

※ 病史

患者女性，41 岁，因下腹隐痛半月余到我院就诊。患者 12 年前曾放置节育器。

※ **妇科检查**

无特殊。

※ **超声图像**

子宫切面大小正常，宫壁回声不均匀，于子宫肌层内可见一个大小约 10mm×9mm 的低回声区，形状呈圆形，团块内回声一致，边缘清楚，可见包膜回声，后方回声无变化，子宫内膜厚度约 6.4mm。宫内可见节育器强回声（疑似爱母环），节育器右臂位于右侧中下段宫壁，左臂位于宫腔。彩色多普勒显示子宫团块周边及内部未见明显血流信号。宫颈无回声小囊壁上未见明显血流信号（图 7-2-1，图 7-2-2）。

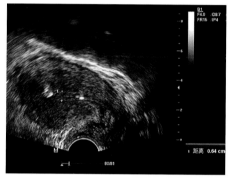

图 7-2-1　经阴道超声示宫内可见节育器强回声（疑似爱母环）

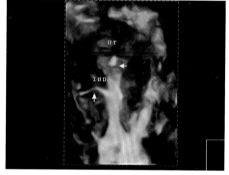

图 7-2-2　经阴道三维超声宫内可见节育器强回声（疑似爱母环），节育器右臂位于右侧中下段宫壁，左臂位于宫腔

UT—子宫　IUD—宫内节育器

※ **超声提示**

宫内节育器所见异常声像，考虑节育器移位并嵌顿可能。

子宫肌壁间小肌瘤。

※ **手术结果**

手术结果证实节育器移位并嵌顿。

※ **最终诊断**

宫内节育器移位并嵌顿。

病例 2

※ **病史**

患者女性，35 岁，因下腹痛半年余到我院就诊。患者 5 年前曾放置节育器。

※ **妇科检查**

无特殊。

※ **超声图像**

子宫切面大小正常，宫壁回声均匀，宫内可见节育器强回声，形态失常、位置偏移，节育器形状呈"V"形，似"爱母环"，环的底部位于子宫前壁肌层内，距宫颈内口约31mm，右侧臂长约21mm，位于子宫前壁肌壁内，穿越子宫前壁全层并插入膀胱腔内，膀胱内部分节育器长约18mm，左侧臂嵌插入子宫后壁肌层内，其头端距浆膜下约5mm（图7-2-3～图7-2-6）。

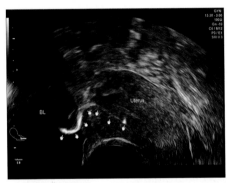 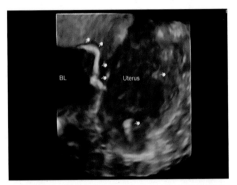

图7-2-3 经阴道超声示节育器变形并穿越子宫前壁全层并插入膀胱腔内

图7-2-4 经阴道三维超声示变形节育器穿越子宫前壁全层并插入膀胱腔内

BL—膀胱　Uterus—子宫

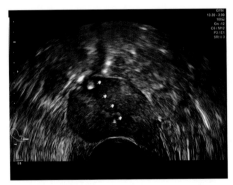 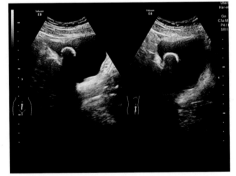

图7-2-5 经阴道超声示节育器左侧臂嵌插入子宫后壁肌层内

图7-2-6 经腹超声膀胱内节育器回声

※ **超声提示**

宫内节育器变形异位，节育器右侧臂嵌顿子宫前壁并部分异位至膀胱腔内，节育器左侧臂嵌顿子宫后壁肌层。

※ 手术结果

手术证实节育器变形，并部分异位、嵌顿至膀胱腔内。

※ 最终诊断

宫内节育器变形异位，部分异位至膀胱腔内。

※ 分析讨论

宫内节育器（IUD）是我国育龄期妇女的主要避孕工具，随着IUD的普及使用，宫内节育器异位、嵌顿等IUD并发症的发病率也明显增加。研究发现，IUD异位、嵌顿与以下因素有关：①由于患者年龄的增加，尤其围绝经时期，体内性激素水平发生变化，随之子宫组织的顺应性及宫腔的形态、大小等发生变化，IUD不能顺应这种变化，从而发生异位、嵌顿；②当带器时间超过10年时，IUD异位、嵌顿率会明显增加，超过使用年限后IUD本身及其与子宫组织之间的反应，都有可能导致异位、嵌顿的发生；③此外，IUD种类也与之关联密切，研究发现，爱母环的异位嵌顿率明显高于金属"O"形、"T"形及宫型节育器；④放置IUD时操作不当、反复多次人流或刮宫、子宫瘢痕、畸形、子宫过度倾屈或宫颈管狭窄等导致IUD部分嵌入子宫肌层，甚至IUD异位至宫腔外。因此在选择IUD时要选择与子宫相适应的IUD，IUD的使用时间也不宜过长，不能超过使用年限，放置前需先进行超声检查确定宫内情况等，从而减少IUD异位、嵌顿的发生。由于IUD异位、嵌顿易造成粘连，可引起腹痛、阴道不规则出血、异位妊娠、肠梗阻，慢性疼痛甚至不孕，或植入邻近器官例如直肠、膀胱，造成脏器相关损伤表现等，因此，一旦发现有IUD异位或嵌顿，即使无症状也建议立即将IUD取出。取出后应仔细检查其完整性，避免遗留。

※ 经验教训

当IUD异位至其他部位时，需综合考虑患者症状、放置IUD史、有无取环史综合考虑，从而明确诊断。病例2中患者宫内未见IUD，有泌尿系症状，因此在进行泌尿系检查时发现膀胱内见IUD强回声、位置固定不移动，最终考虑为IUD异位于膀胱。

※ 病例启示

放置IUD后应定期检查，及时发现异常，及时处理。结合超声或其他辅助检查，IUD异位、嵌顿的诊断常不困难，对于IUD异位，应根据异位的不同部位及情况，采用不同的处理方式。

二、容易漏诊的宫内宫外双节育器

病 例

※ **病史**

患者女性，35岁，因体检到我院就诊，五年前放置IUD后，超声未发现宫内IUD，又于外院放置一IUD。

※ **妇科检查**

无特殊。

※ **超声图像**

子宫切面大小正常，宫壁回声均匀，宫内可见"V"形IUD强回声，位置居中，宫内未见明显异常回声。彩色多普勒显示子宫未见异常血流信号。

膀胱子宫陷窝处（宫颈内口水平右前方）可见一"T"形IUD强回声，后方伴明显声影，两横臂朝向后下，纵臂平行于膀胱后壁，周边见厚壁无回声暗区包绕，暗区深度约6mm，其壁与子宫浆膜层相延续，横臂与膀胱壁最近处距离约3.7mm（图7-2-7，图7-2-8）。

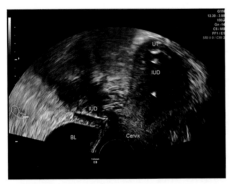
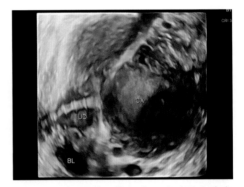

图7-2-7 经阴道超声示宫内可见"V"形节育器强回声，膀胱子宫陷窝处（宫颈内口水平右前方）可见一"T"形节育器强回声
IUD—宫内节育器 UT—子宫 BL—膀胱 Cervix—宫颈

图7-2-8 经阴道三维超声示膀胱子宫陷窝处"T"形节育器
CX—宫颈 IUD—宫内节育器 BL—膀胱

※ **超声提示**

子宫未见明显异常声像，宫内节育器位置正常；膀胱子宫陷窝处所见，考虑节育器异位，建议进一步检查。

※ **手术结果**

手术证实双节育器存在。

※ **最终诊断**

宫内宫外双节育器。

※ **分析讨论**

双节育器常因前次放置的节育器异位至宫腔外，在进行超声复查时，宫腔内未见节育器回声，临床医生及患者本人考虑节育器掉出而又重新放置导致。节育器异位为放置节育器的常见并发症，当宫内节育器出现异位说，绝大多数异位可至子宫肌层甚至宫外。当放置节育器妇女在进行超声检查而宫腔内未见节育器回声时，应详细询问有无取出史，如有异位症状出现时，应进一步进行相关检查。

※ **经验教训**

本例患者在放置节育器后，体检超声查环时，宫腔内未见节育器回声，误认为该节育器已取出的情况下又再次放置了枚节育器。在进行经阴道超声检查时，超声医师发现宫外异物，经三维超声成像及详细询问病史，考虑为异位的节育器。

※ **病例启示**

在对放置节育器妇女行超声检查未见宫腔内节育器时，应仔细询问病史，子宫周边亦需详细扫查判断是否有节育器异位，以避免出现双节育器甚至三节育器的情况。

三、宫内节育器合并妊娠

病 例 1

※ **病史**

患者女性，32 岁，因上环 2 年，因停经 6 周到我院就诊。

※ **妇科检查**

无特殊。

※ **超声图像**

子宫前位，切面形态正常，体积稍大，宫壁回声均匀，宫内可见节育器强回声（"T"形环），并旋转下移，子宫腔另可见一孕囊样无回声，大小约 25mm × 23mm，可见 5mm 的胚芽及心管搏动。彩色多普勒显示孕囊内可见心管搏动血流信号（图 7-2-9 ~图 7-2-11）。

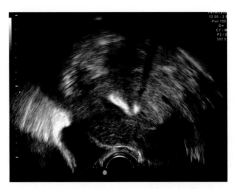
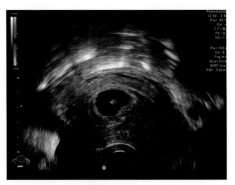

图 7-2-9　经阴道超声示子宫纵切面可见 IUD 回声

图 7-2-10　经阴道超声显示子宫横切面可见宫内妊娠囊，胚胎存活

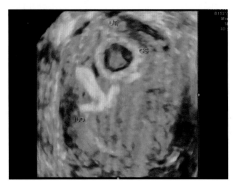

图 7-2-11　三维成像示宫内早孕并 IUD 旋转下移

UT—子宫　GS—孕囊　IUD—宫内节育器

※ **超声提示**

宫内妊娠，IUD 旋转下移。

※ **随访结果**

剖宫产手术证实宫内妊娠合并 IUD。

※ **最终诊断**

宫内妊娠，IUD 旋转下移。

病 例 2

※ **病史**

患者女性，34 岁，因上环半年，停经 5 周[+] 伴阴道流血到我院就诊。

※ **妇科检查**

无特殊。

※ **超声图像**

子宫后位，切面形态饱满，体积稍大，宫壁回声均匀，子宫内膜厚度约 16mm，宫内可见节育器强回声（爱母环），稍向右侧宫腔偏移 20°，子宫峡部至宫颈管中上段可见孕囊样无回声，大小约 26mm×13mm，孕囊样无回声未见明显向瘢痕处伸入，彩色多普勒显示孕囊内未见心管搏动血流信号，孕囊周边可见较丰富血流信号（图 7-2-12，图 7-2-13）。

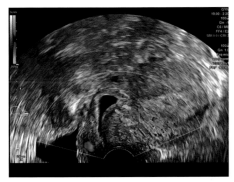

图 7-2-12　经阴道超声显示宫颈处可见孕囊回声

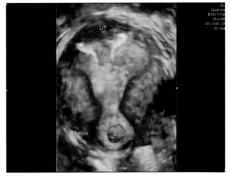

图 7-2-13　经阴道超声三维成像示 IUD 位置偏移并宫颈妊娠

UT—子宫　IUD—宫内节育器　Cervix—宫颈　GS—孕囊

※ **超声提示**

子宫峡部至宫颈管中上段孕囊样无回声，宫颈妊娠不排除，建议进一步检查。宫内节育器位置稍偏移。

※ **随访结果**

外院手术证实宫颈妊娠合并 IUD 偏移。

※ **最终诊断**

宫颈妊娠，IUD 位置偏移。

※ **分析讨论**

IUD 合并妊娠包括 IUD 合并宫内妊娠、IUD 合并异位妊娠。IUD 合并宫内妊娠可发生于以下情况：①与宫内节育器的性能相关，如宫内节育器在宫腔内位置下移可导致 IUD 合并宫内妊娠；②与宫内节育器与宫腔大小不符、子宫畸形等原因相关，可导致节育器移位、变形，使节育器与宫腔不能广泛接触，从而导致受精卵在宫内着床而妊娠时，节育器仍在宫内；③据文献报道，年轻妇女的 IUD 合并宫内妊娠率高于年龄较大的妇女。IUD 合并异位妊娠则情况较为复杂，IUD 虽能阻止子宫腔内的正常怀孕，但对于异位妊娠的效果较差，可使少数放置 IUD 避孕的妇女发生怀孕，但 IUD 的使用并不增加宫外孕的发生率。在临床上，IUD 合并妊娠是节育器放置较严重的并发症，因妊娠的主要症状，如闭经、异位妊娠时可有不规则阴道出血、腹痛等，与放置 IUD 本身所引起的不良反应相似，因而常常造成延误诊断，导致较严重后果，因此育龄期妇女放置节育器出现上述症状时应加以重视。超声检查是最常用于判断节育器是否合并妊娠的检查手段。通过超声检查不仅可以了解节育器的类型，子宫是否有畸形，而且可以直观判断节育器与妊娠的位置关系，为临床诊断和治疗提供可靠的诊断依据。对于 IUD 合并宫内妊娠的患者，可继续观察妊娠，而 IUD 合并异位妊娠的患者则需尽早处理。

※ 经验教训

随着育龄妇女中放置 IUD 的人数增加，IUD 合并妊娠的比例也有所上升，超声医师在进行检查时，除了判断节育器位置是否正常外，还应关注是否有宫内外妊娠。

※ 病例启示

放置节育器的妇女要注意定期 B 超随访 IUD 情况，以便较准确地判断 IUD 在宫腔内的情况及其可能产生的不良反应（包括 IUD 的下移、脱落、嵌顿、意外妊娠等），以便给予及时预防和治疗，对提高避孕有效率将起到积极的作用，对异位妊娠的发生及预防具有重要作用。

（华 琪 张元吉 甘晗靖）

第八章 盆底疾病疑难病例

第一节 盆底超声检查概述

尿道、阴道、直肠属于盆底器官，本身没有固定的形状或强度，但由于盆底韧带、筋膜和肌肉间的相互协调作用，从而塑造了其形态、结构和强度。临床上诊断盆底疾病最简单易行的诊断方法是直肠指诊和阴道指诊。近年来现代盆底超声技术在临床的应用和推广，它不仅可以直接观察盆底器官解剖学上的异常，例如尿道、阴道、直肠的占位性病变，还可以通过患者盆底动作的配合早期诊断盆底功能障碍性疾病（如盆底器官有无轻度脱垂，肛提肌有无撕裂等）。经阴道及经会阴超声是盆底病变首选的辅助检查手段，它可以明确肿物大小、性状（囊实性）及毗邻关系。经会阴三维超声能够对盆底解剖结构进行多切面成像，三维容积数据的采集以及容积数据的后处理，并能对盆底结构进行动态功能评估，成为临床诊断盆底功能障碍性疾病的重要手段。

根据临床需要，可以选取不同频率的探头进行观察。腹部探头、高频探头及腔内探头均可用于经会阴方式观察盆底组织。经会阴二维超声观察盆底结构，正中矢状切面由腹侧向背侧依次显示耻骨联合、耻骨后间隙、尿道、阴道及直肠。耻骨联合是两侧的耻骨联合面纤维软骨连接而成，呈近椭圆形的低回声结构。后方的尿道呈一带状低回声，向上与膀胱颈相连。经会阴三维超声又推出了全新的盆底影像诊断模式，其优势在于能够获得肛提肌裂孔影像，判断肛提肌的完整性，并通过观察肛提肌裂孔扩张及收缩，更好地预测盆底功能。肛提肌裂孔是耻骨联合及两侧的耻骨内脏肌内侧缘围绕形成的菱形区域。两侧耻骨内脏肌基本对称，呈带状高回声，在肛直肠后方形成"U"形襻。目前，三维超声在盆底成像中的应用主要集中于肛提肌、肛提肌裂孔的形态和功能以及植入性材料位置和形态观察等。

第二节 疑难病例

一、疑似阴道壁囊肿的阴道后壁脱垂

病例

※ 病史

患者女性，62岁，自查发现阴道外口一肿物。

※ 妇科检查

阴道后壁下段见一直径约4cm的囊肿。

※ 超声图像

多次扫查阴道口未见明显肿块回声，与临床描述不吻合。后直接观察阴道外口，见一半球形肿块，表面光滑，质地较韧。超声探头置放在肿块表面进行观察，阴道后壁下段"肿块"呈一低回声区，范围约21mm×14mm，回声类似阴道组织，并与阴道后壁可延续。彩色多普勒显示低回声周边及内部未见明显血流信号（图8-2-1，图8-2-2）。

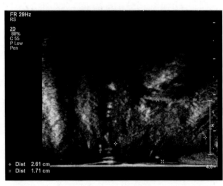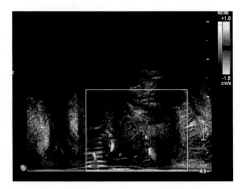

图8-2-1 高频超声显示肉眼所见阴道后壁下段"肿块"呈类似阴道组织低回声区，并与阴道后壁相延续

图8-2-2 彩色多普勒显示阴道后壁下段"肿块"周边及内部未见明显血流信号

※ 超声提示

阴道后壁下段所见声像，考虑脱垂的阴道后壁。超声检查后，再次和妇科医生沟通，肛查时指端可进入阴道突出的盲袋内，证实为阴道后壁脱垂。

※ 最终诊断

阴道后壁脱垂。

※ 鉴别诊断

阴道后壁脱垂需与阴道后壁囊肿、阴道后壁肿瘤相鉴别。

1.阴道后壁囊肿：单纯妇检有时很难判断肿块的类型，但超声对于鉴别是否为液性或实性包块其实是非常简单的。在阴道壁内未见无回声肿块，可基本排除。

2.阴道后壁肿瘤：肿瘤呈圆形或椭圆形，可见包膜，与阴道壁之间边界清晰。该例疑似肿块与阴道壁回声是等同的，且与中上段阴道壁完全没有边界，呈一体性，可与肿瘤相鉴别。

※ 分析讨论

本例脱垂的阴道后壁仍然位于阴道内，手指撑开阴道外口，隐约可见一球形"肿块"，临床妇科医生并未深究，造成误诊。超声医生根据临床提示多切面扫查寻找"囊肿"，最终发现"囊肿"其实是脱垂的阴道后壁。脱垂的阴道后壁及囊肿回声完全不一样，对于超声来说，是很容易鉴别的。应当注意的是，当发现在阴道内肉眼看到类似"肿块"结构时，因为脱垂的阴道后壁呈低回声结构，此时千万不要为临床误导，将脱垂的阴道后壁误诊为实质性肿块。

※ 经验教训

熟悉阴道后壁脱垂的临床特征及超声表现，不要为临床误导，积极与临床沟通，找出错误。

※ 病例启示

首先要熟悉盆底器官的正常超声表现，才能发现异常声像图征象。同时仔细寻找可疑病灶，结合妇科体检做出正确诊断。

二、疑似阴道壁平滑肌瘤的原发性阴道癌

※ 病史

患者女性，56岁，因绝经后阴道流血24天入院。

※ 妇科检查

外阴、宫颈萎缩，宫体扪不清。阴道下段近处女膜缘左侧壁见一大小约3.2cm×2.5cm菜花样肿物，基底部较宽，边界尚清，未达盆壁，活动度差。

※ 超声图像

阴道壁可见一个大小约 26mm×22mm 异常回声，形态呈类椭圆形，边界尚清，内未见明显不均匀，可见小强回声点。彩色多普勒显示异常回声周边可见少许血流信号（图 8-2-3，图 8-2-4）。

※ 超声提示

阴道实质性占位性病变，建议进一步检查。

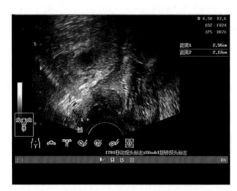
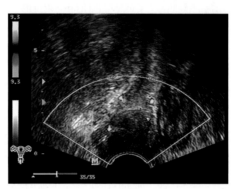

图 8-2-3　经会阴二维超声显示阴道壁下段实质性占位病变

图 8-2-4　经会阴彩色多普勒显示阴道壁下段实质性占位病变内血流信号

※MRI 检查

阴道占位，大小约 2.5mm×2.0mm，符合阴道癌表现。盆腔及腹膜后未见明显肿大淋巴结。

※ 病理诊断

阴道壁送检组织见有恶性肿瘤浸润，考虑为癌，分化较差，结合免疫组化倾向于腺癌。

※ 最终诊断

原发性阴道癌。

※ 鉴别诊断

原发性阴道癌需与阴道平滑肌瘤、继发性阴道癌及阴道壁囊肿相鉴别。

1. 阴道平滑肌瘤：阴道壁内椭圆形实性肿块，边界清楚，内部为均匀的低回声。而阴道癌通常形态不规则，未见包膜，边界不清，肿块内部回声不均，与阴道壁平滑肌瘤相鉴别；

2. 继发性阴道癌：阴道癌常常是继发性的，在诊断原发性肿瘤前应考虑及排除继发性阴道癌（子宫、尿道或直肠癌等来源）的可能性；

3. 阴道壁囊肿：阴道壁内囊性包块，边界清晰，超声根据囊性和实性回声容易鉴别两者。

※ 分析讨论

原发性阴道癌少见，约占妇科恶性肿瘤的 2%，常发生于 40 ~ 70 岁的妇女。原发性阴道癌大部分为鳞状上皮细胞癌，阴道腺癌仅占原发性阴道癌的 10%。早期无明显症状，约 60% 患者有无痛性出血，20% 白带增多，有或无血染。窥器检查或触诊，可见阴道壁有结节、菜花状、溃疡或局部变硬。其声像图特征：①阴道正常三层结构消失，为不规则弥漫性增厚，厚度＞ 10mm；②增厚的阴道壁内血流信号丰富，可见低阻动脉血流信号。

※ 经验教训

原发性阴道癌非常少见，超声注意观察阴道壁有无不规则增厚，发现阴道壁占位时应注意观察肿块的形态、边界，血流情况，同时观察周边间隙有无浸润病灶，有助于阴道癌的鉴别。

※ 病例启示

原发性阴道癌非常少见，单纯通过超声鉴别困难，结合妇检，其他相关检查，在排除了继发性阴道癌可能的情况下，结合活检病理，才能做最终诊断。

三、疑似卵巢来源的直肠阴道间隔畸胎瘤

病 例

※ 病史

患者女性，20 岁，体检发现盆腔肿物 2 年余。

※ 妇科检查

阴道黏膜光滑，盆底左侧可扪及一包块，约 12cm × 10cm × 10cm 大小，质地软，不活动，无压痛，阴道受压向盆底右侧移位，包块下界距阴道口约 3cm。

※ 超声图像

盆底水平，阴道后方与直肠之间（阴道直肠隔左侧）可见一包块声像，大小约 13.5cm × 11.2cm，形状呈椭圆形，内部为混合回声，边界清楚，分布不均质，其内上层为边缘清晰的强回声团漂浮，下层为液性暗区，暗区内见点状强回声。彩色多普勒显示囊壁未见明显血流信号（图 8-2-5 ~ 图 8-2-8）。

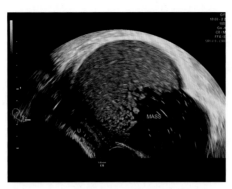

图 8-2-5　经阴道超声显示纵切面阴道后方及直肠之间混合性包块

U—尿道　MASS—肿块

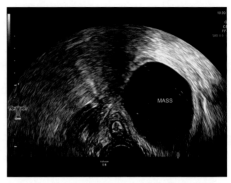

图 8-2-6　经阴道超声显示横切面阴道后方及直肠之间混合性包块

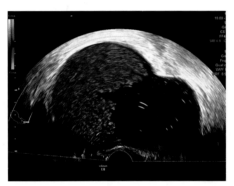

图 8-2-7　经阴道超声显示纵切面混合性包块内未见明显血流信号

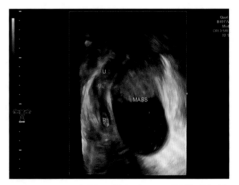

图 8-2-8　经会阴三维超声显示阴道受包块推压向盆底右侧移位

U—尿道　V—阴道　R—直肠　MASS—肿块

※ 超声提示

盆底水平（阴道直肠隔左侧）包块，性质待查，考虑畸胎瘤可能。

※MRI 检查

盆底左侧至坐骨肛门窝占位，大小约 10.6cm×8.4cm，考虑盆腔外囊性肿瘤性病变可能性大，请结合临床相关检查。

※ 手术结果

盆底巨大肿物切除术（肿瘤位于盆腔腹膜返折下，直肠子宫陷凹，约 10cm×8cm 大小，呈囊性，有完整包膜）。

※ 病理诊断

（盆腔）送检囊壁组织可见部分被覆鳞状上皮，上皮下见皮脂腺、毛囊，囊壁可见平滑肌、骨骼肌及脂肪组织。结合临床，病变符合成熟性囊性畸胎瘤。

※ 最终诊断

直肠阴道间隔畸胎瘤。

※ 鉴别诊断

直肠阴道间隔畸胎瘤须与卵巢畸胎瘤、盆底脓肿相鉴别。

1.卵巢畸胎瘤：卵巢畸胎瘤位于盆腔内，位置相对较高，在子宫峡部水平以上，超声仔细观察肿瘤周边是否有残留的卵巢组织，有助于诊断。而直肠阴道间隔的畸胎瘤位置相对低而深，位于子宫峡部水平以下，下移可达阴道中段水平。因位置深而固定，受力后肿块移位不明显。

2.盆底脓肿：畸胎瘤多包含3个胚层的多种组织成分，多呈囊性，含骨骼、脂质、毛发等特殊成分的畸胎瘤超声表现典型，易与盆底脓肿鉴别。但盆底脓肿声像图表现也是多种多样，有时漂浮物由于重力的作用沉积于低处时，声像图表现类似脂液分层征，当有产气性细菌感染时，液性无回声区内可有微小气泡形成强回声，与畸胎瘤的星花征很难鉴别。盆底脓肿常合并发热、下腹痛、里急后重等病史，仔细追问过去病史，探头按压包块压痛明显，抗炎后复查包块缩小或回声短期内变化，可以帮助鉴别。

※ 分析讨论

畸胎瘤主要发生于性腺内，常见于卵巢，少数可发生于性腺外。文献认为，性腺外畸胎瘤的发生机制多认为是参与形成性腺的胚芽细胞即全能细胞受到某种因素的影响残留在不恰当位置形成的，多发生于胚胎发生学体腔的中线前轴或中线旁区，如腹膜后、骶尾区、头颈部、纵隔等部位。此例直肠阴道间隔畸胎瘤临床上极为罕见，可能属于中线部位的畸胎瘤。畸胎瘤多包含3个胚层的多种组织成分，含有不等量的油脂、毛发、牙齿、骨组织等，超声表现错综复杂，除显现一般囊肿特征，尚具有成熟畸胎瘤的所有典型声像特征：有脂液分层征、面团征、多囊征、线条征、壁立结节征、杂乱结构征、星花征等。典型的畸胎瘤超声不难诊断，但当在卵巢以外的少见部位探及类似畸胎瘤声像时，我们也要能及时考虑到畸胎瘤的可能性，以免发生误诊。发生于直肠阴道间隔畸胎瘤非常罕见，因其位置特殊性，由于对畸胎瘤发生部位缺乏足够全面认识和重视，有时容易误诊为其他部位（如卵巢）的肿瘤。在诊断盆底畸胎瘤时在判断其发生部位时，可以通过寻找到双侧卵巢，与卵巢来源的畸胎瘤区分开来。但对于绝经后女性双侧卵巢萎缩，超声无法显示卵巢时，可能要通过盆腔肿物位置的分析来与卵巢来源的畸胎瘤区分开，此时可能更需要考验超声医生丰富的经验及空间的判断力。

※ 经验教训

女性患者的盆底囊性肿瘤易被误诊为卵巢肿物。盆底肿瘤的定位主要应根据肿物与盆底固有脏器之间的关系来判断，仔细观察肿物与子宫峡部、阴道壁及直肠之间的关系，同时仔细寻找双侧卵巢有助于排除卵巢来源。

※ 病例启示

盆腔畸胎瘤因位置的特殊性仍易被漏诊或误诊。超声医生应加强对盆底占位病变的认识，对检查时位置低且深，活动不佳的病变，要多想多看，同时仔细寻找双侧卵巢，做到心中有数，正确定位。

四、疑似正常直肠阴道隔的直肠阴道瘘

※ 病史

患者女性，51 岁，因宫颈鳞状细胞癌行全子宫、双侧附件切除 + 盆腔淋巴结清扫术，有黄色粪性分泌物经阴道排出。

※ 妇科检查

经阴道检查及肛查：手指所及范围内未扪及明显瘘口及窦道结节。

※ 超声图像

安静状态下，阴道直肠隔未见明显异常；嘱患者 Valsalva 动作后，阴道直肠间隔上段似可见连续中断，范围约 4mm，未见明显直肠内容物从阴道流出（图 8-2-9 ~ 图 8-2-11）。

※ 超声提示

阴道直肠间隔上段似可见连续中断，不排除直肠阴道瘘可能，建议进一步检查。

※ 其他影像检查

泌尿系造影未见明显异常，盆腔 MRI 检查未见瘘口，仅显示腰大肌脓肿。

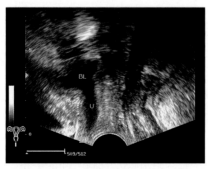

图 8-2-9　经会阴超声显示安静状态下阴道直肠隔未见异常

BL—膀胱　U—尿道　V—阴道　N—直肠

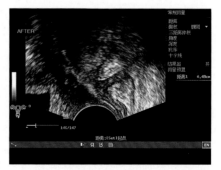

图 8-2-10　Valsalva 动作后，阴道直肠间隔似可见连续中断，但未见直肠内容物从阴道内流出

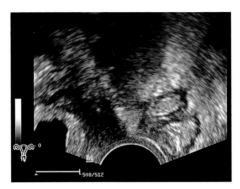

图 8-2-11　Valsalva 动作后，阴道直肠间隔似可见连续中断，但未见直肠内容物从阴道内流出

※ 手术结果

横结肠造瘘术，另拟 3 个月后行结肠造口还纳术。

※ 最终诊断

直肠阴道瘘。

※ 鉴别诊断

直肠阴道瘘须与正常直肠阴道隔相鉴别。

※ 分析讨论

直肠阴道隔是由前后两层盆脏筋膜及少量脂肪组成，前层是阴道筋膜，后层是直肠筋膜，两者紧贴在一起，向上在直肠子宫腺凹处的腹膜折返下方分开，向下在会阴体上方分开，两者与直肠系膜相连。直肠阴道隔上段最薄弱，下段最厚。直肠阴道瘘是指直肠与阴道之间的病理性通道，又称粪瘘。根据病因分为先天性和后天性两种，后天性直肠阴道瘘病因复杂，一般由感染、手术和外伤等病因继发所致。直肠阴道瘘的临床表现为粪便积于阴道内，经阴道排出，也有极小的瘘孔虽未见粪便自阴道排出，但有阴道排气存在。超声表现：在直肠与阴道之间可见管状低回声或无回声，直肠内气体强光带通过瘘管进入阴道内，或直肠粪块回声经瘘管进入阴道，Valsalva 动作后图像更明显。采用经会阴高频超声与腔内超声相结合的检查方法，能清晰地显示直肠阴道瘘瘘管的走行、瘘管与肛门内外括约肌的关系，并能准确地判定内口位置及数量。

※ 经验教训

当患者盆腔手术后有阴道排粪及排气史时，在第一时间没有阳性发现时，还应结合 Valsalva 动作寻找相关证据，以排除直肠阴道瘘。

※ 病例启示

虽然安静状态下阴道直肠隔未见明显异常，但是结合患者的阴道排粪病史，还是应该高度怀疑直肠阴道瘘。通过患者反复的 Valsalva 动作，多方位探查直肠阴道隔的连续性，寻找阴道与直肠之间低或无回声中断，阴道内有无源自直肠内的气体高回声或混合性包块，从而得以诊断。

五、疑似直肠癌的直肠间质瘤

病 例

※ 病史

患者女性，40 岁，因常规妇科体检到我院就诊。

※ 妇科检查

无特殊。

※ 超声图像

直肠阴道隔处可见一个实质性肿块，大小约 18mm×15mm，形状呈椭圆形，呈低回声，其内回声均匀，边界清晰，有包膜，与直肠前壁关系密切。彩色多普勒显示肿块周边可见少许血流信号，内部未见明显血流信号（图 8-2-12 ~ 图 8-2-15）。

※ 超声提示

直肠阴道隔处实质性病变，性质待查，建议进一步检查。

※ 病理诊断

肿瘤经肛门局部扩大切除术，术后病理为直肠间质瘤

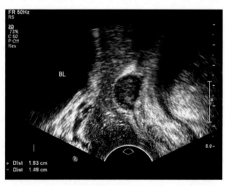

图 8-2-12 经会阴超声显示直肠阴道隔处见一椭圆形实质性肿块

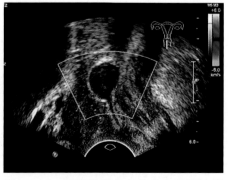

图 8-2-13 经阴道彩色多普勒显示肿块周边少许血流信号，内部未见血流信号

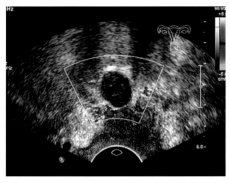 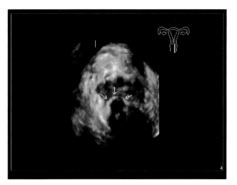

图 8-2-14 经会阴超声彩色多普勒显示横切面实质性肿块内无明显血流信号　图 8-2-15 直肠阴道隔肿块的三维超声影像

※ 最终诊断

直肠间质瘤。

※ 鉴别诊断

直肠间质瘤需与直肠癌、阴道后壁平滑肌瘤相鉴别。

1. 直肠癌：直肠癌的发生来源于黏膜层，超声表现为向直肠腔内不规则突起的低回声团块，并且向肠壁浸润，肠壁可呈环形或者半环形不规则增厚。而直肠间质瘤肿块呈膨胀性生长，以外生为主，不直接沿肠壁浸润蔓延，邻近管壁无增厚。可通过这些特征，直肠癌与直肠间质瘤相区分。

2. 阴道后壁平滑肌瘤：两者发生部位不一，阴道后壁平滑肌瘤来源于阴道后壁，而本例直肠间质瘤来源于直肠前壁。仔细分辨，通过经会阴二维及三维超声可在实质性肿块表面观察到线状高回声，为直肠壁的浆膜层，提示肿块起源于直肠壁肌层。

※ 分析讨论

直肠间质瘤是直肠部位间叶组织来源肿瘤，在胃肠道间质瘤中发病率仅占 5%。与其他部位的间质瘤相比，直肠间质瘤发生于结构相对疏松的盆腔，具有病程长、发病隐匿的特点。直肠间质瘤常见的临床症状有便血、肛门坠胀、排便次数增多、肛门直肠痛和梗阻等。其临床症状的发生与肿瘤的大小有关，体积较小者常无症状，仅体检或无意发现。经会阴部超声对于距肛门较近的直肠壁间质瘤的早期检出有价值，并可以明确肿块位置，判断其与周围脏器的关系。长径 < 5cm 的肿物多呈圆形、类圆形，包膜完整，边界清楚。内部回声均匀，彩色多普勒显示肿块血流呈点状或细线状；长径 > 5cm 的肿物多呈分叶状或不规则形，局部包膜不完整。边界欠清，内部回声不均，多数伴有囊变及坏死，可有钙化，彩色多普勒显示肿块血流呈分枝状。直肠间质瘤具有潜在恶性，不能简单以良恶性划分，其确诊依赖组织病理学和免疫组化检查。

※ 经验教训

在常规妇科检查时，同时对盆底进行常规扫查，偶然能发现一些常规没能诊断的疾病，早期诊断，早期治疗。通过盆底多切面及三维超声，仔细鉴别盆底肿块的来源，阴道壁或直肠壁，从而做到正确的定位诊断。

※ 病例启示

超声不仅能发现妇科来源的肿块，还可以探查直肠的肿块。经会阴超声结合经阴道超声可以正确地判断直肠肿块的起源层次、位置、大小、形态及周边情况，从而提高直肠间质瘤的早期诊断率。但确诊仍需病理诊断。

六、临床容易误诊的直肠壁海绵状血管瘤

病 例

※ 病史

患者女性，25 岁，直肠壁海绵状血管瘤手术史，自诉肿瘤未能完全切除。

※ 妇科检查

无特殊。

※ 超声图像

直肠前壁可见一个大小约 51mm×36mm 的混合回声肿块，形状呈椭圆形，与周边组织分界清，分布不均，间有散在分布，大小不一的无回声区。加压后，肿块可变形。彩色多普勒显示肿块内可见低速的血流信号（图 8-2-16 ～ 图 8-2-20）。

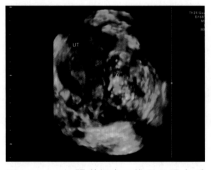

图 8-2-16　经阴道超声三维显示子宫后方混合性肿块

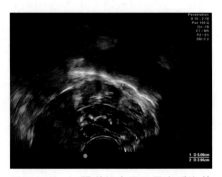

图 8-2-17　经阴道超声显示子宫后方的混合性包块

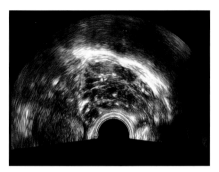

图 8-2-18 经阴道超声显示子宫后方混合性包块，内见点状、线状强回声

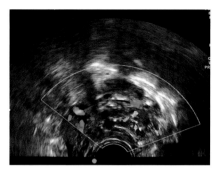

图 8-2-19 加压后，混合性包块内出现低速血流信号

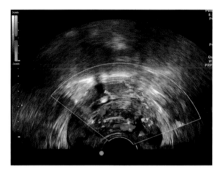

图 8-2-20 加压后，混合性包块内出现低速血流信号

※ 分析讨论

直肠海绵状血管瘤是临床非常罕见的一种良性血管病变，1939 年由 Phillips 首先报道，大肠病变通常位于大肠的远端，其中 50%～70% 位于直肠，可侵犯乙状结肠甚至累及整个大肠，也可侵犯膀胱或阴道。直肠海绵状血管瘤的主要症状为反复发作的无痛性便血，易被误诊为痔或直肠炎症，常行痔切除术、硬化注射或类固醇药物治疗等。直肠海绵状血管瘤最为直接有效的诊断方法是内窥镜检查，包括纤维结肠镜及直视下的肛门直肠镜检查。经腔内彩色超声多普勒检查显示直肠黏膜下及肌层混合性回声病变，内呈网格状或蜂窝状低回声、无回声改变，无明显包膜或有不规则包膜，边界欠清晰。部分瘤体内尚可见点状、线状、弧形强回声伴声影，它是由于血管瘤中血管周围炎症和血流缓慢形成的血栓并钙化，即静脉石形成。此特点对超声诊断周围海绵状血管瘤有重要指导作用。文献报道 20%～50% 的患者在腹部平片可发现盆腔内静脉石。彩色多普勒超声显示病变区不规则的彩色血流信号充盈瘤体的间隙即网格状或蜂窝状暗区内；若血流速度很低，彩色血流显示不良。脉冲多普勒超声显示病灶内血流频谱为不规则型及连续型，多数在病灶内不易取出血流频谱，这与血流速度较慢、方向不定有关。超声加压试验阳性是海绵状血管瘤的特征性表现。探头加压后，二维超声可

见瘤体及间隙缩小，彩色血流以蓝色为主；探头放松后，瘤体及其腔隙恢复原状，彩色血流以红色为主。探头加压试验阳性，也是海绵状血管瘤与蔓状血管瘤、淋巴瘤的主要鉴别之处。蔓状血管瘤无须加压，瘤体内可见明亮丰富的五彩镶嵌血流信号充盈。而海绵状淋巴管瘤血流不丰富，加压试验阴性。虽然海绵状血管瘤在直肠位置的发病率较低，但我们应该对该病提高认识，以免延误诊治。

※ 经验教训

静脉石及超声加压实验阳性是海绵状血管瘤的两大特征性表现。掌握并寻找特征表现，有助于明确诊断，为临床提供有价值的辅助诊断依据。

※ 病例启示

彩色超声对海绵状血管瘤的诊断有重要的临床价值。虽然海绵状血管瘤在直肠位置的发病率较低，但仍应该对该病提高认识，以免延误诊治。

七、疑似卵巢巧克力囊肿的盆底皮样囊肿

病 例

※ 病史

患者女性，35岁，因发现盆腔占位1年余就诊。外院超声：子宫右后方囊性包块，考虑：①巧克力囊肿；②皮样囊肿？外院 MRI 提示子宫下方阴道后方的包裹性积液。

※ 妇科检查

右侧壁可及一个大小约6cm×5cm的囊肿，边界清，固定，与直肠界限不清，囊肿似起自直肠侧后方，向前包绕直肠。

※ 超声图像

双侧卵巢可显示，双侧附件区未见异常回声。盆底右侧可见一大小约71mm×51mm的无回声区，边界清晰，内部可见密集点状回声。该包块下缘达肛直肠角水平，紧贴右侧肛提肌。右侧肛提肌受压变形，上缘达穹窿部。彩色多普勒显示无回声区周边及内部未见明显血流信号（图8-2-21～图8-2-25）。

※ 超声提示

盆底右侧囊性包块（内部回声黏稠），性质待查。

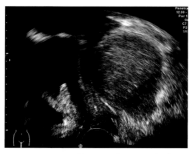

图 8-2-21 经会阴超声示盆底右侧
囊性包块，内可见密集点状回声

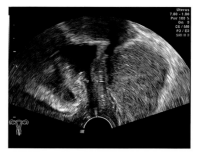

图 8-2-22 经会阴超声显示盆底右
侧囊性包块
U—尿道 V—阴道

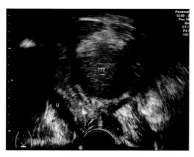

图 8-2-23 经会阴超声显示盆底囊性
包块与阴道、直肠之间的毗邻关系
U—尿道 AN—直肠

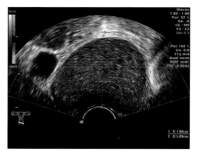

图 8-2-24 彩色多普勒显示盆底囊
性包块内未见明显血流信号

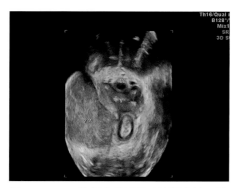

图 8-2-25 三维超声显示盆底囊性包块压迫
盆底裂孔向左移位
U—尿道 V—阴道

※MRI 检查

直肠子宫陷凹偏右侧见 6.5cm×5.8cm 囊性占位灶，壁薄，边缘光整，与盆底肌肉关系紧密，来源于盆腔或盆底肌间隙可能。

※ 手术结果

腹腔镜下盆底肿块切除术。术中见肿块位于腹膜返折下，直肠右上方，紧贴阴道右侧壁，向外挤压肛提肌、外括约肌深部及内括约肌，肿块囊壁完整光滑。

※ 病理诊断

完整切除肿块，见囊肿内含脂质。病理诊断为（盆底）皮样囊肿。

※ 最终诊断

盆底皮样囊肿。

※ 鉴别诊断

盆底皮样囊肿须与巧克力囊肿、表皮样囊肿相鉴别。

1. 巧克力囊肿：巧克力囊肿位于卵巢，多表现为充满均匀较密细小低回声光点，病程较长者回声增强，有时囊内也可有贴壁光团（系血液凝固后机化或钙化所致）。与皮样囊肿不同的是，巧克力囊肿患者有痛经史，其内光点更细小均匀，无闪烁感。巧克力囊肿常与周边有粘连。本例囊肿长在盆底，位置低且深，双侧卵巢是可以完整显示的，一般多不考虑巧克力囊肿。

2. 表皮样囊肿：表皮样囊肿又称为角质囊肿，是由表皮组织包绕形成的囊肿。好发于头面部，发生于腹膜外及卵巢非常罕见。超声表现为均匀低回声或等回声，边界清晰，包膜完整，内部呈致密光点。有的内部表现为强弱不等不均质回声型或强弱相间的"螺纹征"（常见于睾丸）。内部无明显血流信号。囊肿内毛发的强回声团块及声影是皮样囊肿的超声特征性表现，其内回声常混浊，可见较多散在分布、强弱不等的光点回声。而表皮样囊肿内部多为脂质的细密点状强回声。但超声尚不具备显示除毛发外其他皮肤附属结构的能力，故两者的鉴别诊断尚需结合病史及其他辅助检查。

※ 分析讨论

皮样囊肿起源于胚胎早期的外胚层，是胚胎期偏离原位的皮肤细胞原基而发生的先天性囊肿，囊壁较厚，囊壁内层由鳞状上皮细胞和皮肤附件构成，囊壁外层由纤维组织构成，囊腔内有脱落的上皮细胞、皮脂腺、汗腺、毛发等。可发生在身体的很多部位，如头面颈、胸腹背、臀部、阴囊、骶尾部、腿部等，好发于眼眶四周、鼻根部、头枕部等部位。发生在盆腔者较为罕见。盆底皮样囊肿早期、较小或无并发症时常无症状，往往在直肠指诊、分娩等情况下无意发现，可引起下腹坠痛、便秘、肠梗阻、直肠刺激症状、膀胱刺激症状、排尿困难和尿潴留等。皮样囊肿多表现为椭圆形囊性肿块，内部多呈低回声、混浊，可见较多散在分布、强弱不等的光点，甚至实时检查可见光点有翻滚样，囊壁厚、回声较明显，边界清晰，可见包膜反射光带，有时可见高回声团。据报道皮样囊肿有自发破裂的可能，故对盆腔皮样囊肿需引起高度重视，以防破裂发生严重后果。

※ 经验教训

皮样囊肿的超声表现多样，常被漏诊或误诊。超声诊断囊肿较容易，但鉴别其性质及来源较困难。

※ 病例启示

皮样囊肿与巧克力囊肿、表皮样囊肿随其成分变化，声像图具有多样性。我们要熟悉各型囊肿的好发部位及回声变化的基础，是提高诊断率的关键，但鉴别困难的病例最终依据仍是病理诊断。

八、盆底功能障碍性疾病

病 例 1

※ 病史

患者女性，42 岁，前盆底重建术，阴道后壁修补术，经阴道经闭孔尿道中段无张力悬吊术。

※ 妇科检查

无特殊。

※ 超声图像

经会阴三维超声检查，肛提肌间隙基本对称，形态未见明显异常。Valsalva 动作后，肛提肌间隙面积约 27cm²。阴道前壁可见网片强回声，位置及形态正常，Valsalva 动作，观察网片张力尚可。尿道下段近内口处可见吊带强回声，动态观察其吊带张力尚可（图 8-2-26 ～图 8-2-29 ）。

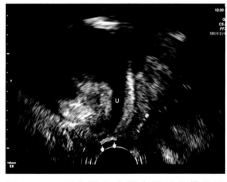

图 8-2-26　经会阴盆底超声显示吊带位于尿道下段处

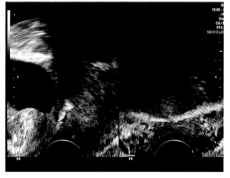

图 8-2-27　左侧图示网片矢状切面；右侧图示网片横切面

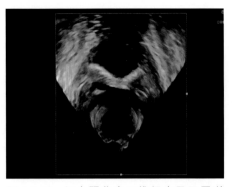

图 8-2-28　经会阴盆底三维超声显示尿道下方的吊带

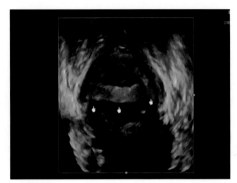

图 8-2-29　经会阴盆底三维超声显示阴道前壁网片

※ 超声提示

1. 膀胱轻度膨出，肛提肌间隙轻度扩张；

2. 阴道前壁网片位置及形态正常；

3. 吊带位于尿道下段处，形态及张力正常。

※ 最终诊断

肛提肌撕裂，网片位置正常。

病 例 2

※ 病史

患者女性，女性，61 岁，盆底脏器脱垂行全盆底重建术，术后 2 个月复查。

※ 妇科检查

无特殊。

※ 超声图像

阴道前后壁均可见网片强回声，阴道前壁网片呈前后折叠状，无明显张力。Valsalva 动作后，前壁网片随下移的阴道前壁向后下方移位。膀胱后壁明显向阴道内膨出，达阴道外口（图 8-2-30 ～ 图 8-2-33 ）。

※ 超声提示

①阴道前壁网片折叠，请结合临床；②膀胱膨出。

※ 最终诊断

阴道前壁网片折叠。

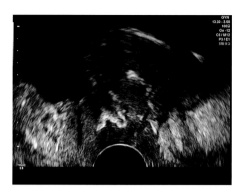

图 8-2-30　经会阴盆底超声显示安静状态下阴道前壁网片呈弯曲折叠状

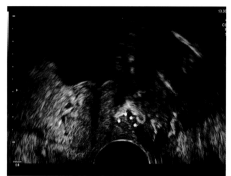

图 8-2-31　经会阴盆底超声显示安静状态下阴道前壁网片呈弯曲折叠状

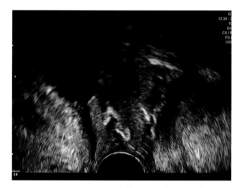

图 8-2-32　Valsalva 动作后，前壁网片向后下方移位

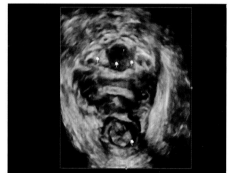

图 8-2-33　盆底三维超声显示阴道前壁网片呈双线状

※ 分析讨论

盆底功能障碍性疾病（pelvic floor dysfunction，PFD），即各种病因造成的盆腔器官脱垂（pelvic organ prolapse，POP）、压力性尿失禁（stress urinary dysfunction，SUI）、性交障碍，严重影响女性的身心健康和日常生活。手术是重度 PFD 的主要治疗方式，传统的修补手术复发率高达 40%，而盆底重建手术可为盆底组织提供足够的支撑，更好地恢复盆底的解剖结构，减少复发。随着盆底重建技术的飞速发展，各种新型植入材料如网片及吊带成为重要的盆底组织替代物，它通过矫治缺陷的盆底结构，重塑盆底解剖并恢复器官功能，在盆底重建手术中被广泛应用。评价各种植入材料在体内对盆底塑形的作用及可能对女性盆底产生的危害在未来诊疗中显得尤为迫切。在各种现有的影像诊断中，盆底超声技术在盆底成像研究和临床应用中已逐渐显示出独到的优势，二维超声已广泛应用于盆底结构成像研究。近年来，随着对盆底的静息和功能解剖研究不断深入，三维超声因具有多层面成像的特点被广泛应用于盆底的解剖成像研究，并进一步应用于术前术后的盆底功能形态和植入性网片的形态观察。在超声成像中，目前的大多数植入性材料呈强回声。

目前，压力性尿失禁的手术方式是尿道悬吊术，超声在吊带成像研究和临床诊疗有重要的应用价值。通过超声成像，不仅可在静息状态下观察吊带的基本形态外，还可在腹压增高的情况下观察吊带对尿道的动态支持作用，以研究吊带的位置和松紧度对尿控机制的影响。二维超声能初步定位吊带在尿道下的位置，而横断面三维成像可显示吊带的整体走向和形态，可对不同尿道下悬吊术的吊带形态及走行进行对比研究，另外，可显示吊带存在的不对称、弯曲、折叠等问题，这对于术后存在的并发症，如尿失禁复发、排尿困难、吊带侵蚀、急迫症状等的病因诊断具有重要的价值。以往认为，将吊带放置于尿道中段下方是手术成功的关键，但有学者采用超声研究认为，尿道的放置位置不是手术成败的关键因素，在一定程度上还取决于尿道旁周组织的弹性、尿道的活动度、尿道的固有括约肌功能等因素。

三维超声成像也逐渐应用于盆底重建术后网片位置和形态的观察，并观察网片对盆底结构的动态支持作用，测量体内网片的大小等。

※ 经验教训

经会阴超声在矢状面、横断面、冠状面上观察盆底植入材料（吊带和网片），通过各个切面植入材料的形状变化来判断吊带和网片的伸展程度，网片挛缩、折叠和或扭转情况，与阴道检查配合可以用来随访植入材料体内的变化。

※ 病例启示

吊带或网片置入术后的评估现阶段仍然主要停留在触诊判断，但触诊并不能详细全面客观地评估患者术后阴道壁的脱垂情况。由于吊带、网片材质原因，在 MRI 上不能清晰显影，并不能为诊断提供帮助，而盆底三维超声诊断能够了解患者术后吊带、网片的位置及形状，全面评估患者术后的临床效果。

九、盆底肛提肌撕裂

病 例 1

※ 病史

患者女性，29 岁，顺产后 2 个月。

※ 超声图像

经会阴超声检查，肛提肌间隙不对称，左侧耻骨内脏肌距尿道距离约 34mm，右侧耻骨内脏肌距尿道约 20mm。左侧肛提肌连续性中断，右侧肛提肌连续性完整，Valsalva 动作肛提肌间隙面积增大，约 27cm^2（图 8-2-34 ～ 图 8-2-37）。

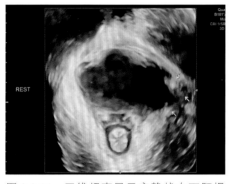

图 8-2-34　三维超声显示安静状态下肛提肌间隙裂孔不对称，一侧向外膨出，左侧肛提肌连续性中断

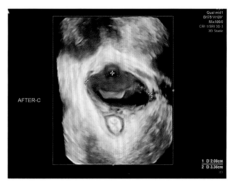

图 8-2-35　三维超声显示盆底肌收缩状态下左侧肛提肌向外膨出，连续性中断

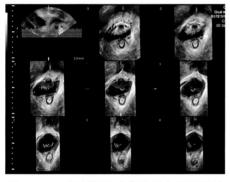

图 8-2-36　超声断层成像显示左侧肛提肌撕裂

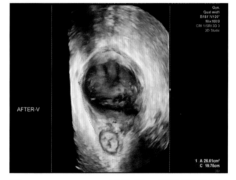

图 8-2-37　Valsalva 动作后，肛提肌裂孔轻度扩张

※ 超声提示

左侧肛提肌所见声像，考虑肛提肌撕裂；肛提肌间隙轻度扩张。

※ 最终诊断

肛提肌撕裂。

病 例 2

※ 病史

患者女性，32 岁，顺产后 3 个月余。

※ 超声图像

膀胱中度膨出，经会阴三维超声检查，Valsalva 动作后，肛提肌间隙面积约 32cm^2，肛提肌裂孔形态扭曲，双侧肛提肌结构紊乱，显示模糊，连续性差（图 8-2-38，图 8-2-39）。

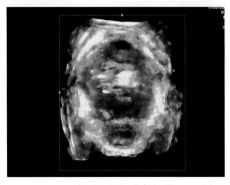
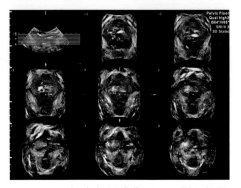

图 8-2-38　肛提肌裂孔形态扭曲，双侧肛提肌结构紊乱、模糊，连续性中断　　图 8-2-39　超声断层成像显示双侧肛提肌撕裂

※ 超声提示

1. 双侧肛提肌所见声像，考虑双侧肛提肌撕裂；

2. 膀胱中度膨出；

3. 肛提肌裂孔中度扩张。

※ 最终诊断

双侧肛提肌撕裂。

※ 分析讨论

肛提肌撕裂伤是分娩损伤的一种形式，10%～35% 女性在第一次经阴道分娩时发生损伤。女性肛提肌损伤与盆腔器官脱垂有很强的相关性，同时伴有肛提肌损伤的患者盆底重建术复发的概率明显升高。目前，临床上肛提肌损伤的诊断方法有经阴道触诊、三维超声成像技术及 MRI。其中，三维超声因其实时、方便、价廉等多种优势在盆底疾病的诊断和治疗中的应用日益广泛。单侧肛提肌损伤的超声表现为肛提肌裂孔不对称，丧失典型的呈 "U" 或 "V" 形，可出现一侧向外膨出，一侧的肛提肌局部连续性中断，回声不均匀。双侧的肛提肌撕裂超声表现为无法获取正常的肛提肌裂孔影像，双侧肛提肌模糊紊乱。TUI（断层超声显像）逐渐成为评估肛提肌损伤的标准方法，其重复性高，在诊断肛提肌损伤方面与 MRI 有很好的一致性。Kashihara 发现，断层超声观察肛提肌时选取肛提肌裂孔平面及上分 2.5mm、5mm 的 3 个断层切面可完全覆盖耻骨内脏肌的附着范围。盆底重建手术前评价肛提肌的完整性十分重要，应该成为术前常规检查项目。

※ 经验教训

经耻骨联合下缘和肛管直肠连接部的横断面容积超声影像是观察肛提肌及进行肛提肌裂孔进行测量的最佳部位。在盆底肌收缩状态下观察肛提肌与耻骨内侧面的离断声像并采用超声断层影像观察肛提肌能更可靠地诊断肛提肌撕裂，减少假阳性结果。

※ 病例启示

经会阴三维超声结合超声断层成像可以显示肛提肌的解剖结构，评估肛提肌缺损的程度，而且比 MRI 更具优越性。

（徐繁华　罗欢嘉）

产科
部分

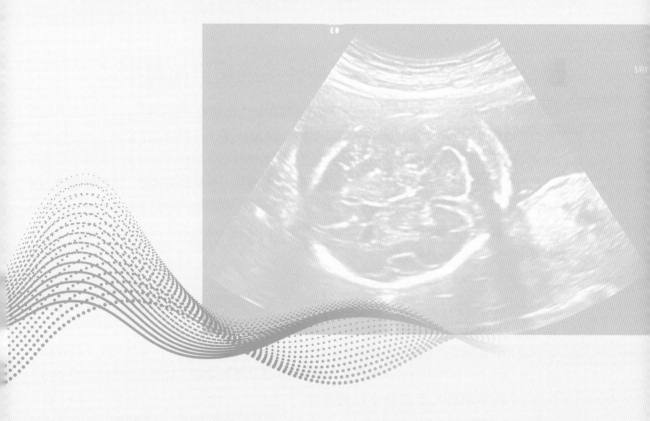

第九章　胎儿中枢神经系统畸形疑难病例

第一节　胎儿中枢神经系统超声检查概述

中枢神经系统畸形是最常见的先天畸形之一，在新生儿中枢神经系统畸形中发生率最高的是神经管缺陷，发生率为 1/1000～2/1000 活胎。据 2014 年中国妇幼卫生监测系统的数据显示，在我国围产期出生缺陷前十位中就包括中枢神经系统畸形，因此产前胎儿中枢神经系统的筛查是产前诊断的重要领域之一。　神经系统的胚胎发育是一个复杂的过程，不同的时期，颅内结构有着不同的表现，超声图像有明显阶段性的变化，在产前超声检查中要熟悉神经系统的胚胎发育，掌握神经系统各结构的超声表现，明确不同孕期颅脑超声检查的要点、重点，才能避免漏误诊的发生。

（一）早中孕期胎儿中枢神经系统的观察

1. 颅脑横切面观察点：颅骨光环的完整性，有无缺失；脑中线是否存在，是否居中；侧脑室内双侧脉络膜丛回声是否均匀。

2. 颅脑矢状面观察点：颅盖骨的有无；颅内结构丘脑、中脑、脑干、第四脑室等的观察。

3. 脊柱观察点：纵切面脊柱呈两行排列整齐的串珠状平行光带，背侧皮肤连续。

（二）中晚孕期胎儿颅脑及脊柱的观察

国际妇产科超声协会制定的指南中，胎儿颅脑的基本检查包括三个横切面，扩充检查包括则四个冠状切面和三个矢状切面。脊柱的检查包括脊柱矢状切面、横切面及冠状切面。

1. 颅脑三个横切面分别为经侧脑室平面、经丘脑平面及经小脑平面。

（1）经侧脑室平面主要观察脑中线、透明隔腔、侧脑室。侧脑室是脑室系统最大的腔隙，位于大脑半球的中下部，包括侧脑室体部和 3 个角。侧脑室体部位于大脑顶叶内；侧脑室 3 个角，即前角、下角和后角分别伸入额叶、颞叶和枕叶，侧脑室后角平面可以观察到前角、体部和后角。侧脑室的测量为内侧缘到内侧缘的距离，包括脉络膜丛，正常值不超过 10mm。

（2）经丘脑平面即双顶径平面，通过此平面测量双顶径及头围。主要观察脑中线、透明隔腔、丘脑，还可显示第三脑室及大脑脚的上部。在此平面上还应观察大脑外侧裂，呈"Π"形，大脑外侧裂为中孕期我们观察胎儿脑沟发育的重要标志。

（3）经小脑平面观察点为小脑、后颅窝池，透明隔腔、大脑脚，在此切面上测量小脑横径及后颅窝池，并要注意小脑蚓部的观察。14～21 孕周小脑横径每周增加 1mm，18～24 周小脑横径与孕周一致，小脑横径小于孕周 2mm 以上应怀疑小脑发育是否有异常。进行颅脑横切面扫查时，不能只扫查所要求的三个平面，必须有一个自颅顶至枕骨的连续动态扫查，才能避免漏误诊。

2. 颅脑 4 个冠状切面由前额至后脑分为经面骨冠状切面、经尾状核冠状切面、经丘脑冠状切面及经小脑冠状切面。

（1）经面骨冠状切面观察点为脑中线及双侧侧脑室顶部。

（2）经尾状核冠状切面观察点为脑中线、透明隔腔、尾状核、侧脑室前角及胼胝体膝部。

（3）经丘脑冠状切面观察点为脑中线、透明隔腔、丘脑。

（4）经小脑冠状切面观察点为小脑、小脑蚓部、侧脑室后角。颅脑冠状切面在常规产前超声检查中往往被忽视，但对于观察侧脑室前角、透明隔腔及胼胝体膝部、观察穹窿柱、小脑及小脑蚓部等结构有非常重要的作用。在胼胝体缺失中，冠状切面可观察到特征性的"牛角征"，在判断单纯透明隔缺失或叶状全前脑中，冠状切面因可观察穹窿的情况，能为鉴别诊断提供有价值的线索。

3. 颅脑三个矢状切面分别为正中矢状切面及左右旁矢状切面。

（1）正中矢状切面是观察胼胝体最好的切面，可显示胼胝体的全长，呈半环形或"C"字形低回声结构，上下缘呈平行强回声带，其下方无回声结构是透明隔，往下是第三脑室及第三脑室顶部的脉络丛，在此切面上还可以观察到小脑蚓部、第四脑室、后颅窝池等，另外，探头稍倾斜还能观察到扣带回。

（2）两个旁矢状切面显示的是侧脑室前角、中央部和后角及下角，在此切面上可更好地观察大脑皮层、室管膜下等结构。

另外，当后颅窝池增宽或小脑半球下部分分离时，需要判断是否有小脑蚓部发育不全或发育不良，由于二维超声横切面受胎位的限制及颅骨声影的影响难以准确判断，常得出假阳性诊断。因此矢状切面的获得非常重要，如胎位为臀位且胎头位于母体腹壁下方，二维超声较容易获得正中矢状切面；如为头位的胎儿，二维超声较难直接获得颅脑正中矢状切面，可通过三维获取胎头横切面来获取胎头容积数据，得到三个垂直平面，即横切面、冠状面和矢状面，最后通过旋转 X、Y、Z 轴得到显示胼胝体及小脑蚓部等中线结构的正中矢状切面。

4. 脊柱矢状切面上呈两行排列整齐的串珠状平行光带，从枕骨延续至骶尾部并略向后翘，在此切面上可以观察表面皮肤的完整性。脊柱旁矢状切面可观察脊髓圆锥的位置，胎儿脊髓圆锥18周以后应上升到腰2-腰3水平，脊髓圆锥为一低回声结构，脊髓圆锥位置的观察有助于脊柱裂尤其是隐性脊柱裂的诊断，并可由于脊髓栓系的存在进一步判断有无椎管内的病变如脊髓内脂肪瘤、脊髓内囊肿等。横切面上观察脊柱三个骨化中心（椎体骨化中心位于腹侧，椎弓骨化中心位于背侧）呈闭合的三角形。骨化中心与软骨韧带共同组成圆环形椎管，椎管内容纳脊髓及马尾，如横切面显示位于背侧的两个骨化中心呈"U"形开放，有助于脊柱裂的诊断。在近腹侧的冠状切面上可见整齐排列的三条平行光带，中间一条反射回声来自椎体，两侧的来自椎弓骨化中心。在近背侧的冠状切面上，脊柱仅表现为由椎弓骨化中心组成的两条平行光带，中央的椎体骨化中心不显示。三维超声骨骼模式可直观显示椎弓骨化中心组成的两条平行光带，冠状切面对于骶尾部脊柱裂的诊断有优势，可观察到其明显增宽膨大的征象。

第二节　疑难病例

一、疑似胎儿小脑蚓部发育不全的胎儿 Dandy-Walker 畸形

病例

※ **病史**

患者女性，32岁。G2P1，夫妇健康，非近亲婚配，无不良孕产史，无家族遗传病史，孕期内未服用过药物。因孕22周行中孕超声筛查到我院就诊。

※ **体格检查**

无特殊。

※ **超声图像**

孕22周扫查显示：

◆ 胎儿小脑平面：第四脑室囊性扩张，小脑蚓部未见显示，后颅窝池增宽约14.0mm，后颅窝池与第四脑室相通，双侧小脑半球外展，颈后软组织明显增厚，厚度约10mm，内可见一小囊样回声，大小约7mm×6mm；

◆ 胎儿侧脑室切面：透明隔腔未显示，侧脑室后角增宽，宽约 12.2mm，前角变窄，前角及体部远离脑中线，侧脑室呈"泪滴"状，第三脑室未见明显增宽；

◆ 三维颅脑正中矢状切面：未见胼胝体，小脑蚓部大部分缺失并移位，后颅窝池与第四脑室相通，小脑幕上抬；

◆ 胎儿胸腔横切面：胎儿左侧胸腔内可见类肠管回声，心脏位于胸腔右侧；

◆ 胎儿腹部横切面：胃泡靠近脊柱，位于脊柱前方稍偏左；

◆ 胎儿腹部长轴切面：右侧膈肌可见，左侧膈肌显示不清；

◆ 胎儿双足切面：足跟部软组织增厚，向后突出，呈"摇椅"足（图 9-2-1 ～ 图 9-2-9）。

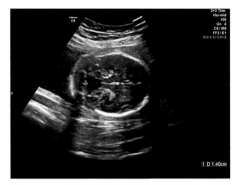

图 9-2-1　胎儿小脑横切面显示第四脑室囊性扩张，小脑蚓部未见显示，后颅窝池增宽与第四脑室相通

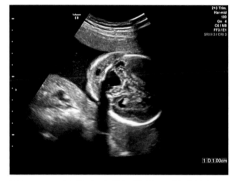

图 9-2-2　胎儿小脑横切面显示颈后软组织明显增厚，内见小囊样回声

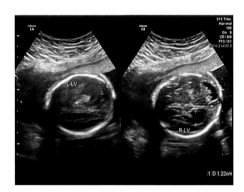

图 9-2-3　胎儿侧脑室切面透明隔腔未显示，"泪滴"状侧脑室
L-LV—左侧侧脑室　R-LV—右侧侧脑室

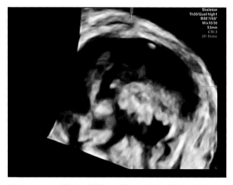

图 9-2-4　胎儿颅脑三维正中矢状切面未见胼胝体，小脑蚓部大部分缺失并移位，后颅窝池与第四脑室相通

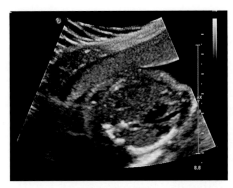

图 9-2-5　胎儿胸腔横切面显示左侧胸腔内可见类肠管回声，心脏位于胸腔右侧

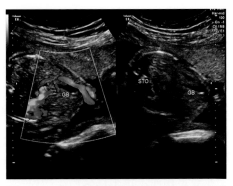

图 9-2-6　胎儿腹部横切面显示胃泡靠近脊柱，位于脊柱前方稍偏左

GB—胆囊　STO—胃泡

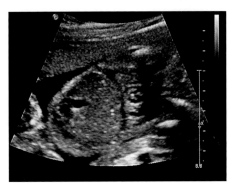

图 9-2-7　胎儿腹部长轴切面右侧膈肌可见

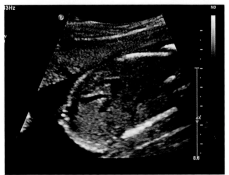

图 9-2-8　胎儿腹部长轴切面显示左侧膈肌未见显示

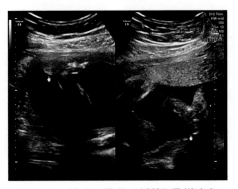

图 9-2-9　胎儿双足呈"摇椅"足样改变

※ **超声提示**

胎儿多发畸形：

1. 考虑 Dandy-Walker 畸形并胼胝体缺失；

2. 颈后软组织增厚；

3. 左侧膈疝；

4. "摇椅"足，建议进一步产前诊断咨询。

※**MRI 检查图像**

胎儿颅脑正中矢状切面未见胼胝体，小脑蚓部大部分缺失，扩张的后颅窝池与第四脑室相通，小脑幕上抬。腹部长轴切面显示右侧膈肌可见，左侧膈肌显示不清，腹腔内容物疝入胸腔（图 9-2-10 ~ 图 9-2-12）。

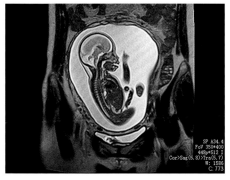
图 9-2-10　胎儿颅脑正中矢状切面胼胝体缺失，Dandy-Walker 畸形，小脑幕上抬

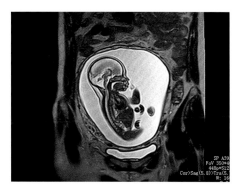
图 9-2-11　胎儿右侧膈肌可见

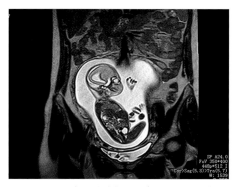
图 9-2-12　胎儿左侧膈肌未见显示，腹腔内容物疝入胸腔

※**MRI 提示**

胎儿多发畸形：考虑 Dandy-Walker 畸形并胼胝体缺失；左侧膈疝。

※ **最终诊断**

胎儿 Dandy-Walker 畸形并胼胝体缺失。

※ 鉴别诊断

胎儿 Dandy-Walker 畸形须与小脑蚓部发育不全、Blake 囊肿和 Joubert 综合征相鉴别。

1. 小脑蚓部发育不全和 Blake 囊肿：在小脑横切面上，小脑蚓部发育不全、Blake 囊肿和 Dandy-Walker 畸形都有后颅窝池扩大，小脑蚓部 V 形裂开，第四脑室与后颅窝池相通。Dandy-Walker 畸形为整个小脑蚓部缺失或大部分缺失，双侧小脑半球明显分开外展，第四脑室显著扩张与后颅窝池相通；而小脑蚓部发育不全多是小脑下蚓部缺失，发育不全的小脑蚓部向上旋转；Blake 囊肿小脑蚓部面积正常。颅脑正中矢状切面上，Dandy-Walker 畸形显著扩张的第四脑室与后颅窝池相通，小脑蚓部大部分缺失，小脑幕上抬；小脑蚓部发育不全在正中矢状切面上下蚓部未见，上蚓部面积正常，小脑蚓部向上旋转，第四脑室顶及两个主要裂隙未见显示；Blake 囊肿在正中矢状切面上显示小脑蚓部完整且颅后窝内有囊肿。

2. Joubert 综合征：Joubert 综合征是一种常染色体隐性遗传病，特点是小脑蚓部缺失或发育不全，小脑半球间隙形成裂隙状，第四脑室通过裂隙状的半球间隙与正常大小的后颅窝池相通，Joubert 综合征在 MRI 上呈典型的"臼齿征"，为中脑水平脚间池加深，小脑上脚增粗，且 MRI 可以清楚显示小脑蚓部的缺失。

※ 分析讨论

胎儿 Dandy-Walker 畸形是胚胎发育过程中，小脑蚓部、后脊髓、第四脑室发育异常所致。约 1 / 3 伴脑积水。在新生儿中的发生率为 1 / 30000，死亡率为 24%，40%～70% 的存活者伴智力低下。Ben-Amim 等使用阴式超声证实正常所有妊娠 14～16 周胎儿下蚓部仍然开放，第 18 周第四脑室和枕大池的沟通封闭，因此，20 周之前不能做出蚓部不全诊断。当后颅窝池增宽或小脑半球下部分分离时，需要判断是否有小脑蚓部发育异常，由于二维超声受胎位的限制及颅骨声影的影响难以准确判断，常得出小脑蚓部发育不良的假阳性诊断。Carroll 发现二维超声诊断 Dandy-Walker 异常与病理检查的符合率只有 43%，故当怀疑后颅窝异常的病例，三维多平面容积扫描可以帮助获得准确诊断。

※ 经验教训

胎儿 Dandy-Walker 畸形、小脑蚓部发育不全、Blake 囊肿等后颅窝池异常，二维超声横切面上很难将之一一区分开来，由于中线结构最好的诊断切面为正中矢状切面，故需获取颅脑正中矢状切面才能判断。另外，Dandy-Walker 畸形常合并其他神经系统畸形，最常见的是中线结构的异常如胼胝体发育异常和全前脑，本例即同时合并完全型胼胝体缺失和膈疝等畸形。

※ 病例启示

胎儿 Dandy-Walker 畸形、小脑蚓部发育不全、Blake 囊肿、单纯后颅窝池扩张等后颅窝异常预后差别较大，细心扫查后颅窝结构，并通过三维容积数据获取颅脑正中矢状面对于确定某一种特定的畸形及其预后有极大帮助，结合 MRI 检查能明确诊断。

二、疑似胎儿脑膨出的胎儿 Meckel-Gruber 综合征

病 例

※ **病史**

患者女性，35 岁。G2P1，孕妇既往无不良孕产史，无畸形胎儿分娩家族史，孕期无高血压、无糖尿病等妊娠并发症。夫妇健康，非近亲婚配，无家族遗传病史，孕期内未服用过药物。因孕 21⁺⁴ 周行中孕期胎儿三维超声系统筛查到我院就诊。

※ **体格检查**

无特殊。

※ **超声图像**

孕 21⁺⁴ 周超声扫查显示：

◆ 增大的子宫内可见一胎儿回声，无羊水，胎儿四肢显示不清；
◆ 胎儿丘脑水平横切面：双顶径及头围生物测量小于相应孕周，约为 20 周，脑中线居中，双侧丘脑可见；
◆ 胎儿侧脑室水平横切面和小脑水平横径切面：侧脑室未见扩张，小脑呈"香蕉"状，横径约 15mm，向后颅窝下陷，后颅窝池消失；
◆ 胎儿颅顶水平：颅骨光环可见连续中断，该处向外膨出一囊性包块；
◆ 胎儿颅顶水平切面：颅骨光环连续中断处向外膨出的囊性包块内为一致性暗区，壁较薄，内未见明显脑组织回声；
◆ 胎儿双肾长轴切面：胎儿双肾体积明显增大，回声增强，右侧肾脏大小约 54mm×34mm、左侧肾脏大小约 48mm×33mm，内可见弥漫分布的小无回声区；
◆ 胎儿膀胱两侧脐动脉切面和脐动脉短轴切面：长时间观察膀胱未充盈，膀胱暗区未见显示，左侧脐动脉未见显示。脐动脉短轴切面未见正常脐动脉"品字"形结构，仅见两圆形断面，呈单一脐动脉表现（图 9-2-13 ～ 图 9-2-18）。

191

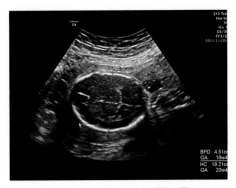

图 9-2-13　胎儿丘脑室水平横切面显示双顶径及头围小于相应孕周

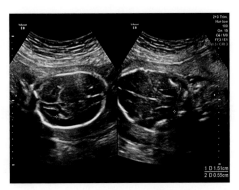

图 9-2-14　胎儿侧脑室水平横切面和小脑水平横径切面显示"香蕉"状小脑，后颅窝池消失

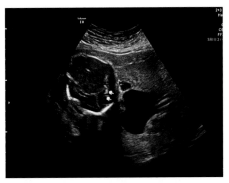

图 9-2-15　胎儿颅顶水平：颅骨光环可见连续中断，该处向外膨出一囊性包块

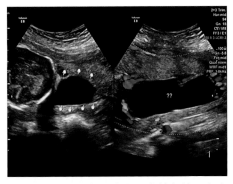

图 9-2-16　胎儿颅顶水平见囊性包块，大小79mm×48mm，内呈一致性暗区

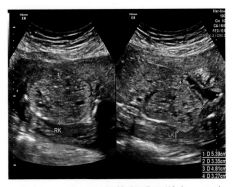

图 9-2-17　胎儿双肾体积明显增大，回声增强，右侧肾脏大小约 54mm×34mm、左侧肾脏大小约 48mm×33mm，内均可见多个小无回声区

RK—右肾　LK—左肾

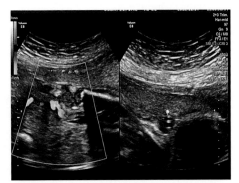

图 9-2-18　胎儿膀胱两侧脐动脉切面和脐动脉短轴切面，膀胱暗区未见显示，单脐动脉

※ 超声提示

综合以上超声检查，结果提示：胎儿 Meckel-Gruber 综合征。

※ 引产结果

引产一女婴，颅顶偏左侧见膨出包块，双手均为六指，双足均为六趾，为轴后多指（图 9-2-19，图 9-2-20）。

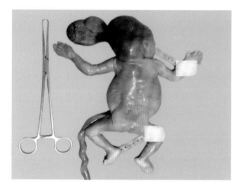
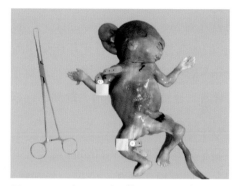

图 9-2-19　患儿颅顶偏左侧膨出包块　　图 9-2-20　患儿双手六指，双足六趾，为轴后多指

※ 最终诊断

胎儿 Meckel-Gruber 综合征。

※ 鉴别诊断

胎儿 Meckel-Gruber 综合征须与单纯脑膨出和多囊肾相鉴别。

1. 脑膨出：单纯的脑膨出没有多囊肾及轴后多指趾的表现。

2. 多囊肾：常染色体隐性遗传性多囊肾一般没有脑膨出的症状。

※ 分析讨论

胎儿 Meckel-Gruber 综合征，即美-格氏综合征，是一种罕见的致死性疾病，Salonen 报道 Meckel 综合征新生儿发病率波动在 0.07∶10000 ~ 0.7∶10000，呈常染色体隐性遗传。JF Meckel 于 1822 年发现了在一个家系中两姐妹均死于枕部脑膨出、多囊肾及多指畸形的现象。GB Gruber 于 1934 年报道了多个具有类似特征的家系，并认为该病为脑功能障碍。1969 年，Opitz 及 Howe 提议将该病命名为 Meckel 综合征。Meckel-Gruber 综合征具有高度的遗传异质性，目前已知的与该病相关的致病基因有：MKS1、TMEM216、TMEM67、CEP290、RPGRIP1L、CC2D2A 和 NPHP3，分别位于不同染色体上。

确诊 Meckel-Gruber 综合征应至少包括多囊肾、脑膨出或其他中枢神经系统异常，以及多指（趾）畸形中的 2 种表型，据报道该综合征中肾异常的发生率为 95% ~ 100%，枕部脑膨出的发生率为 60%～80%，轴后型多指的发生率为 55%～75%。产前超声是目前用于诊断 Meckel-Gruber 综合征最好的方法，本例患者产前超声筛查中明确诊断脑膨出及多囊肾，由于无羊水，因而未能发现多指趾。如在未出现羊水过少的情况下，经验丰富的超声医生可观察到胎儿是否存在多指趾畸形。但应该注意的是，某些 Meckel 综合征病例羊水量正常，因此羊水量正常并不能排除该病。

※ 经验教训

本例患者为 Meckel-Gruber 综合征，产前超声检查观察到胎儿颅内结构异常，出现"香蕉状"小脑，后颅窝池消失，颅骨光环连续中断及颅外囊性包块，双肾增大，实质回声增强，并出现弥漫分布的小暗区，由于无羊水，未对手指及脚趾详细观察。经验总结：当发现胎儿脑膨出及多囊肾时，应针对性的对指、趾加以详细检查，可尽早确诊 Meckel-Gruber 综合征。

※ 病例启示

超声是早期诊断 Meckel-Gruber 综合征的重要方法，当发现胎儿脑膨出时，应进一步观察肾的情况，如发现多囊肾，应进一步观察胎儿手指和脚趾，明确是否合并轴后多指（趾），并对胎儿全身结构进行观察，有无其他合并畸形，进一步行基因检测，有利于优生咨询与临床指导。

三、疑似胎儿小头畸形的胎儿 Pfeiffer 综合征

病 例

※ 病史

患者女性，30 岁，孕 21^{+3} 周，G1P0。孕妇既往无不良孕产史，无畸形胎儿分娩家族史。孕期无糖尿病，高血压及心脏病等妊娠合并症。来我院进行中孕期胎儿三维超声系统筛查。

※ 体格检查

无特殊。

※ 超声图像

孕 21^{+3} 周扫查显示：

◆ 胎儿侧脑室水平切面和小脑水平横径切面：胎儿头部形状异常，呈三叶草型，侧脑室内径约 10mm，侧脑室未见明显扩张，小脑横径约 22mm，小脑半球发育正常，距状裂

及外侧裂未显示，无脑沟脑回，冠状缝变细变窄，重叠交错；

◆ 胎儿丘脑水平切面：脑中线居中，双侧丘脑可见，脑组织发育不良，距状裂及外侧裂未显示，无脑沟脑回，颅缝变细；

◆ 三维表面模式重建胎儿面部：未见明显颜面部轮廓异常；

◆ 胎儿双脚脚板切面：未见明显缺趾、多趾及并趾；

◆ 胎儿双手手掌切面：未见明显缺指、多指及并指；

◆ 综合以上超声检查，结果提示：胎儿无脑回脑裂畸形，颅缝变细，颅骨变形，双侧侧脑室正常值高限（图 9-2-21 ～ 图 9-2-25）。

※ 超声提示

胎儿无脑回脑裂畸形，颅缝变细，颅骨变形，双侧侧脑室正常值高限。

※CT 骨骼成像

胎儿 CT 骨骼成像模式，横断面观察胎儿冠状缝、矢状缝、人字缝、额缝，可见矢状缝及冠状缝闭合、人字缝分离、额缝明显分离增宽（图 9-2-26 ～ 图 9-2-28）。

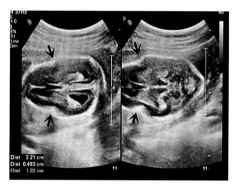

图 9-2-21　胎儿侧脑室水平切面和小脑水平横径切面（箭头所示为冠状缝）

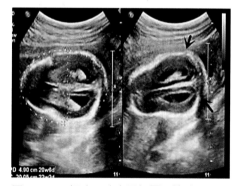

图 9-2-22　颅脑丘脑水平切面（箭头所示为人字缝）

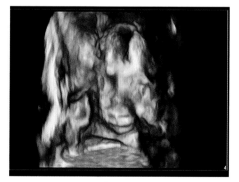

图 9-2-23　三维表面模式重建胎儿面部

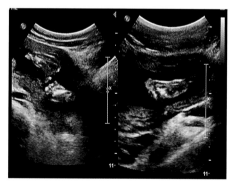

图 9-2-24　胎儿双脚脚板切面

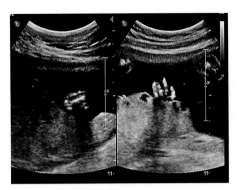

图 9-2-25　胎儿双手手掌切面

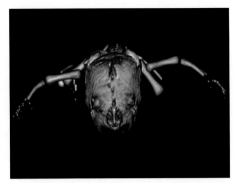

图 9-2-26　CT 骨骼成像模式，横断面显示胎儿矢状缝及冠状缝闭合

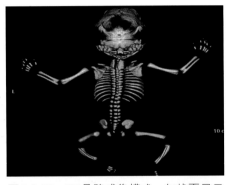

图 9-2-27　CT 骨骼成像模式，矢状面显示胎儿颅脑后方的人字缝分离

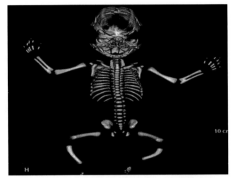

图 9-2-28　CT 骨骼成像模式，矢状面显示胎儿颅脑前方的额缝明显分离增宽

※ 尸检所见

引产一女婴，其外观形态异常：头颅呈三叶草样，前额隆起，突眼，眼距宽，舌外伸，低位耳，宽脚趾及宽拇指。颅骨灯光投影后发现：矢状缝闭合；冠状缝下端闭合，上端分离错位；人字缝上端靠近后囟门处闭合，下端分离；额缝分离明显增宽。后囟门较小，前囟门正常。通过对矢状缝和冠状缝进行组织细胞学检查，正常胎儿的颅缝之间应由软骨细胞组成，本例却在冠状缝和矢状缝观察到成骨细胞，病理更加证实了颅缝早闭这一诊断。脑组织表面光滑平整，脑沟脑裂发育异常（图 9-2-29 ～ 图 9-2-33）。

※ 染色体检查

采集胎儿血液检查：发现人成纤维细胞生长因子受体（FGFR）基因突变，基因定位 10q25-q26。

※ 最终诊断

胎儿 Pfeiffer 综合征。

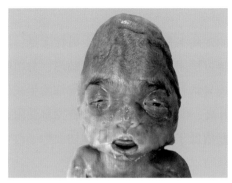

图 9-2-29　引产后，患儿颜面部外观

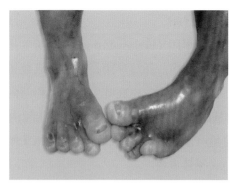

图 9-2-30　患儿双脚图片

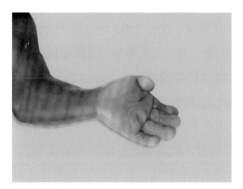

图 9-2-31　患儿手图片

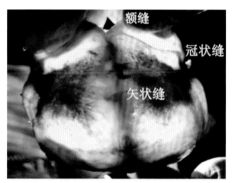

图 9-2-32　引产后，分离颅骨后，在灯光投影下显示：额缝、冠状缝和矢状缝

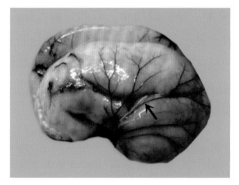

图 9-2-33　尸检脑组织，箭头所示：大脑外侧沟

※ 鉴别诊断

胎儿 Pfeiffer 综合征需与胎儿小头畸形相鉴别。

胎儿小头畸形：小头畸形双顶径和头围小于同孕周均值的 3 个标准差，多合并有程度不等的颅内结构的异常，如轻到侧脑室增宽，严重到无脑回巨脑回畸形都可能发生，少见明显的颅缝狭窄征象。

※ 分析讨论

胎儿颅缝早闭（craiosynostosis）在新生儿中的发病率为 1‰～5‰，男性多见，属于常染色体显性遗传疾病。颅缝早闭是指一条或数条颅缝过早闭合所导致的头颅畸形，分单纯型和综合征型。胚胎学机制：中胚叶发育障碍和颅内出现异常骨化中心，人成纤维细胞生长因子受体（FGFR）基因突变。临床表现症状：胎儿颅内压升高，视盘水肿、失明，脑发育受限，智力低下。产前超声诊断颅缝早闭的要点：胎儿头颅测量值低于正常值，头颅横切面形态改变，头颅前囟缩小或颅骨重叠。

颅缝早闭相关综合征包括：①尖头并指综合征（Acrocephalosyndactyly，ACS）ACS Ⅰ型：阿佩尔综合征（Apert Syndrome），超声表现：颅缝早闭（冠状缝为主），尖颅短头，眼距宽，鼻梁塌陷，双侧并指（趾），可伴有神经系统异常；ACS Ⅱ型：卡彭氏综合征(Carpenter Syndrome)，超声表现：颅缝早闭（冠状缝、矢状缝、和/或人字缝），鼻梁低，耳位低，小下颌，并指（趾），多指（趾）；ACS Ⅲ型：赛-科二氏综合征（Saethre-Chotzen Syndrome），超声表现：单侧骨缝受累，呈斜头畸形，并指（趾），低位耳，脊柱裂，关节粘连，心血管系统异常。②科曾氏综合征（Crouzon Syndrome）超声表现：颅缝早闭（冠状缝、矢状缝、人字缝、全颅缝早闭），突眼，凹脸，低位耳，心脏异常，股骨稍短。③发否氏综合征（Pfeiffer Syndrome）超声表现：颅缝早闭（冠状缝、矢状缝），眼距宽，鼻梁低，宽拇指（趾），部分并指。

本例患者产前超声筛查；丘脑水平横切面、侧脑室水平切面和小脑水平横径切面显示：胎儿头颅形态异常，呈三叶草型。脑中线居中，双侧丘脑可见，侧脑室未见明显扩张。脑组织发育不良，距状裂及外侧裂未显示，脑沟脑回平滑。颅缝变细变窄，冠状缝及矢状缝似重叠交错。采用三维超声表面成像模式显示胎儿颜面部，对于颜面部轮廓异常显示不明显。采用二维超声对双手手指和足趾形态观察，未见明显的多指（趾）及并指（趾），但无法发现宽拇指（趾），可能与采用骨骼模式观察有关，忽略对软组织的观察。

※ 经验教训

本例患者为颅缝早闭综合征，产前超声检查观察到胎儿头颅形态的异常及颅内结构异常，颅缝较窄，但未对颜面部、手指及脚趾的异常引起重视。经验总结：当发现胎儿头颅形态异常，颅内结构异常，颅缝之间间距变窄，颜面部轮廓异常，伴指（趾）畸形，可提示为颅缝早闭综合征。

产前超声检查切面：①采用系列颅脑横切面（丘脑水平横切面、侧脑室水平横切面、小脑水平横切面）及颅脑冠状切面和矢状切面对胎儿头颅形态及内部结构进行检查，并仔细观察胎儿颅缝。②采用颜面部正中矢状切面对胎儿颜面部轮廓线形态进行检查。采用三维超声表面成像模式显示胎儿颜面部。③采用手掌的冠状切面，动态观察双手手指形态及活动情况，采用足板平面，观察双足足趾形态及活动情况。

颅缝早闭的鉴别诊断分析：观察颅骨是否完整，头颅的大小形态是否正常，脑室径线测量，颅内脑实质的形态，排除颅内病变，对全身结构进行观察，有无合并畸形。

※ 病例启示

超声是早期诊断胎儿颅缝早闭的重要方法。当发现胎儿头颅形态异常，考虑由颅缝闭合引起，应进一步观察胎儿颜面部、手指和脚趾及其他结构是否合并畸形，排除颅缝早闭综合征的可能性。

四、疑似胎儿小脑发育不良的胎儿菱脑融合畸形

病 例 1

※ 病史

患者女性，38 岁，孕 24 周，G2P1。夫妇健康，非近亲婚配，无不良孕产史，无家族遗传病史，孕期内未服用过药物。因行产前超声筛查至我院就诊。

※ 体格检查

无特殊。

※ 超声图像

孕 24 周扫查显示：

胎儿小脑横切面：小脑横径明显缩短，横径 18.3mm，低于同孕龄胎儿小脑横径第 5 百分位，且小脑蚓部显示不清，小脑形态扁平，表面平滑，无明显半球间的凹陷。双顶径 59mm，头围 219mm，颅后窝池深约 5.3mm，侧脑室宽度约 8.3mm，侧脑室、第三第四脑室均未见扩张（图 9-2-34）。

※ 超声提示

胎儿小脑发育不良，建议进一步产前诊断咨询。

※ 尸检结果

引产儿尸检为菱脑融合畸形（图 9-2-35）。

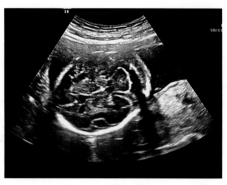

图 9-2-34　胎儿小脑横切面显示小脑横径明显缩短，形态扁平，小脑蚓部显示不清

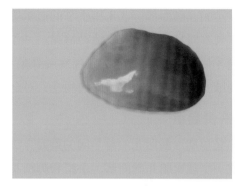

图 9-2-35　引产后尸检小脑大体图

※ **染色体检查**

胎儿脐血染色体检查正常。

※ **最终诊断**

胎儿菱脑融合畸形。

病例 2

※ **病史**

患者女性，25 岁，孕 24^{+4} 周，G1P0。孕妇既往无不良孕产史，无畸形胎儿分娩家族史，孕期无高血压、无糖尿病等妊娠并发症。来我院进行中孕期胎儿三维超声系统筛查。

※ **体格检查**

无特殊。

※ **超声图像**

孕 24^{+4} 周扫查显示：

◆ 胎儿侧脑室平面：双侧侧脑室扩张，左侧宽 23mm，右侧宽 28mm，脉络丛呈悬挂征，脑实质变薄；

◆ 胎儿小脑横切面：小脑横径明显缩短，横径 22.5mm，低于同孕龄胎儿小脑横径第 5 百分位，且小脑蚓部显示不清，小脑形态扁平，表面平滑，无明显半球间的凹陷；

◆ 胎儿丘脑平面：大脑外侧裂低平（图 9-2-36 ～ 图 9-2-38）。

※ **超声提示**

胎儿脑积水；胎儿小脑缩小，小脑半球及蚓部结构显示不清，考虑菱脑融合可能；胎儿大脑外侧裂低平，不除外巨脑回可能。

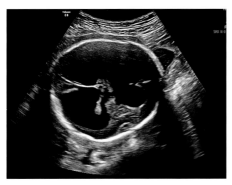

图 9-2-36 胎儿双侧侧脑室扩张，脉络膜
呈"悬吊征"，脑实质变薄

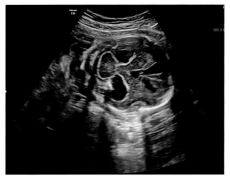

图 9-2-37 胎儿小脑横径小，无小脑蚓部，
小脑形态扁平，表面平滑

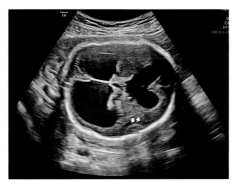

图 9-2-38 胎儿大脑外侧裂低平

※MRI 表现

胎儿双侧侧脑室、第三脑室明显积水扩张，双侧大脑半球实质变薄，脑回形成不明显；小脑半球融合，横向穿过中心，小脑蚓部显示不清，小脑横径约 23mm，实质内未见明显异常信号影；后颅窝池宽约 7mm，小脑幕形态尚可，未见明显上抬，第四脑室形态大小未见异常（图 9-2-39，图 9-2-40）。

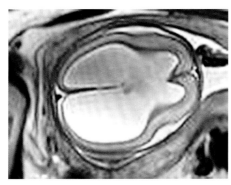

图 9-2-39 胎儿双侧侧脑室、第三脑室明显
积水扩张，双侧大脑半球实质变薄，脑回
形成不明显

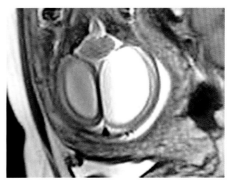

图 9-2-40 胎儿小脑半球融合，横向穿过
中心，小脑蚓部显示不清

※ 最终诊断

胎儿菱脑融合畸形。

※ 鉴别诊断

胎儿菱脑融合需与胎儿小脑发育不良、Dandy-Walker 综合征及 Joubert 综合征相鉴别。

1. 小脑发育不良：小脑发育不良虽小脑横径小但小脑结构正常，有完整的小脑蚓部，无小脑融合。

2. Dandy-Walker 综合征：Dandy-Walker 综合征虽小脑蚓部全部或大部分缺失，但有双侧小脑半球明显分开外展，第四脑室囊状扩张并与后颅窝池相通的典型特征可以与菱脑融合鉴别。

3. Joubert 综合征：是一种常染色体隐性遗传病，特点是小脑蚓部缺失或发育不全，双侧小脑半球向中线靠拢，小脑半球间隙形成裂隙状，第四脑室通过裂隙状的半球间隙与后颅窝池相通，但其小脑半球并不小，且半球表面有沟裂结构可资鉴别，MRI 检查 Joubert 综合征表现为中脑水平脚间池加深，小脑上脚增粗，呈典型的"臼齿征"，且 MRI 可以清楚显示小脑蚓部的缺失。

※ 分析讨论

胎儿小脑由胚胎早期的菱脑分化而来，菱脑融合（Rhombencephalosynapsis，RES）是一种罕见的以小脑蚓部发育不全或缺如、双侧小脑半球融合及齿状核融合为特征的先天异常。病因和发病机制尚不明了，它很少独立发生，通常伴发于其他的脑中线结构融合异常，最常合并侧脑室扩张。RES 如伴其他脑异常可引起严重运动和智力发育迟滞，也有文献报道孤立的 RES 可表现出一些严重精神异常，因此不论对孤立性或伴其他脑异常的 RES，产前诊断都至关重要。国内产前超声至今未见 RES 的相关报道。产前超声不能发现小脑半球融合，因而很难在早期发现 RES，容易漏诊，仅能发现小脑发育不良与脑室增宽。回顾分析该病例的超声表现，小脑横径明显缩短是其表现但非特异性，小脑蚓部显示不清及扁平型的小脑形态才是其体征性的超声表现，且小脑半球表面平滑，无明显横行走向的沟、裂结构。一旦超声疑似 RES，可通过核磁共振（magnetic resonance imaging，MRI）检查来确诊，MRI 在诊断 RES 上有明显优势，可显示小脑蚓部缺失、小脑半球融合，小脑小叶横向走行并跨过中线。

※ 经验教训

由于产前超声很难发现小脑半球融合，因此对于小脑横径明显缩小的病例，应仔细观察小脑蚓部及小脑表面的沟裂，如小脑表面平滑，未见明显半球间凹陷，要高度怀疑本病，并结合产前 MRI 检查加以确认。

※ 病例启示

菱脑融合是一种罕见的小脑先天异常，产前超声诊断菱脑融合虽无 MRI 的优势，但超声作为产前诊断的一线工具，如充分认识到菱脑融合的超声基本特点，进一步结合 MRI 检查则能避免漏误诊的发生。

五、疑似胎儿开放性脊柱裂的胎儿闭合性脊柱裂

病 例 1

※ **病史**

患者女性，30 岁，G1P0。孕妇既往无不良孕产史，无畸形胎儿分娩家族史。孕期无糖尿病、高血压及心脏病等妊娠合并症。因孕 22 周来我院进行中孕期胎儿三维超声系统筛查。

※ **体格检查**

无特殊。

※ **超声图像**

孕 22 周扫查显示：

◆ 胎儿脊柱矢状切面：背部皮肤完整连续，未见中断，未见包块膨出，颈胸段脊柱排列整齐，未见明显异常，腰骶椎处脊柱排列紊乱；

◆ 胎儿脊柱腰段横切面：腰椎处三个骨化中心紊乱，位于腹侧的椎体骨化中心可见，位于背侧的两个椎弓骨化中心呈 "U" 形开放；

◆ 胎儿脊柱腰骶段冠状切面：腰骶段两条平行的椎弓骨化中心在裂开处异常增宽、膨大；

◆ 三维矢状面骨骼模式：胎儿脊柱颈、胸段排列整齐，两侧椎弓骨化中心清晰可见，腰骶段椎弓骨化中心异常增宽膨大（图 9-2-41 ～ 图 9-2-45）。

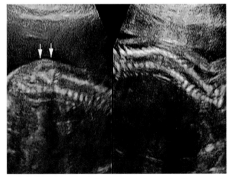

图 9-2-41　胎儿背部皮肤完全连续，颈胸段脊柱排列整齐，腰骶椎处脊柱排列紊乱

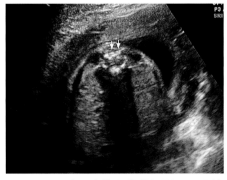

图 9-2-42　胎儿脊柱腰段横切面显示腰椎处三个骨化中心紊乱，位于背侧的两个椎弓骨化中心呈 "U" 形开放

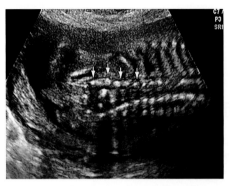

图 9-2-43　腰骶段两条平行的椎弓骨化中心在裂开处异常增宽、膨大

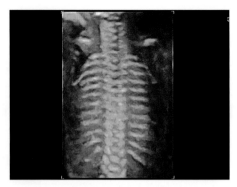

图 9-2-44　三维矢状面骨骼模式显示胎儿脊柱颈、胸段排列整齐

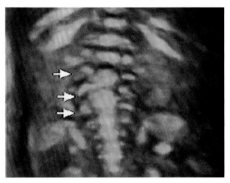

图 9-2-45　三维矢状面骨骼模式显示腰骶段椎弓骨化中心异常增宽膨大

※ **超声提示**

胎儿腰骶部无包块型闭合性脊柱裂。

※ **引产结果**

引产后大体显示背部皮肤完整连续，未见包块膨出（图 9-2-46，图 9-2-47）。

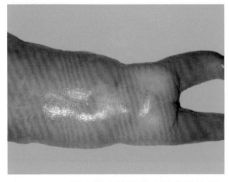

图 9-2-46　引产后大体显示皮肤完整连续

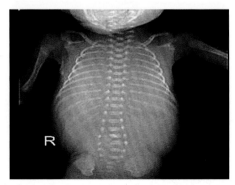

图 9-2-47　引产后 X 光显示腰骶段椎弓骨化中心异常增宽膨大

※ **最终诊断**

胎儿腰骶部无包块型闭合性脊柱裂。

病 例 2

※ **病史**

患者女性，28 岁，G1P0，孕 26 周。孕妇既往无不良孕产史，无畸形胎儿分娩家族史。孕期无糖尿病、高血压及心脏病等妊娠并发症。因外院Ⅲ级系统彩超检查胎儿左室腱索处强回声点来我院进行复查。

※ **体格检查**

无特殊。

※ **超声图像**

孕 26 周扫查显示：

◆ 胎儿颅脑横切面：胎儿头颅形态正常，侧脑室切面及小脑切面显示侧脑室未见扩张，小脑未见异常，后颅窝池可见；

◆ 胎儿脊柱矢状切面：背部皮肤完整连续，未见包块膨出，脊柱排列整齐；

◆ 胎儿脊柱旁矢状切面：脊髓圆锥位置低，位于骶 1 水平。腰骶椎管内可见稍强回声区，范围约 23mm × 5mm，稍强回声区下方见一宽约 2.0mm 的窦道状回声延伸至皮下（图 9-2-48 ～ 图 9-2-52 ）。

※ **超声提示**

胎儿腰骶椎管内脂肪瘤并脊髓栓系，其下方异常窦道状回声，考虑隐性脊柱裂可能。

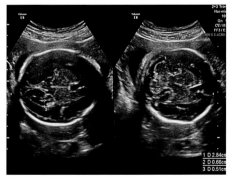

图 9-2-48 胎儿侧脑室切面及小脑切面显示头颅形态正常，颅内结构未见异常

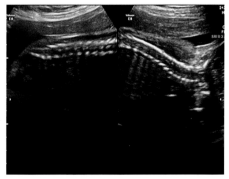

图 9-2-49 胎儿背部皮肤连续，脊柱排列未见异常

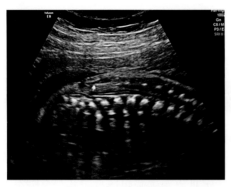
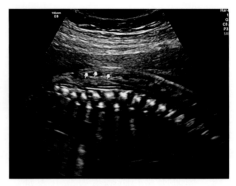

图 9-2-50　胎儿脊髓圆锥位置低，位于骶 1 水平

图 9-2-51　胎儿腰骶椎管内可见稍强回声区

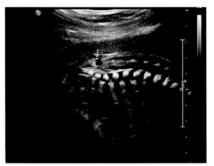

图 9-2-52　稍强回声区下方见一窦道状回声延伸至皮下

※ 引产后超声

引产后高频超声检查，矢状面椎管内见一稍强回声团，考虑脂肪瘤，压迫脊髓圆锥末端，脊髓圆锥位于骶 1 水平，考虑脊髓栓系；脂肪瘤下方窦道状回声，考虑隐性脊柱裂；脊柱横切面显示窦道状回声自椎管内延续至皮下（图 9-2-53 ～ 图 9-2-55）。

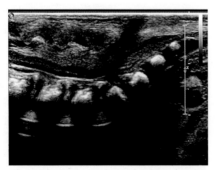
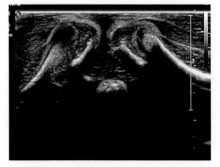

图 9-2-53　引产后高频超声脊柱矢状面显示腰骶椎管内脂肪瘤并脊髓栓系、隐性脊柱裂

图 9-2-54　引产后高频超声脊柱横切面显示窦道状回声自椎管内延续至皮下

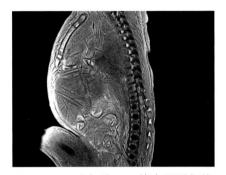

图 9-2-55　引产后 MRI 检查腰骶部椎管内脂肪瘤并脊髓栓系

※ 引产结果

引产后大体腰骶部见针孔样小凹痕（图 9-2-56）。

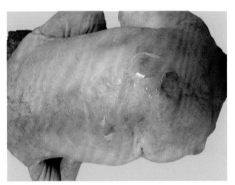

图 9-2-56　引产后大体腰骶部见针孔样小凹痕

※ 最终诊断

胎儿腰骶椎管内脂肪瘤并脊髓栓系，隐性脊柱裂。

※ 鉴别诊断

胎儿闭合性脊柱裂须与胎儿开放性脊柱裂相鉴别。

开放性脊柱裂：开放性脊柱裂是指脊柱病变部位皮肤连续性中断，椎管内成分部分或全部通过脊柱缺损处膨出，脑积液通过缺损处漏出。开放性脊柱裂 80%～90% 有 Arnold-Chiari Ⅱ型异常，Arnold-Chiari Ⅱ型异常是指脊柱裂胎儿同时伴有头颅异常，包括"柠檬头"和"香蕉小脑"，后颅窝池消失等。

※ 分析讨论

胎儿脊柱裂为中枢神经系统中最常见的畸形，神经管的后神经孔在受精后 28 天左右闭合，如果此孔闭合失败，可出现脊柱裂畸形，神经管尾侧闭合失败越早，脊柱裂发生的部位越高，预后也越差。位于背侧部的脊柱裂占大部分，为背侧的两个椎弓未能融合，脊膜和脊髓可通过未闭合的脊柱向外暴露，可发生在脊柱的任何一段，80%～90%发生于腰椎或腰骶椎。卫生部《产前诊断技术管理办法》规定，产前超声应诊断的严重畸形包括严重开放性脊柱裂，开放性脊柱裂是指脊柱病变部位皮肤连续性中断，椎管内成分部分或全部通过脊柱缺损处膨出，脑积液通过缺损处漏出，分为脊膜膨出、脊髓脊膜膨出及脊髓外翻三种类型。而闭合性脊柱裂是指脊柱病变部位皮肤完整，椎管内成分部分或全部通过脊柱缺损处膨出或不膨出，因皮肤完整脑积液不能通过脊柱缺损处漏出，可分为有包块型及无包块型。有包块型的闭合性脊柱裂包括脊膜膨出、脂肪脊髓膨出、脂肪脊髓脊膜膨出、末端脊髓囊性膨出；无包块型闭合性脊柱裂包括隐性椎弓裂、椎管或脊髓内脂肪瘤、终丝脂肪瘤、终丝紧张脊髓栓系、脊髓纵裂、皮毛窦、尾部退化综合征、节段性脊椎发育不良。开放性脊柱裂由于背部皮肤连续中断，缺损处见包块向外膨出，故不易漏诊；而闭合性脊柱裂由于背部皮肤连续，如为无包块型的闭合性脊柱裂，容易漏误诊，应引起重视，规范脊柱扫查切面有重要作用，尤其要重视对脊髓圆锥的扫查，孕20周以上胎儿，脊髓圆锥位于L3及以上水平，如发现脊髓圆锥低，要考虑脊髓栓系的可能。在胎儿生长发育过程中，椎管的生长速度大于脊髓，因此脊髓下端相对于椎管下端逐渐升高，而脊髓和脊柱的各种先天性发育异常可导致脊髓末端受制于椎管不能正常的上升称为脊髓栓系，脊髓栓系常见原因如隐性脊柱裂、脊膜膨出、脊髓脊膜膨出、脊髓终丝紧张、腰骶椎管内脂肪瘤、先天性囊肿及皮毛窦等。

※ **经验教训**

本报道中病例1胎儿背部皮肤完整，颈胸段脊柱未见明显异常，腰骶段椎弓排列紊乱，未见包块膨出，扫查时要注意扫查技巧，当胎儿背部近贴孕妇腹壁时，注意不能将探头紧压腹壁，需将探头轻轻稍抬起，让胎儿背部与腹壁有一定的空间，才能较好显示胎儿背部尤其腰骶部皮肤。另外，常规冠状切面扫查腰骶部可避免腰骶部脊柱裂的漏诊。例2胎儿背部皮肤连续完整，脊柱排列整齐，如果未按常规扫查脊髓圆锥，势必造成漏诊，在发现脊髓栓系后需进一步查找原因。

※ **病例启示**

产前超声是诊断胎儿脊柱裂的重要方法，在闭合性脊柱裂的扫查中，首先要明确概念，了解哪些属于闭合性脊柱裂，规范脊柱扫查切面有重要作用，脊柱矢状切面可以显示皮肤的完整性，尤其需要注重骶尾部皮肤的观察；冠状切面对于显示骶尾部小的脊柱裂有很大帮助；脊柱旁矢状切面脊髓圆锥的扫查对于隐性脊柱裂的排查有重要作用。

六、疑似胎儿单纯心脏横纹肌瘤的胎儿结节性硬化症

病　例

※ **病史**

患者女性, 35 岁, G1P0。孕妇既往无不良孕产史, 无畸形胎儿分娩家族史。孕期无糖尿病、高血压及心脏病等妊娠并发症。因孕 30^{+3} 周来我院进行晚孕期胎儿超声检查。

※ **体格检查**

无特殊。

※ **超声图像**

孕 30^{+3} 周扫查显示:

胎儿颅脑横切面及矢状切面: 胎儿侧脑室旁室管膜下及大脑皮质见多个大小不一的高回声结节, 直径 5 ~ 14mm, 界限清晰, 边缘规整, 内部回声均匀;

胎儿心脏四腔心切面及左室流出道切面: 左心室腔内及心尖部见多个大小不一的高回声结节, 直径 10 ~ 21mm, 左房内卵圆孔瓣处见一高回声结节, 无蒂, 界限清晰, 边缘规整, 内部回声均匀; 四腔心切面显示房室瓣口启闭正常, 彩色多普勒显示房室瓣口血流、左室流出道及右室流出道血流正常, 未见狭窄及反流 (图 9-2-57 ~ 图 9-2-63)。

※ **超声提示**

胎儿脑实质及心腔内多发结节, 考虑结节性硬化症可能。

※ **MRI 成像**

胎儿轴位示双侧侧脑室旁管膜下结节状低信号 (图 9-2-64)。

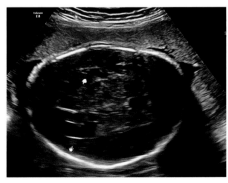

图 9-2-57　胎儿颅脑横切面示侧脑室旁室管膜下多发高回声结节

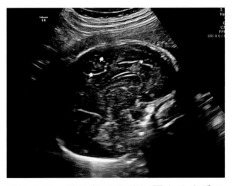

图 9-2-58　胎儿颅脑矢状切面大脑皮质及侧脑室旁室管膜下高回声结节

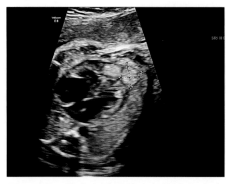

图 9-2-59　胎儿心脏四腔心切面左心室内及心尖部高回声结节

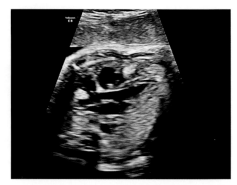

图 9-2-60　胎儿左室流出道切面左心室内及心尖部及左房内高回声结节

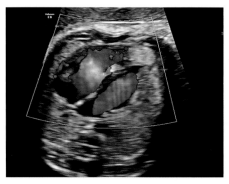

图 9-2-61　胎儿四腔心切面房室瓣血流未见异常

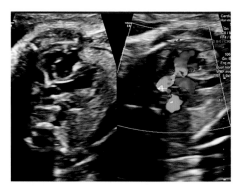

图 9-2-62　胎儿左心室流出道切面血流未见异常

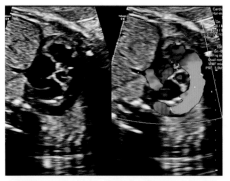

图 9-2-63　胎儿右心室流出道切面血流未见异常

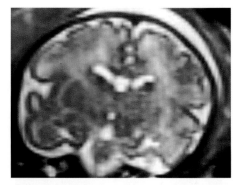

图 9-2-64　胎儿轴位示双侧侧脑室旁管膜下结节状低信号

※ 病理结果

胎儿脑部散在的胶质神经节细胞及胎儿心横纹肌瘤瘤细胞呈空泡状（图 9-2-65，图 9-2-66 ）。

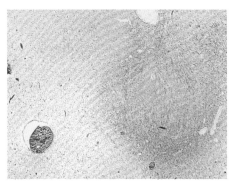 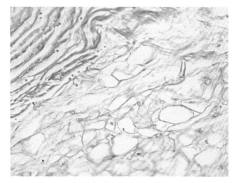

图 9-2-65　胎儿脑部散在的胶质神经节细胞　　图 9-2-66　胎儿心横纹肌瘤瘤细胞呈空泡状

※ 染色体检查

胎儿染色体检查正常。

※ 最终诊断

胎儿结节性硬化症。

※ 鉴别诊断

结节性胎儿结节性硬化症需与胎儿单纯心脏横纹肌瘤相鉴别。

胎儿单纯心脏横纹肌瘤：胎儿心脏横纹肌瘤是婴儿期最常见的心脏原发性肿瘤，可单独存在，超声心动图容易发现，在发现胎儿心脏肿瘤时，需仔细查找颅内有无异常结节，以排除结节性硬化症。

※ 分析讨论

胎儿结节性硬化症（tuberous sclerosis complex，TSC）又称结节性脑硬化，1880 年由 Bourneville 首次报道，又称 Bourneville 病。本病可归类于神经皮肤综合征（亦称斑痣性错构瘤病），是源于外胚层的器官发育异常所致，病变累及神经系统、皮肤和眼，也可累及中胚层、内胚层器官如心、肺、骨、肾和胃肠等。临床以面部皮脂腺瘤、癫痫发作及智能减退为特征。

结节性硬化症基因定位于 9q34.3 或 16p13.3，为肿瘤抑制基因，分别命名为 TSC1 和 TSC2；TSC1 和 TSC2 突变分别引起错构瘤蛋白（hamartin）和结节蛋白（tuberin）功能异常，影响其细胞分化调节功能，从而导致外胚层、中胚层和内胚层细胞生长和分化的异常。遗传方式为常染色体显性遗传，家族性病例约占三分之一，即由父母一方遗传而来突变的 TSC1 或 TSC2 基因；散发病例约占三分之二，即出生时患者携带新突变的 TSC1 或 TSC2 基因，并无家族成员患病。家族性患者 TSC1 突变较为多见，而散发性患者 TSC2 突变较常见。

美国结节性硬化症协会（1998 版）的诊断结节性硬化病标准包括 11 个主要特征和 9 个次要特征：

1. 主要特征：①面部血管纤维瘤或前额斑块；②非创伤性指（趾）甲或甲周纤维瘤；③色素减退斑（＞3 处）；④鲨皮斑；⑤多发性视网膜结节样错构瘤；⑥大脑皮质结节；⑦室管膜下结节；⑧室管膜下巨细胞性星形细胞瘤；⑨心脏横纹肌瘤；⑩淋巴管平滑肌瘤；⑪肾脏血管平滑肌脂肪瘤。

2. 次要特征：①多发性肾囊肿；②非肾性错构瘤；③错构瘤性直肠息肉；④视网膜色素脱失斑；⑤脑白质放射状迁移束；⑥皮肤咖啡斑；⑦骨囊肿；⑧齿龈纤维瘤；⑨随机分布的牙釉质多发性凹陷。该标准要求确诊结节性硬化症需 2 个主要特征或 1 个主要特征附加 2 个次要特征。

结节性硬化症以脑部神经组织受累最为常见，易合并癫痫、智力低下等神经系统永久性异常，特征性病理表现为神经胶质增生性硬化结节，主要包括 4 种病理类型：皮质结节、脑白质异常、室管膜下结节及室管膜下巨细胞星形细胞瘤。皮质结节多位于额叶及顶叶的灰白质交界处，产前超声检查在标准双顶径平面及小脑平面可能会漏诊颅内结节，因此产前颅内超声检查要做到多角度多切面，尤其是颅内矢状切面对于显示额叶及顶叶处的皮质结节有帮助。

心脏横纹肌瘤是婴儿期最常见的心脏原发性肿瘤，既可为结节性硬化症的一部分，亦可单独存在。Lima-Rogel 等认为心脏横纹肌瘤胎儿中 37% ~ 80% 伴结节性硬化症。超声心动图对胎儿期儿心脏肿瘤有诊断价值，容易被发现，故在发现胎儿心脏肿瘤时，需仔细查找颅内有无异常，必要时联合 MRI 检查加以排除。另有报道，出生后随年龄增长，心横纹肌瘤有缩小倾向。但一般认为，心横纹肌瘤虽为良性，但常引发心功能障碍且常伴发多种畸形，预后不佳。

※ 经验教训

结节性硬化症是一种常染色体显性多系统异常，其临床表现形式与年龄有关，产前可根据心脏横纹肌瘤合并室管膜下或皮层结节或肾脏病变诊断结节性硬化症。胎儿心脏横纹肌瘤在产前易被发现，肾脏错构瘤常发生于成年后，以往很多病例产前超声发现胎儿心脏横纹肌瘤后并没有进一步作胎儿颅脑的详细检查，可能造成结节性硬化症的漏诊。

※ 病例启示

超声是诊断胎儿结节性硬化症的重要方法，当发现胎儿头颅异常高回声结节时，应进一步检查胎儿心脏或肾脏是否也合并异常结节，或在发现胎儿心脏横纹肌瘤，应进一步观察胎儿颅内结构，排除结节性硬化症的可能。

七、疑似胎儿盖仑静脉瘤的胎儿镰状窦扩张

病 例

※ 病史

患者女性，26岁，G1P0。孕妇既往无不良孕产史，无畸形胎儿分娩家族史。孕期无糖尿病、高血压及心脏病等妊娠合并症。因孕23周来我院进行中孕期胎儿三维超声系统筛查。

※ 体格检查

无特殊。

※ 超声图像

孕23周扫查显示：

◆ 胎儿侧脑室水平切面和小脑水平横径切面：颅内结构未见明显异常回声；

◆ 胎儿颅脑正中矢状切面：大脑大静脉向后上至上矢状窦中后1/3处见一管状低回声，彩色多普勒显示大脑镰后部条状血管，自大脑大静脉向后上引流至上矢状窦中后1/3处，直窦未见显示。频谱多普勒于管状扩张处测及静脉血流频谱（图9-2-67～图9-2-70）。

※ 超声提示

综合以上超声检查，结果提示：胎儿直窦未见显示，镰状窦扩张。

※ 产后超声复查

出生一女婴，产后5天超声复查，颅脑正中矢状切面：镰状窦扩张，直窦未见显示（图9-2-71）。

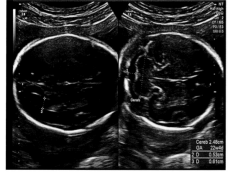

图 9-2-67　胎儿侧脑室水平切面和小脑水平横径切面颅内结构未见明显异常
Cereb—小脑

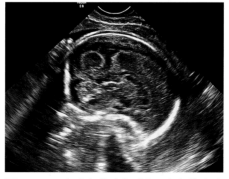

图 9-2-68　大脑大静脉向后上至上矢状窦中后1/3处见一管状低回声

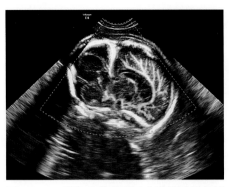

图 9-2-69　彩色多普勒显示大脑镰后部条状血管，自大脑大静脉向后上引流至上矢状窦中后 1/3 处，直窦缺如未见显示

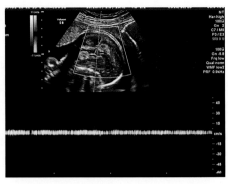

图 9-2-70　彩色多普勒于管状扩张处测及静脉血流频谱

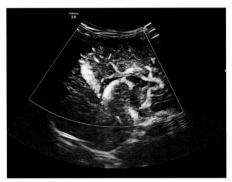

图 9-2-71　颅脑正中矢状切面：镰状窦扩张，直窦未见显示

※ **产后超声提示**

超声提示：永存镰状窦，直窦未见显示。

※ **最终诊断**

胎儿镰状窦扩张。

※ **鉴别诊断**

胎儿镰状窦扩张须与胎儿盖仑静脉瘤相鉴别。

胎儿盖仑静脉瘤（Galen 静脉瘤）：Galen 静脉瘤是由于大脑大静脉的动静脉短路，使高流量的动脉血通过动静脉之间的瘘管直接冲击大脑大静脉；或后天的因素硬膜静脉窦狭窄、闭塞、缺如，造成流出道梗阻，使其瘤样扩张。超声表现为：颅内中线部位丘脑后方的囊袋状液性暗区，一直延续到后颅窝静脉窦。彩色多普勒显示囊内充满丰富的血流信号，可记录到动脉湍流频谱。Galen 静脉瘤还常出现胎儿心脏明显增大，表现为右心增大为主。

※ 分析讨论

胎儿镰状窦位于大脑镰两层硬脑膜之间，出生之前，镰状窦为大脑大静脉与上矢状窦后半部分之间的硬脑膜静脉通道，是胚胎时期颅内正常的静脉窦道，正常情况下出生后即关闭，如果持续存在至出生后，称永存镰状窦，也称胚胎性直窦，发病率低。Raybaud 等认为直窦发育障碍导致直窦闭锁或发育不良时，镰状窦可替代性持续开放，以将血液由大脑深部静脉系统引流至表面静脉系统，并且永存镰状窦及其异常引流的出现也可以反过来造成直窦的发育异常。本病例胎儿期未见直窦，故镰状窦明显扩张，出生后 5 天镰状窦持续存在，考虑由于胚胎期直窦发育不良或闭锁，镰状窦替代性扩张，出生后持续开放。出生后镰状窦开放可见于以下几种情况：①先天发育异常，如枕部脑膨出、Galen 静脉瘤、动静脉血管畸形、胼胝体缺如及尖头并指畸形等；②后天病理状态所致，如出生后静脉窦血栓形成或占位性病变引起的直窦闭塞造成的镰状窦重新开放。

永存镰状窦 MRI 表现具有特征性，显示大脑镰后部条状血管影，自大脑大静脉向后上引流至上矢状窦中后 1/3 处，MRI 无对比剂血管成像技术（MRV）可显示大脑大静脉经开放的镰状窦向上引流入上矢状窦，增强扫描 T1W1 可更清晰显示永存镰状窦的形态及走行。故产前超声镰状窦扩张的胎儿，出生后可进一步行 MRI 检查。

※ 经验教训

本例胎儿直窦未见显示，镰状窦扩张，但产前超声在常规颅脑横切面上未见明显异常，矢状切面上显示大脑大静脉向后上至上矢状窦中后 1/3 处见一管状低回声，彩色多普勒显示管状低回声处静脉血流信号。尽管产前颅脑常规检查切面为横切面，但由于矢状面是显示胎儿颅脑中线结构最好的切面，故在行产前Ⅲ级系统筛查时，最好能显示胎儿颅脑矢状面，对于二维因胎位无法获取矢状面的胎儿，取三维颅脑容积数据能帮助更容易获得正中矢状面。

※ 病例启示

产前超声是诊断胎儿镰状窦扩张的重要方法，不仅能观察到镰状窦扩张，还能显示正常大脑大静脉汇入直窦，因此能判断是否为单纯镰状窦扩张，还是由于直窦闭锁或发育不良而镰状窦可替代性持续开放，当产前超声发现镰状窦扩张时，产后可行 MRI 检查，进一步判断是否为永存镰状窦。

八、疑似颅内肿瘤的胎儿颅内出血

病 例 1

※ 病史

患者女性，28 岁，孕 36 周，G1P0。孕妇既往无不良孕产史，孕期无糖尿病，高血压及心脏病等妊娠并发症，外院晚孕超声诊断脑积水来我院进一步检查。

※ 体格检查

无特殊。

※ 超声图像

孕 36 周扫查显示：

◆ 胎儿颅脑横切面：胎儿双侧脑室扩张，右侧侧脑室宽约 16mm，左侧侧脑室宽约 15mm，右侧侧脑室内见混合回声团，范围约 43mm × 15mm，边界欠清，其内见不规则稍强回声；

◆ 胎儿颅脑三维正中矢状切面：胼胝体较短，压部显示不清。

三天后超声复查：

◆ 胎儿颅脑横切面：双侧侧脑室明显扩张，左右侧侧脑室宽分别约 21mm 及 22mm，较上次超声检查增宽；右侧侧脑室内见一混合回声团块，大小 33mm × 14mm，较上次检查稍缩小；

◆ 经阴道胎儿颅脑矢状切面：胎儿胼胝体压部未见显示（图 9-2-72 ～ 图 9-2-76）。

※ 超声提示

胎儿双侧侧脑室扩张并右侧侧脑室内出血，胼胝体压部缺失。

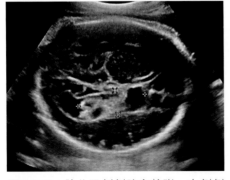
图 9-2-72 胎儿双侧侧脑室扩张，右侧侧脑室内见混合回声团

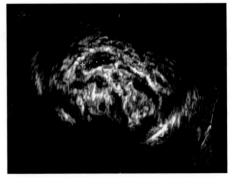
图 9-2-73 胎儿颅脑三维正中矢状切面显示胼胝体较短，压部显示不清

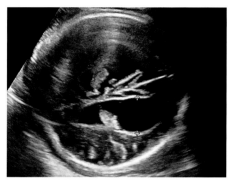

图 9-2-74　胎儿双侧侧脑室明显扩张，较
上次检查明显扩张

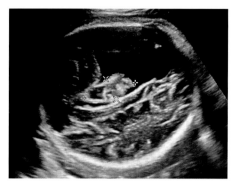

图 9-2-75　右侧侧脑室内见一混合回声团
块，较上次检查稍缩小

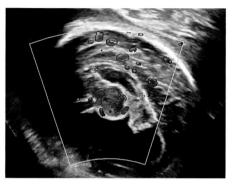

图 9-2-76　经阴道胎儿颅脑矢状切面胼胝
体压部未见显示

※MRI 检查图像

轴位显示胎儿双侧侧脑室扩张，右侧侧脑室内见不规则高回声信号；矢状位显示右侧侧
脑室内高低不等混杂信号；正中矢状切面胼胝体压部显示不清（图 9-2-77 ~ 图 9-2-79）。

※MRI 提示

胎儿双侧侧脑室扩张并右侧侧脑室内出血，胼胝体压部缺失。

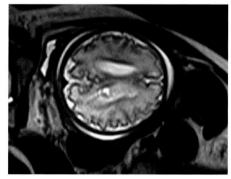

图 9-2-77　胎儿双侧侧脑室扩张，右侧侧
脑室内见不规则高回声信号

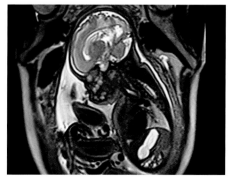

图 9-2-78　矢状位显示右侧侧脑室内高低
不等混杂信号

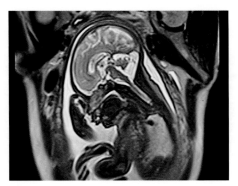

图 9-2-79　正中矢状切面胼胝体压部显示不清

※ 引产结果

引产后尸解见右侧侧脑室内出血灶，胼胝体压部缺失（图 9-2-80）。

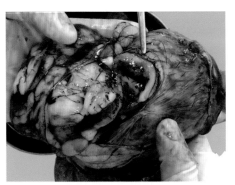

图 9-2-80　引产后尸解见右侧侧脑室内出血灶，胼胝体压部缺失

※ 最终诊断

胎儿双侧侧脑室扩张并右侧侧脑室内出血，胼胝体压部缺失。

病 例 2

※ 病史

患者女性，35 岁，孕 22$^+$ 周，G2P1。孕妇既往无不良孕产史，孕期无糖尿病，高血压及心脏病等妊娠并发症。来我院进行中孕期胎儿三维系统超声筛查。

※ 体格检查

无特殊。

※ **超声图像**

孕 22 周扫查显示：

◆ 胎儿颅脑斜冠状切面及旁矢状面：胎儿小脑幕下、后颅窝池至上矢状窦处见无回声区，范围约 46mm×37mm，内可见细小点状回声及几个高回声团，较大一个 15mm×8mm。彩色多普勒于无回声区内未见明显血流信号；

◆ 胎儿小脑及侧脑室切面：小脑及侧脑室未见明显异常；

◆ 胎儿颅脑三维多平面模式：C 平面显示小脑幕下后颅窝池及上矢状窦处无回声区（图 9-2-81 ~ 图 9-2-85）。

※ **超声提示**

胎儿后颅窝池及上矢状窦内异常声像，考虑出血及血栓形成可能，建议进一步产前诊断咨询及胎儿颅脑 MRI 检查。

超声检查后第二天晚上，孕妇自觉无胎动，来我院急诊彩超检查，胎儿已无心跳，考虑胎死宫内。

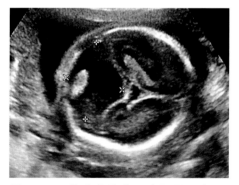

图 9-2-81　胎儿小脑幕下内见无回声区，内见细小点状回声及高回声团

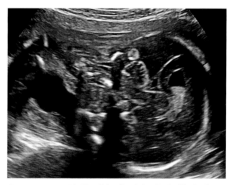

图 9-2-82　胎儿后颅窝池与上矢状窦处见无回声区，内见细密点状回声及高回声团

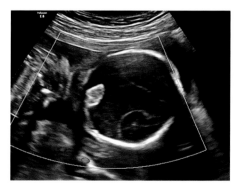

图 9-2-83　小脑幕下无回声区内未见明显血流信号

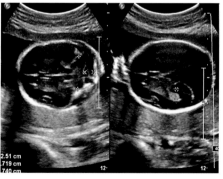

图 9-2-84　胎儿小脑及侧脑室未见明显异常

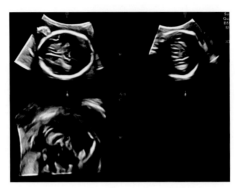

图 9-2-85　胎儿颅脑三维多平面模式显示小脑幕下后颅窝池及上矢状窦处无回声区

※ 引产后 MRI 检查图像

引产后行颅脑 MRI 检查，显示后颅窝池及上矢状窦内无回声及其内多个高回声团，考虑颅内出血（图 9-2-86）。

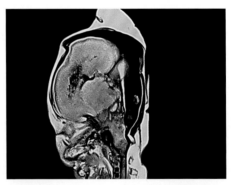

图 9-2-86　引产后 MR 显示后颅窝池及上矢状窦内出血

※ 最终诊断

胎儿颅内出血。

病 例 3

本病例由广西河池市妇幼保健院、妇女儿童医院超声科温燕萍医生提供。

※ 病史

患者女性，17 岁，孕 25$^+$ 周，G1P0。妊娠 13$^+$ 周超声检查未见异常，神经管筛查低风险，妊娠 25$^+$ 周行系统彩超检查。

※ **体格检查**

无特殊。

※ **超声图像**

孕 25 周扫查显示：

◆ 胎儿颅脑横切面：左侧大脑半球实质内见大片异常回声区，范围约 74mm×68mm×71mm，其内见云雾状回声及不规则稍强回声，脑中线向右侧移位，丘脑显示欠清，脑沟脑回消失，右侧侧脑室扩张约 15mm；

◆ 胎儿小脑横切面：小脑半球受压（图 9-2-87，图 9-2-88）。

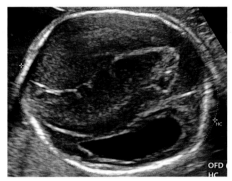

图 9-2-87　左侧大脑半球实质内见大片异常回声区，其内见云雾状回声及不规则稍强回声，脑中线向右侧移位

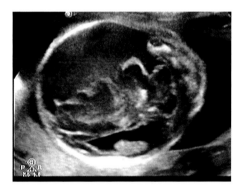

图 9-2-88　小脑半球受压

※ **超声提示**

胎儿左侧大脑半球内异常声像，考虑颅内出血可能。

※**MRI 图像**

胎儿颅内左侧大脑可见巨大不规则团块影，边界清楚，大小约 68.3mm×74.5mm×63.8mm，T2WI 呈均匀等低信号，局部呈高信号，DWI 及 ADC 均呈低信号，双侧大脑半球脑实质体积较小，小脑半球受压下移，脑干未见异常；脑实质结构紊乱，细微结构显示不清，大脑皮层未见明显脑沟形成，胼胝体形态观察不清，透明隔间腔隐约可见，右侧侧脑室明显扩张，增宽约 19.9mm，左侧脑室受压显示不清；小脑蚓部显示不清，中线结构左移。

※**MRI 提示**

胎儿颅内左侧大脑半球巨大异常信号影：考虑脑损伤（重度硬膜下积液 / 积血可能），合并脑疝形成，请结合临床。右侧侧脑室扩张。

※ 引产结果

引产后尸解证实为颅内硬膜下积血（图 9-2-89）。

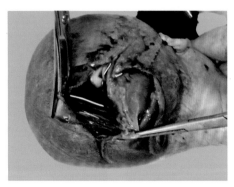

图 9-2-89　引产后尸解证实为颅内硬膜下积血

※ 最终诊断

胎儿颅内出血。

※ 鉴别诊断

胎儿颅内出血主要与颅内肿瘤、颅内蛛网膜囊肿、脉络膜丛囊肿及 Galen 静脉瘤等囊性包块等相鉴别。

（1）颅内肿瘤：胎儿颅内出血早期凝血块呈高回声，主要与颅内肿瘤相鉴别，颅内肿瘤边界较清，形态较规整，超声检查病灶内常可探及明显血流信号；而颅内出血病灶形态常不规则，内无血流信号。

（2）颅内蛛网膜囊肿、脉络膜丛囊肿及 Galen 静脉瘤等囊性包块：胎儿颅内出血液化溶解期呈囊性改变，主要与颅内蛛网膜囊肿、脉络膜丛囊肿及 Galen 静脉瘤等囊性包块相鉴别，蛛网膜囊肿位于脑表面脑裂及脑池部，不累及脑实质；脉络膜丛囊肿多于孕 14 ~ 24 周发现，位于侧脑室脉络膜丛内，边界清，壁薄，90% 以上胎儿脉络丛囊肿在妊娠 26 周以后消失，仅少数呈进行性增大；Galen 静脉瘤是由于动静脉短路，使高流量的动脉血通过动静脉之间的瘘管直接冲击大脑大静脉，或后天的因素硬膜静脉窦狭窄、闭塞、缺如，造成流出道梗阻，使大脑大静脉瘤样扩张，囊性结构内可见彩色血流充盈，其内可探及高速低阻血流频谱可资诊断。

※ 分析讨论

胎儿颅内出血（intracranial hemorrhage，ICH）是指胎儿期因缺血缺氧等原因导致的胎儿出血性颅脑疾病，发病率为 0.5/1000 ~ 1/1000。发病原因可能与胎儿宫内感染（主要是巨细胞病毒和风疹病毒感染，少数为弓形虫感染）、母体受到外伤、胎儿先天性血管发育异常、孕妇凝血功能障碍、非免疫性水肿等有关，确切病因不完全清楚。Ghi 等对胎儿颅内出血进行分级诊断，Ⅰ级：出血仅限于室管膜区；Ⅱ级：明确的脑室内出血，但范围≤一侧侧脑室的 50%，且不伴脑室扩张或侧脑室后角扩张 < 15 mm；Ⅲ级：脑室内出血范围≥一侧侧脑室的 50% 或累及双侧脑室，脑室宽度≥ 15 mm；Ⅳ级：在Ⅰ、Ⅱ或Ⅲ级出血的基础上伴脑室周围实质内大范围出血。胎儿颅内出血多于中晚孕期发现，其发生机制可能与生发层的发育有关，30 ~ 32 周生发层基质主要集中在侧脑室近尾状核头部与丘脑交界处室管膜下区域，该区域对缺氧、感染、低血糖等因素极为敏感，故出血部位多发生于室管膜下或脑实质内，出血可导致颅内压突然升高、脑组织的破坏及围生期胎儿窒息。Ghi 等报道出血早期（新鲜出血期）为 3 ~ 8 d，超声表现呈高回声，后方无声影；出血 1 ~ 2 周后（部分液化期），出血区病灶演变为不均匀的混合性回声，超声表现为边缘回声增强，内部中心区呈无回声；1 个月后（完全液化期及溶解期），超声表现逐渐呈囊性改变，血凝块消失，显示脑实质的破坏。颅内出血的分级与临床预后相关，分级越高，脑损伤越严重，预后越差。Ⅲ~Ⅳ级颅内出血的胎儿宫内死亡率和出生后的神经系统后遗症发生率高达 80%，病例 2 在超声检查后第 2 天发生宫内死亡。

※ 经验教训

胎儿颅内出血最常见的部位是脑室及脑室周围室管膜下区域，因此侧脑室前角及其周边为观察出血的重要部位。另胎儿颅内出血常同时合并侧脑室不同程度扩张，因此对于侧脑室扩张的胎儿应仔细观察胎儿颅内结构、形态及大小，对异常回声进行多次扫查，仔细观察异常回声的超声声像特征。

※ 病例启示

超声医师需了解胎儿颅内出血的分级诊断，掌握不同时期颅内出血的声像图表现，有利于临床医生产前咨询提供帮助。对于颅内出血胎儿可进一步行 MRI 检查，MRI 对颅内出血具有很好的定位作用，还可有效地鉴别脑实质受损情况。

九、疑似胎儿单纯脑室扩张的胎儿胼胝体发育异常

病 例 1

※ 病史

患者女性，27 岁。G1P0，孕妇既往无不良孕产史，孕期无糖尿病、高血压及心脏病等妊娠并发症。孕 24 周外院彩超检查未见异常，孕 28 周彩超检查侧脑室增宽，孕 34 周来我院复查。

※ 体格检查

无特殊。

※ 超声图像

孕 34 周扫查显示：

◆ 胎儿丘脑平面及侧脑室平面：未见透明隔腔，双侧侧脑室增宽，左侧侧脑室宽约 17mm、右侧侧脑室宽约 13mm，侧脑室前角变窄，前角与体部与脑中线平行，后角增宽呈"泪滴"状，第三脑室扩张，宽约 4.6mm；

◆ 胎儿颅脑正中矢状切面：未见透明隔腔及胼胝体；

◆ 三维颅脑三维 TUI 正中矢状切面：未见透明隔腔及胼胝体（图 9-2-90 ～ 图 9-2-94）。

※ 超声提示

胎儿完全型胼胝体缺失。

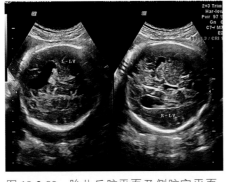

图 19-2-90　胎儿丘脑平面及侧脑室平面：未见透明隔腔，"泪滴"状侧脑室
L-LV—左侧侧脑室　R-LV—右侧侧脑室

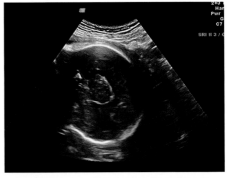

图 9-2-91　胎儿颅脑正中矢状切面：未见透明隔腔，未见胼胝体

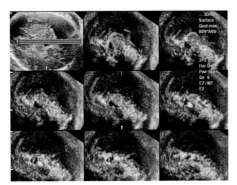

图 9-2-92　胎儿颅脑三维 TUI 正中矢状面：未见透明隔腔及胼胝体

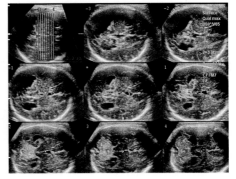

图 9-2-93　胎儿颅脑三维 TUI 横切面：未见透明隔腔、"泪滴"状侧脑室、第三脑室扩张

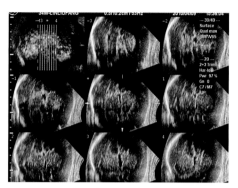

图 9-2-94　胎儿颅脑三维 TUI 冠状切面：未见透明隔腔、第三脑室扩张

※MRI 检查图像

胎儿孕 34 周胎儿颅脑 MRI 检查（图 9-2-95）。

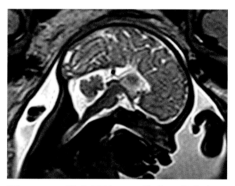

图 9-2-95　胎儿颅脑 MRI 检查：考虑先天性胼胝体、扣带回缺如

※MRI 提示

胎儿先天型胼胝体、扣带回缺如。

※ 最终诊断

胎儿完全型胼胝体缺失。

病 例 2

※ 病史

患者女性，36 岁，孕 31 周，G2P1。孕妇既往无不良孕产史，孕期无糖尿病，高血压及心脏病等妊娠并发症。孕 23 周外院彩超检查未见异常，孕 31 周彩超检查右侧侧脑室增宽来我院进一步检查。

※ **体格检查**

无特殊。

※ **超声图像**

孕 31 周扫查显示：

◆ 胎儿丘脑平面及侧脑室平面：未见透明隔腔，右侧侧脑室增宽约 14mm，左侧侧脑室宽约 8.3mm、双侧侧脑室前角变窄，前角与体部与脑中线平行，后角增宽呈"泪滴"状，第三脑室明显扩张上抬，宽约 10mm；

◆ 胎儿颅脑冠状切面：未见透明隔腔，第三脑室明显扩张上抬，未见胼胝体膝部，侧脑室前角呈"牛角征"；

◆ 二维颅脑正中矢状切面：未见透明隔腔及胼胝体，大脑内侧回呈辐射状排列；

◆ 彩色多普勒血流显像：未见胼胝体周围动脉，大脑前动脉发出分支径直向上走行（图 9-2-96 ~ 图 9-2-99）。

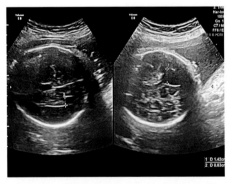

图 9-2-96 胎儿丘脑平面及侧脑室平面：未见透明隔腔，侧脑室呈"泪滴"状

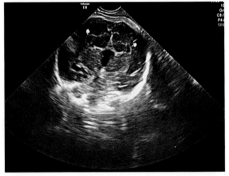

图 9-2-97 胎儿颅脑冠状切面：未见透明隔腔，第三脑室扩张上抬，侧脑室前角呈"牛角征"

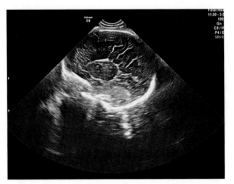

图 9-2-98 二维胎儿颅脑正中矢状切面：未见透明隔腔及胼胝体，大脑内侧回呈辐射状排列

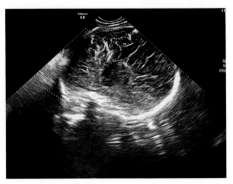

图 9-2-99 胎儿颅脑正中矢状切面：未见胼胝体周围动脉

※ 超声提示

胎儿完全型胼胝体缺失。

※ MRI 检查图像

胎儿孕 31 周胎儿颅脑 MRI 检查（图 9-2-100，图 9-2-101）。

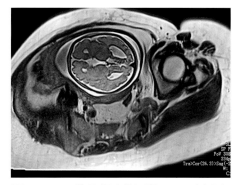

图 9-2-100　胎儿颅脑横切面 MRI：侧脑室前角与脑中线平行，右侧侧脑室后角扩张

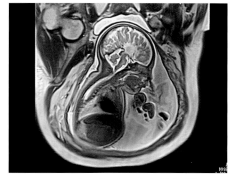

图 9-2-101　胎儿颅脑正中矢状切面 MRI：考虑先天性胼胝体、扣带回缺如，大脑内侧回呈辐射状排列

※ MRI 提示

胎儿先天性胼胝体缺失。

※ 最终诊断

胎儿完全型胼胝体缺失。

病 例 3

※ 病史

患者女性，患者 26 岁，孕 26 周，G1P0。孕妇既往无不良孕产史，孕期无糖尿病，高血压及心脏病等妊娠并发症，来我院行中孕晚期彩超检查。

※ 体格检查

无特殊。

※ 超声图像

孕 26 周扫查显示：

◆ 胎儿丘脑平面：透明隔腔欠清，形态异常，呈细长条状；

◆ 胎儿侧脑室平面：双侧侧脑室明显扩张，均约 18mm，双侧侧脑室前角变窄，前角与体部与脑中线平行，后角增宽呈"泪滴"状，第三脑室未见增宽，大脑纵裂增宽呈"三线征"；

◆ 胎儿颅脑正中矢状切面：可见细小透明隔腔，胼胝体膝部及部分体部可见，体部后部分及压部未见显示；

◆ 彩色多普勒血流显像：可见一小段胼胝体周围动脉，沿缺失处径直向上走行（图9-2-102～图9-2-105）。

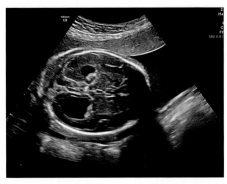

图9-2-102 胎儿丘脑平面：透明隔腔形态异常，呈细长条状

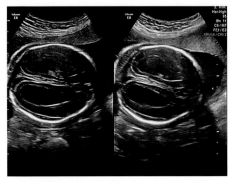

图9-2-103 胎儿侧脑室平面：双侧侧脑室明显扩张，"泪滴状"侧脑室，大脑纵裂增宽呈"三线征"

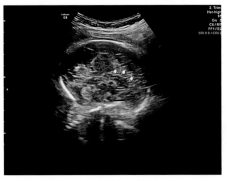

图9-2-104 胎儿颅脑正中矢状切面：胼胝体膝部及部分体部可见

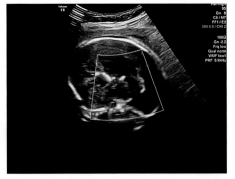

图9-2-105 CDFI：可见一小段胼胝体周围动脉，沿缺失处径直向上走行

※ **超声提示**

胎儿部分型胼胝体缺失。

※**MRI 检查图像**

胎儿孕 26 周胎儿颅脑 MRI 检查（图9-2-106，图9-2-107）。

※**MRI 提示**

胎儿部分型胼胝体缺失。

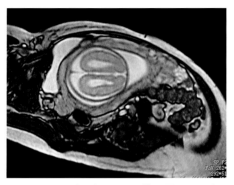

图 9-2-106　胎儿颅脑MRI横切面见"泪滴"状侧脑室并侧脑室扩张

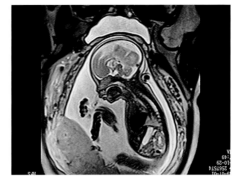

图 9-2-107　胎儿颅脑 MRI 矢状切面见胼胝体膝部及部分体部

※ 最终诊断

胎儿部分型胼胝体缺失。

病 例 4

※ 病史

患者女性，19 岁，孕 27 周，G1P0。孕妇既往无不良孕产史，孕期无糖尿病、高血压及心脏病等妊娠并发症，外院产前超声疑颅内出血来我院进一步检查。

※ 体格检查

无特殊。

※ 超声图像

孕 27 周扫查显示：

◆ 胎儿丘脑平面：大脑外侧裂处见团块状强回声，透明隔腔前上方见片状低回声；

◆ 胎儿侧脑室平面：双侧侧脑室轻度扩张，右侧约 13.3mm，左侧约 10.4mm，前额脑中线处见片状混合回声；

◆ 胎儿颅脑旁正中矢状切面：上矢状窦增宽，上矢状窦内见多个强回声团；

◆ 胎儿颅脑正中矢状切面：胼胝体可见，膝部及体部明显受压变薄，压部厚度正常，彩色多普勒显示胼胝体周围动脉可见，明显受压（图 9-2-108 ~ 图 9-2-112）。

※ 超声提示

胎儿大脑外侧裂及上矢状窦处出血并胼胝体受压发育不良。

※ 最终诊断

胎儿大脑外侧裂及上矢状窦处出血并胼胝体受压发育不良。

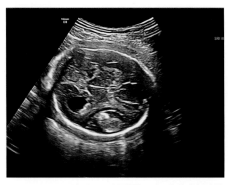

图 9-2-108　胎儿丘脑平面：大脑外侧裂处见团块状强回声，透明隔腔前上方见片状低回声

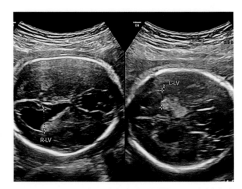

图 9-2-109　胎儿侧脑室平面：双侧侧脑室轻度扩张，前额脑中线处见异常混合回声区

R-LV—右侧侧脑室　L-LV—左侧侧脑室

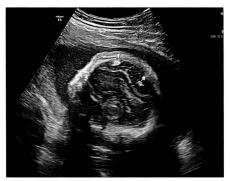

图 9-2-110　胎儿颅脑旁矢状切面：上矢状窦增宽，并见多个强回声团

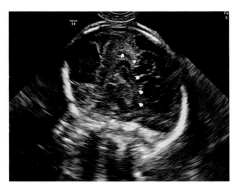

图 9-2-111　胎儿颅脑正中矢状切面：胼胝体可见，膝部及体部明显受压变薄，压部厚度正常

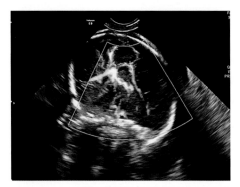

图 9-2-112　彩色多普勒显示胼胝体周围动脉可见，明显受压

病 例 5

※ **病史**

患者女性，31 岁，孕 37 周，G1P0。孕妇既往无不良孕产史，孕期无糖尿病，高血压及心脏病等妊娠并发症，外院晚孕彩超检查疑中线旁蛛网膜囊肿转诊至我院。

※ **体格检查**

无特殊。

※ **超声图像**

孕 37 周扫查显示：

◆ 胎儿丘脑平面：透明隔腔不清，中线旁左侧见一囊性暗区，边界清晰；

◆ 胎儿侧脑室平面：双侧侧脑室扩张，右侧宽约 14mm，左侧宽约 13mm，双侧侧脑室前角变窄，前角与体部与脑中线平行，后角增宽呈"泪滴"状；

◆ 三维胎儿颅脑正中矢状切面：未见透明隔腔，未见明显胼胝体显示（图 9-2-113 ~ 图 9-2-116）。

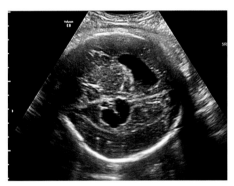

图 9-2-113 胎儿丘脑平面：脑中线旁左侧见囊性暗区

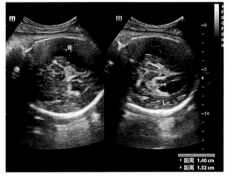

图 9-2-114 胎儿侧脑室平面：双侧侧脑室扩张

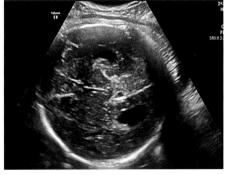

图 9-2-115 胎儿侧脑室平面："泪滴"状侧脑室

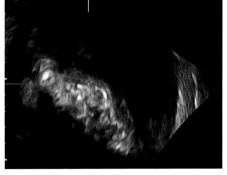

图 9-2-116 三维胎儿颅脑正中矢状切面：未见透明隔腔及胼胝体

※ **超声提示**

胎儿完全型胼胝体缺失并蛛网膜囊肿。

※**MRI 检查图像**

顺产一女婴，产后一天 MRI 检查（图 9-2-117 ~ 图 9-2-119）。

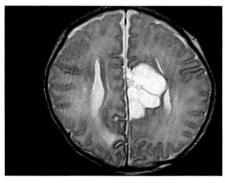

图 9-2-117　产后女婴颅脑横切面：左额顶交界镰旁囊状信号影，左侧侧脑室受压变形，病灶似与邻近脑沟相通，考虑左额顶交界皮层Ⅱ型脑裂可能

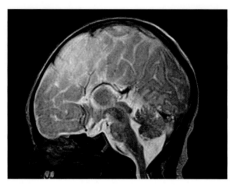

图 9-2-118　产后女婴颅脑正中矢状切面：完全型胼胝体缺失

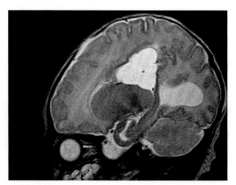

图 9-2-119　产后女婴颅脑旁正中矢状切面：左额顶交界镰旁囊状信号影

※**MRI 提示**

胎儿先天性胼胝体缺失。

※ **最终诊断**

胎儿完全性胼胝体缺失。

※ **鉴别诊断**

胎儿胼胝体缺失须与单纯脑室扩张相鉴别。

　　单纯脑室扩张：单纯侧脑室扩张无侧脑室前角变窄后角增宽呈"泪滴"状的特点，一般不会合并透明隔腔缺失。

　　完全型胼胝体缺失（CACC）与部分型胼胝体缺失（PACC）相鉴别：CACC在颅脑二维横切面上的诊断主要依靠以下间接征象：①透明隔腔缺失；②侧脑室前角、体部外展，与脑中线距离增宽，侧脑室前角变窄，后角扩张，呈"泪滴"状；③第三脑室扩张上抬；④大脑纵裂增宽被推开呈"三线征"。Pilu等证实CACC产前常规二维超声横切面三项特征中透明隔腔缺失率及泪滴状侧脑室显示率均为100%，第三脑室上抬发生率为51.4%，掌握这些诊断线索对于CACC的诊断有极大帮助。另外，CACC在颅脑冠状切面上的一些诊断线索往往被忽略，获得冠状切面上的线索对诊断也有重要帮助，冠状切面上有以下征象：①透明隔腔消失；②侧脑室前角处呈"牛角"征；③第三脑室呈"钻石"形或"三角"形；④胼胝体膝部未见显示。PACC二维间接征象隐匿，诊断难度大，PACC在颅脑二维横切面上的诊断线索如下：①透明隔腔形态异常或缺失；②侧脑室扩张/临界扩张或"泪滴状"侧脑室；③第三脑室扩张上移。在PACC中，透明隔腔形态异常较常见，表现为透明隔腔的横径大于前后径。据SHEN等报道，该组病例71例PACC中，56例透明隔腔能显示，其中19例（34%）有异常形状，即透明隔腔的横径大于前后径，因此认为透明隔腔形态异常为诊断PACC的一种间接征象。

※ 分析讨论

　　人类胼胝体发育过程较复杂，现有文献报道其最早发育的时间为孕8周，直至孕18~20周形成普遍所见的形态。胼胝体发育形成顺序依次为膝部、体部、压部和嘴部，故在胚胎20周前受到各种原因的损害均可引起胼胝体发育异常。Paul等根据胼胝体发育停滞的胚胎时期将其分为三类：

　　1. 完全性胼胝体缺失（complete agenesis of the corpus callosum，CACC）：胚胎早期胼胝体发育停滞造成，以先天性胼胝体完全缺失为主要表现，可伴或不伴胼胝体外发育异常；

　　2. 部分性胼胝体缺失（partical agenesis of the corpus callosum，PACC）：胚胎稍晚期受外界影响使胼胝体发育停滞，通常为部分性发育不全，主要是体部和压部缺失；

　　3. 胼胝体发育不良（hypoplasia of the corpus callosum，HCC）：孕晚期胼胝体形成后受外界因素影响其发育所致，胼胝体形态发育完全，长度正常但厚度相对较薄。

　　产前超声对CACC的研究报道较多，但针对PACC的则较少，PACC在普通人群中发生率为0.3%～0.7%，与CACC类似，但其预后并不比CACC好，Volpe报道其预后甚至更差。PACC二维间接征象隐匿，诊断难度大，因此，如何在产前胎儿颅脑常规筛查中发现诊断线索意义重大，透明隔腔形态异常为诊断PACC的一种间接征象。而产前诊断HCC非常困难，鲜有病例报道，病例4胎儿由于大脑外侧裂及上矢状窦处出血，导致胼胝体受压而发育不良。

病例 5 虽 MR 诊断完全型胼胝体缺失并 II 型脑裂，但有学者认为当囊肿位于中线上，且合并 ACC 时，首先应该考虑神经胶质室管膜囊肿的诊断。

※ 经验教训

胎儿颅脑二维横切面上的诊断线索能为诊断胼胝体发育异常提供帮助，但现实中常遇到只有一两个征象的情况，如只有透明隔消失，侧脑室扩张不明显或不扩张；或仅显示呈扁长形状的异常形态的透明隔腔等，当胎位为臀位且胎头距离腹壁较近时，可获得经腹二维正中矢状切面；当胎位为头位时，经阴道超声更易获得胎儿经前囟颅脑正中矢状切面，正中矢状切面上 CACC 表现为两条线状稍高回声间的弧形低回声薄带状结构消失；半环状胼周动脉走行缺失；部分病例扣带回结构消失。PACC 则表现为胼胝体弧形低回声带不完整，较短，大部分为胼胝体体部及压部缺失。胼周动脉半环状走行在胼胝体缺如处消失，而沿缺如处径直向上走行。经阴道超声可以获得头位胎儿胼胝体发育异常的直接征象，但在临床实践中多数患者及家属不接受孕期做阴式超声检查。三维超声的发展为超声诊断胎儿神经系统畸形提供了新的思路，可以选取最容易获得的胎头横切面来获取胎头容积数据，得到三个垂直平面，即横切面、冠状面和矢状面，最后通过旋转 X、Y、Z 轴得到显示胼胝体的正中矢状切面。虽然经颅脑横切面三维重建的胼胝体与透明隔腔可能无法完全区分，但其方便、快捷、对操作者经验依赖少，在无法获得二维正中矢状切面时仍是目前观察胎儿颅脑中线结构异常的好方法。

※ 病例启示

在胎儿胼胝体发育异常的超声诊断中，二维超声的诊断线索至关重要，辨别异常线索是诊断的关键。对于疑难病例，可通过三维超声的多种成像模式来进一步提高诊断率。

十、疑似胎儿严重的脑积水的胎儿全前脑

病 例 1

※ 病史

患者女性，31 岁，G2P1。孕妇既往无不良孕产史，无畸形胎儿分娩家族史。孕期无糖尿病，高血压及心脏病等妊娠并发症。因孕 26 周来我院进行中孕期胎儿三维超声系统筛查。

※ 体格检查

无特殊。

※ 超声图像

孕 26 周扫查显示：

◆ 胎儿颅脑横切面：未见脑中线及透明隔腔，脑室呈原始单一脑室，丘脑融合；

◆ 胎儿眼眶横切面：可见两个眼眶，眼距过近；

◆ 胎儿鼻唇冠状切面：鼻子为单鼻孔，未见鼻唇沟；

◆ 胎儿颜面部表面三维成像：眼距过近，单鼻孔，无鼻唇沟（图 9-2-120 ~ 图 9-2-123）。

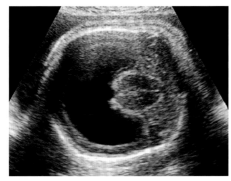

图 9-2-120　胎儿颅脑横切面：未见脑中线及透明隔腔，单一脑室，丘脑融合

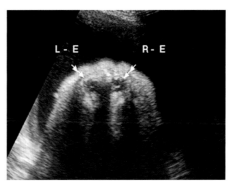

图 9-2-121　胎儿眼眶横切面：眼距过近
L-E—左眼　R-E—右眼

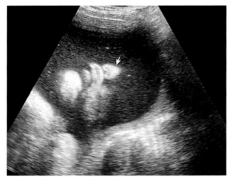

图 9-2-122　胎儿鼻唇冠状切面显示单鼻孔，未见鼻唇沟

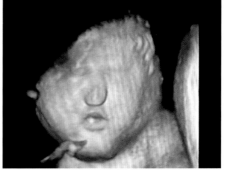

图 9-2-123　胎儿颜面部表面三维成像显示眼距过近，单鼻孔，无鼻唇沟

※ 超声提示

胎儿无叶全前脑并眼距过近，单鼻孔畸形。

※ 脐血染色体

胎儿脐血染色体未见异常。

※ 引产结果

胎儿尸检见大脑半球未分开，呈单一原始脑室（图 9-2-124）。

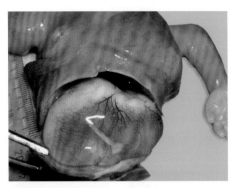

图 9-2-124　胎儿尸检见大脑半球未分开，
呈单一原始脑室

※ **最终诊断**

胎儿无叶全前脑并眼距过近，单鼻孔畸形。

病 例 2

※ **病史**

患者女性，38 岁，G2P1。孕妇既往无不良孕产史，无畸形胎儿分娩家族史。孕期无糖尿病，高血压及心脏病等妊娠并发症。因孕 24 周来我院进行中孕期胎儿三维超声系统筛查。

※ **体格检查**

无特殊。

※ **超声图像**

孕 24 周扫查显示：

◆ 胎儿颅脑横切面：未见脑中线及透明隔腔，丘脑融合，大脑半球在后侧分开；

◆ 胎儿颜面部矢状切面：未见正常外鼻，于眼眶上方见一无鼻孔长鼻，呈"喙鼻"畸形；

◆ 胎儿眼眶横切面：单一眼眶两眼球，呈"独眼"畸形（图 9-2-125 ～ 图 9-2-127）。

※ **超声提示**

胎儿半叶全前脑并独眼、喙鼻畸形。

※ **脐血染色体**

胎儿脐血染色体核型为 18- 三体。

※ **引产结果**

胎儿尸检见引产儿颜面部呈独眼、喙鼻畸形，无鼻唇沟（图 9-2-128 ～ 图 9-2-130）。

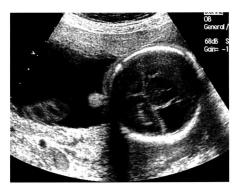

图 9-2-125　胎儿颅脑横切面未见脑中线及透明隔腔，丘脑融合，大脑半球在后侧分开

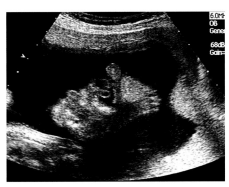

图 9-2-126　胎儿颜面部矢状切面未见正常外鼻，眼眶上方见"喙鼻"畸形

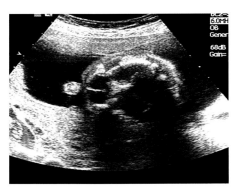

图 9-2-127　胎儿眼眶横切面呈独眼畸形

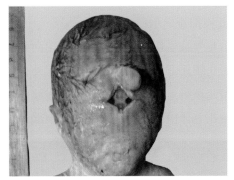

图 9-2-128　引产后颜面部呈独眼、喙鼻畸形，无鼻唇沟

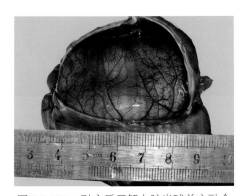

图 9-2-129　引产后尸解大脑半球前方融合

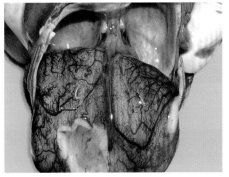

图 9-2-130　引产后尸解大脑半球侧脑室在后侧分开

※ 最终诊断

胎儿半叶全前脑并独眼、喙鼻畸形。

病 例 3

※ 病史

患者女性，27岁，G1P0，孕26周。孕妇既往无不良孕产史，无畸形胎儿分娩家族史。孕期无糖尿病，高血压及心脏病等妊娠并发症。因外院诊断唇腭裂及侧脑室扩张来我院行中孕Ⅲ级彩超检查。

※ 体格检查

无特殊。

※ 超声图像

孕26周扫查显示：

◆ 胎儿颅脑横切面：胎儿颅脑横切面侧脑室体部相通，前角及后角可见分开；

◆ 胎儿颜面部矢状切面：未见正常外鼻；

◆ 胎儿鼻唇冠状切面：上唇正中连续中断，见中央性唇裂；

◆ 胎儿上牙槽横切面：上牙槽骨中部连续中断，见中央性腭裂（图9-2-131～图9-2-134）。

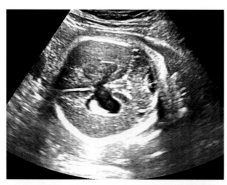

图9-2-131 胎儿颅脑横切面显示侧脑室体部相通融合，前角及后角分开

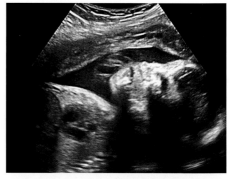

图9-2-132 胎儿颜面部矢状切面未见正常外鼻

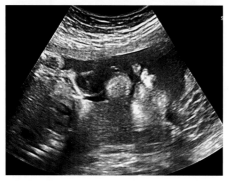

图9-2-133 胎儿鼻唇冠状切面：见中央性唇裂

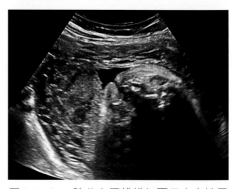

图9-2-134 胎儿上牙槽横切面见中央性唇腭裂

※ 超声提示

胎儿中间变异型全前脑。

※ 脐血染色体

胎儿脐血染色体未见异常。

※ 引产结果

胎儿尸检见引产儿外鼻扁平，中央性唇腭裂（图 9-2-135）。

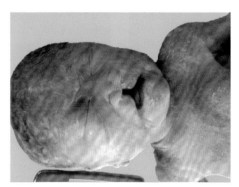

图 9-2-135 引产后大体可见外鼻扁平，中央性唇腭裂

※ 最终诊断

胎儿中间变异型全前脑。

病 例 4

※ 病史

患者女性，33 岁，G2P1。孕妇既往无不良孕产史，无畸形胎儿分娩家族史。孕期无糖尿病，高血压及心脏病等妊娠并发症。因孕 24 周来我院行中孕Ⅲ级彩超检查。

※ 体格检查

无特殊。

※ 超声图像

孕 26 周扫查显示：

◆ 胎儿丘脑平面：未见透明隔腔，侧脑室前角相通；

◆ 胎儿侧脑室平面：双侧侧脑室轻度扩张，右侧约 15.6mm，左侧约 14.8mm；

- 胎儿颅脑冠状切面：双侧侧脑室前角相通，未见透明隔腔及胼胝体膝部，侧脑室前角及大脑穹窿在中央融合；
- 经阴道胎儿颅脑正中矢状切面：未见明显胼胝体及透明隔腔，矢状面上的无回声区为扩张的侧脑室，侧脑室上方显示部分扣带回回声，彩色多普勒显示大脑半球间的融合较前，大脑前动脉的分支蛇形走行于大脑表面（图9-2-136～图9-2-140）。

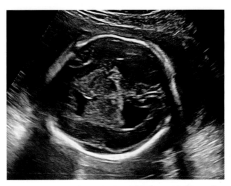

图 9-2-136　胎儿丘脑平面未见透明隔腔，侧脑室前角相通

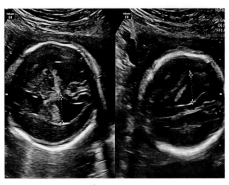

图 9-2-137　胎儿侧脑室平面双侧侧脑室扩张

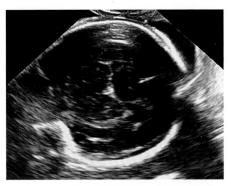

图 9-2-138　胎儿颅脑冠状切面示双侧侧脑室前角相通，未见透明隔腔及胼胝体膝部，侧脑室前角及大脑穹窿在中央融合

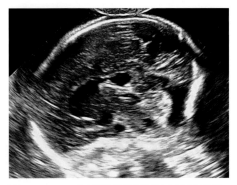

图 9-2-139　未见明显胼胝体及透明隔腔，矢状面上的无回声区为扩张的侧脑室，侧脑室上方显示部分扣带回回声

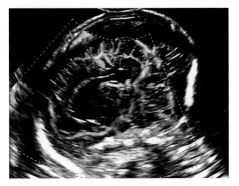

图 9-2-140　大脑半球间的融合较前，大脑前动脉的分支蛇形走行于大脑表面

※ **超声提示**

胎儿颅内异常声像，考虑叶状全前脑可能，胼胝体缺失，双侧侧脑室扩张，建议进一步产前诊断咨询及胎儿颅脑 MRI 检查。

※**MRI 检查**

胎儿颅脑 MRI：

①横切面见侧脑室前角相通，未见透明隔腔；②冠状切面见侧脑室前角相通，未见透明隔腔及胼胝体膝部；③矢状切面见扩张的侧脑室及其上方的扣带回结构。（图 9-2-141 ～图 9-2-143）。

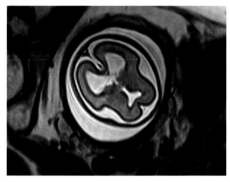 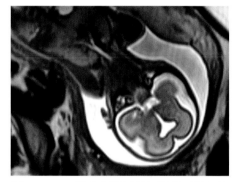

图 9-2-141　胎儿颅脑横切面见侧脑室前角相通，未见透明隔腔，后角扩张　　图 9-2-142　胎儿颅脑冠状切面见侧脑室前角相通，未见透明隔腔及胼胝体膝部

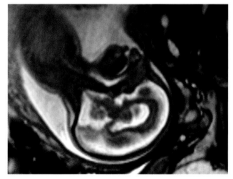

图 9-2-143　胎儿颅脑矢状切面见扩张的侧脑室及其上方的部分扣带回结构

※**MRI 提示**

胎儿侧脑室前角相通，未见透明隔腔及胼胝体。

※ **染色体检查**

脐血染色体未见异常。

※ 最终诊断

胎儿叶状全前脑，胼胝体缺失，双侧侧脑室扩张。

※ 鉴别诊断

胎儿全前脑须与胎儿严重脑积水、水脑畸形、透明隔缺如及视隔发育不良相鉴别。

1. 严重的脑积水和水脑畸形：无叶型前脑无裂畸形易与严重的脑积水和水脑畸形相混淆，但后两者均无特殊的颜面部异常改变，而且严重脑积水的声像图特征是可见到脑中线漂浮，丘脑不仅不融合，反而因第三脑室的扩张而分开，水脑畸形在声像图上常不能显示大脑皮层组织的回声。

2. 透明隔缺如及视隔发育不良：叶型全前脑主要跟透明隔缺如及视隔发育不良难以鉴别，三者都呈现侧脑室前角相通，叶型全前脑冠状切面大脑穹窿在中央部位融合，形成一厚束穿行在脑室底部可资鉴别诊断。

※ 分析讨论

胎儿全前脑（又称前脑无裂畸形）是一种少见的前脑及颜面部发育畸形，是由于胚胎期前脑不分裂或不完全分裂所导致。临床上根据前脑分裂的程度将其分为4型：无叶型、半叶型、中间变异型及叶型。无叶型是畸形程度最严重的一型，是指大脑半球完全融合无分裂，仅存单一原始脑室，丘脑融合，大脑镰、胼胝体、视束及嗅球等中线结构缺如；半叶型畸形程度较轻，前脑后侧部分分裂，但仍只有单一脑室，丘脑融合或部分融合，在无叶型及半叶型全前脑胎儿，脑室顶部的脉络组织会在脑组织表面和颅骨之间形成不同大小的囊肿，称为背侧囊肿；中间变异型全前脑主要是在侧脑室体部发生融合，而前角及后角发育正常；叶型是畸形程度最轻的一型，大脑半球裂隙在前后方形成良好，畸形范围可以仅仅是透明隔或胼胝体缺如，侧脑室的前角部在正中融合，呈方形，产前很难做出诊断。无叶型及半叶型全前脑大部分合并颜面部畸形，McGahan将前脑无裂畸形胎儿的颜面部畸形分为4型：①独眼畸形以单眼眶为特征；②头发育不全型畸形有2个眼眶，眼距小，喙状鼻在眼的上方或无鼻；③猴头畸形有2个眼眶，眼距小，单鼻孔；④中央性或外侧唇腭裂。中间变异型及叶型很少合并颜面部畸形。无叶及半叶全前脑预后极差，胎儿产后即刻死亡或一年内死亡，一旦产前诊断，任何孕周都应终止妊娠。

产前超声诊断无叶及半叶全前脑主要根据单一脑室，容易获得诊断；中间变异型的超声特征是侧脑室前角及后角发育相对完整，只是中间部位的融合，且透明隔腔缺失；叶型全前脑产前超声很难诊断，主要跟透明隔缺如及视隔发育不良难以鉴别，叶型全前脑冠状切面大脑穹窿在中央部位融合，形成一厚束穿行在脑室底部可供诊断。

※ 经验教训

超声医生对于无叶及半叶型全前脑都有较深的认识，而中间变异型则没有引起关注，可能跟其发生率较少有关，充分认识其超声特点也不难做出诊断，较难诊断的还是叶型全前脑，产前超声无法准确判断视神经的发育，故很难做到精确诊断，可以在征求孕妇同意后经阴道超声检查获取胎儿颅脑各个切面的信息，尤其是冠状切面信息来提供帮助。

※ 病例启示

产前超声对胎儿无叶及半叶型全前脑畸形具有重要的诊断价值，该病特有的颅脑声像图特征及大多伴有颜面部畸形的特点有助于诊断。中间变异型全前脑只要认识其超声特点也可以做出诊断，叶型全前脑的诊断需结合产前胎儿颅脑 MRI 检查获取更多的诊断信息。

十一、疑似胎儿巨脑回的胎儿无脑回畸形

病 例 1

※ 病史

患者 19 岁。G1P0，孕 24⁺ 周，进行Ⅲ级胎儿系统筛查，临床初步诊断为"无脑回畸形并完全性胼胝体缺失"。

※ 体格检查

无特殊。

※ 超声图像

孕 24⁺ 周扫查显示：

胎儿侧脑室前角相通稍窄小，后角增宽呈近似泪滴状，双侧脑室增宽，大脑纵裂分离，胼胝体未见明显显示，大脑外侧裂未见显示，大脑半球表面较平滑（图 9-2-144，图 9-2-145）。

※ 超声提示

胎儿无脑回畸形并完全性胼胝体缺失。

※MRI 检查图像

胎儿两侧侧脑室分离平行，双侧侧脑室积水扩张，透明隔腔及胼胝体结构显示不清（图 9-2-146 ～ 图 9-2-148）。

※MRI 提示

胎儿无脑回畸形并完全性胼胝体缺失，脑积水。

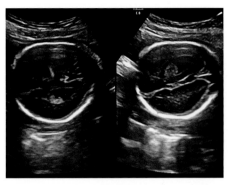

图 9-2-144 胎儿颅脑横断面显示：侧脑室前角相通稍窄小，后角增宽呈近似泪滴状，透明隔腔显示不清，大脑外侧裂未见显示，大脑半球表面较平滑

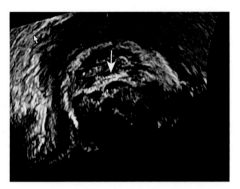

图 9-2-145 三维超声重建胎儿颅脑正中矢状面，胼胝体显示不清

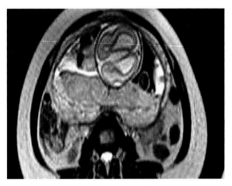

图 9-2-146 磁共振显示：双侧侧脑室扩张积水。脑沟回变浅，大脑半球呈"8"字形

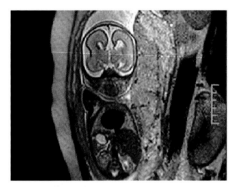

图 9-2-147 磁共振显示：双侧侧脑室扩张积水。脑沟回变浅，大脑半球呈"8"字形

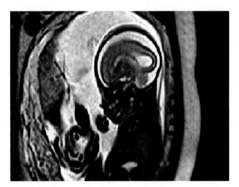

图 9-2-148 磁共振显示：未见明显透明隔腔及胼胝体

※ 最终诊断

胎儿无脑回畸形并完全性胼胝体缺失，脑积水。

病 例 2

※ 病史

患者 24 岁，G1P0，孕 27⁺ 周，外院发现：胎儿头围明显小于实际孕周，头围仅 21+ 周，故来我院复查。

※ 体格检查

无特殊。

※ 超声图像

孕 27 周扫查显示：

胎儿头部形状异常，双顶径、头围明显小于实际孕周，颅骨光环完整，脑中线居中，双侧丘脑可见，侧脑室未见明显扩张，后颅窝池增宽，小脑横径变小，被后颅窝池推开，小脑蚓部发育不良，呈蚯蚓状，小脑幕上抬，脑组织发育不良，矩状裂及外侧裂未显示，无脑沟脑回（图 9-2-149 ～ 图 9-2-151）。

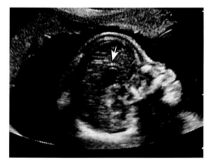

图 9-2-149　二维颅脑矢状面显示透明隔腔及胼胝体

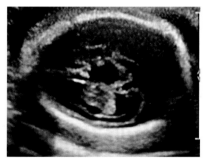

图 9-2-150　胎儿头部形状异常，双顶径、头围明显小于实际孕周，仅 21+ 周，双侧脑室稍宽，第三脑室扩张。脑组织发育不良，矩状裂及外侧裂未显示，无脑沟脑回

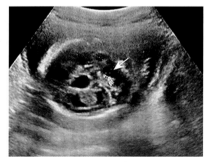

图 9-2-151　胎儿后颅窝池增宽，小脑横径变小，两侧小脑半球分开，小脑蚓部发育不良

※ **超声提示**

胎儿多发无脑回脑裂畸形，小头畸形，Dandy-Walker 畸形。

※ **随访追踪**

患者要求回当地医院终止妊娠，未进行 MRI 检查及尸检。

※ **最终诊断**

胎儿多发畸形：无脑回脑裂畸形，小头畸形，Dandy-Walker 畸形。

病例 3

※ **病史**

患者 31 岁，G2P1，孕 24+ 周，因胎儿"脑积水"来我院就诊。

※ **体格检查**

无特殊。

※ **超声图像**

孕 24 周扫查显示：

胎儿脑中线居中，双侧侧脑室扩张，第三脑室扩张，大脑皮层表面较平滑，大脑外侧裂较低平。小脑横径小，小脑下蚓部与后颅窝池及第四脑室相通（图 9-2-152，图 9-2-153）。

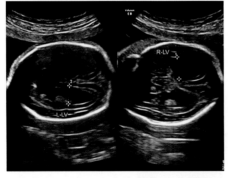
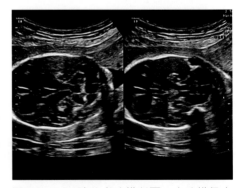

图 9-2-152　胎儿脑中线居中，双侧侧脑室扩张，右侧宽约 16.0mm，左侧宽约 13.0mm。胎儿头围及双顶径仅 21+ 周，小于实际孕周 24 周
L-LV—左侧侧脑室　R-LV—右侧侧脑室

图 9-2-153　胎儿小脑横断面：小脑横径小于实际孕周，小脑下蚓部与后颅窝池及第四脑室相通

※ **超声提示**

胎儿颅内异常声像改变，考虑无脑回畸形并脑积水及小脑发育不良可能。

※MRI 检查图像

考虑胎儿无脑回畸形并脑积水，小脑发育不良可能（图 9-2-154，图 9-2-155）。

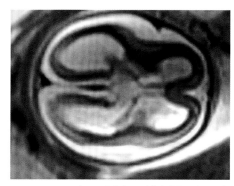 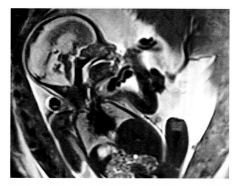

图 9-2-154 胎儿磁共振：横断面：大脑皮质与髓质之间光滑无交错，大脑半球轮廓呈"8"字形，双侧侧脑室增宽；矢状面：小脑较小，考虑发育不良可能

图 9-2-155 胎儿磁共振：横断面：大脑皮质与髓质之间光滑无交错，大脑半球轮廓呈"8"字形，双侧侧脑室增宽；矢状面：小脑较小，考虑发育不良可能

※MRI 提示

胎儿无脑回畸形、脑积水、小脑发育不良可能。

※ 最终诊断

胎儿无脑回畸形、脑积水、小脑发育不良。

※ 鉴别诊断

胎儿无脑回畸形需要与巨脑回畸形相鉴别：

1. 与巨脑回畸形鉴别：脑回扁平宽大，脑沟浅小，灰白质交界处光滑，脑室扩大；

2. 无脑回与巨脑回畸形并存：顶枕叶表现为无脑回，额颞叶表现为巨脑回。

※ 分析讨论

胎儿无脑回畸形又称光滑脑，属于神经元移行异常疾病，胎儿神经元移行异常发生在孕 12 ～ 16 周，由于脑回不发育，灰白质交界处手指交叉状表现消失，并根据发生的时间和严重程度分为：无脑回畸形、巨脑回畸形、脑裂、脑灰白质异位、多小脑畸形、半巨脑回等畸形，可单独存在或联合出现。

无脑回畸形的超声表现：外侧裂变浅，脑表面脑回数目减少或消失，呈光滑状，两侧大脑半球轮廓呈椭圆形或"8"字形。侧脑室壁不光滑，呈波浪样改变。无脑回畸形的磁共振表现：脑皮质明显增厚，脑白质树枝状突起消失，脑皮质与髓质之间光滑无交错。两侧大脑半球轮廓呈"8"字形。

无脑回畸形除了通过脑回的特征诊断以外，还可以结合其他征象进行辅助诊断。据文献报道：常合并脑积水（脑室扩张）、小头畸形、脑裂畸形、脑中线结构发育不良（如胼胝体发育不全、小脑发育异常）等疾病。

无脑回畸形分三型：Ⅰ型为典型无脑回，脑表面光滑，缺少脑沟、脑回，多同时伴有巨脑回。此型无脑回具有小头畸形和/或面部形态异常，常见的面部形态异常有高额、小下颌、低耳位、鼻梁塌、眼距宽、前额后倾等。Ⅱ型也称"鹅卵石样无脑回"，脑表面光滑伴结节状，像铺了鹅卵石的道路，为一种复杂的脑畸形，包括鹅卵石样皮质、白质异常、脑室扩大、脑干及小脑萎缩及小脑多小脑回等。此型常与 Walker-Warburg 综合征、肌 - 眼 - 脑病和福山型先天性肌营养不良等常染色体隐性遗传疾病有关，常合并胼胝体发育不良、小脑发育不良及 Dandy-Walker 畸形等。Ⅲ型为孤立性无脑回畸形，与染色体上基因突变有关。

※ 经验教训

当发现胎儿颅脑结构存在异常时，建议采用经腹结合经阴道，二维结合三维超声的检查方法。

※ 病例启示

当发现胎儿大脑半球表面光滑、宽大扁平的脑回、浅小的脑沟、大脑半球形状"8"字形，同时存在脑积水、小头畸形、脑中线结构异常时，应考虑是无脑回 - 巨脑回畸形。

十二、疑似胎儿纯颈段脊柱裂的胎儿枕骨裂露脑畸形

病 例 1

※ 病史

患者女性，29 岁，孕 12 周，G1P0。孕妇既往无不良孕产史，无畸形胎儿分娩家族史。孕期无糖尿病，高血压及心脏病等妊娠并发症。来我院进行中孕早期 11 ~ 13^{+4} 周 NT 筛查。

※ 体格检查

无特殊。

※ 超声图像

孕 12 周扫查显示：

◆ 胎儿颅脑横切面：脑中线及大脑半球可见，颈部见水囊瘤；

◆ 胎儿腹部横切面：脐轮处向外膨出一包块，可见腹膜，内部见肝脏样回声；

◆ 胎儿脊柱长轴切面：脊柱较短小，颈椎处较膨大，显示不清；

◆ 胎儿三维表面成像：形态固定，呈严重的头后屈及脊柱前凸，脐轮处见脐膨出包块（图 9-2-156 ~ 图 9-2-159）。

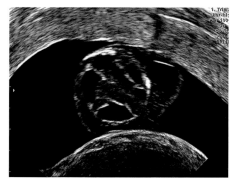

图 9-2-156 胎儿颅脑横切面见颈部水囊瘤

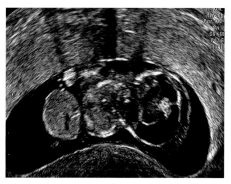

图 9-2-157 胎儿腹部横切面见脐膨出

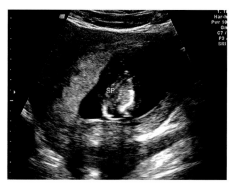

图 9-2-158 胎儿脊柱长轴切面脊柱较短小，颈椎处较膨大

SP—脊柱

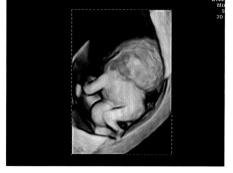

图 9-2-159 胎儿三维表面成像形态固定，呈严重的头后屈及脊柱前凸并脐膨出

※ **超声提示**

胎儿颈部水囊瘤、脐膨出并姿势异常。

※ **引产结果**

患儿引产后，大体标本见短缩的躯干，严重的头后屈及脊柱前凸，枕部皮肤与后背部融和，颏部与胸部相连，脐膨出，低位耳，背侧见颈段脊柱裂（图 9-2-160，图 9-2-161）。

※ **最终诊断**

胎儿枕骨裂露脑畸形。

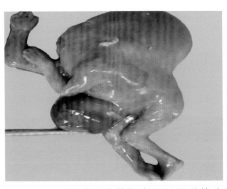 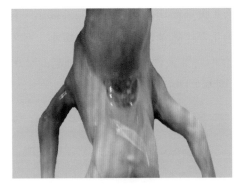

图 9-2-160　引产后大体标本显示严重的头后屈及脊柱前凸，脐膨出，低位耳　　　图 9-2-161　引产后大体标本显示颈段脊柱裂

病 例 2

※ 病史

患者女性，25 岁，孕 16 周，G1P0。孕妇既往无不良孕产史，无畸形胎儿分娩家族史。孕期无妊娠相关并发症。来我院进行中孕早期筛查。

※ 体格检查

无特殊。

※ 超声图像

孕 16 周扫查显示：

◆ 胎儿颅脑横切面：脑中线及大脑半球可见，颈部见水囊瘤；

◆ 胎儿头颈部冠状切面：颈段脊柱裂并颈部水囊瘤；

◆ 胎儿腹部长轴切面：脐轮处向外膨出一包块，可见腹膜，内部见肝脏及肠管样回声；

◆ 胎儿三维表面成像：形态固定，脐轮处见脐膨出包块；

◆ 胎儿三维骨骼模式：脊柱短缩，头后屈及脊柱前凸，颈段脊柱裂（图 9-2-162 ～图 9-2-167）。

※ 超声提示

胎儿颈部水囊瘤、颈段脊柱裂、脐膨出，头后屈及脊柱前凸，考虑枕骨裂露脑畸形可能。

※ 引产结果

患儿引产后，大体标本见短缩的躯干，头后屈及脊柱前凸，枕部皮肤与后背部融和，颈部与胸部相连，脐膨出，低位耳（图 9-2-168，图 9-2-169）。

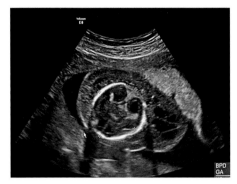

图 9-2-162　胎儿颅脑横切面见颈部水囊瘤

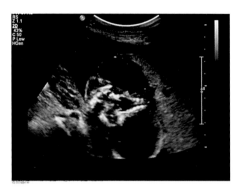

图 9-2-163　胎儿头颈部冠状切面：颈段脊柱裂并颈部水囊瘤

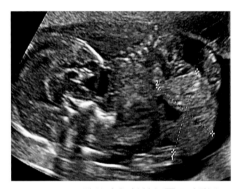

图 9-2-164　胎儿腹部长轴切面见脐膨出

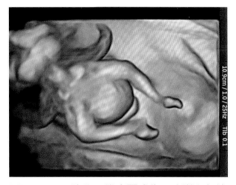

图 9-2-165　胎儿三维表面成像见脐膨出包块

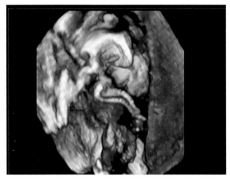

图 9-2-166　胎儿三维骨骼模式脊柱短缩，头后屈及脊柱前凸

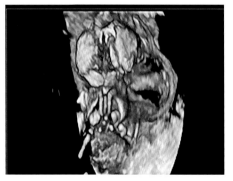

图 9-2-167　胎儿三维骨骼模式脊柱短缩，颈段脊柱裂

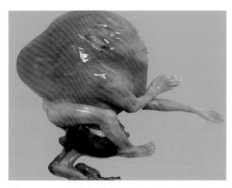 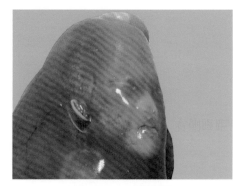

图 9-2-168　引产后见短缩的躯干，头后屈　　　　　图 9-2-169　低位耳
及脊柱前凸，脐膨出

※ 引产后三维 CT

引产后三维 CT 示：胎儿脊柱短缩，头后屈及脊柱前凸（图 9-2-170）。

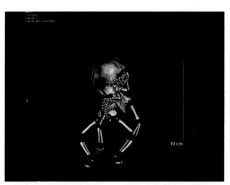

图 9-2-170　引产后三维 CT 胎儿脊柱短缩，
头后屈及脊柱前凸

※ 最终诊断

胎儿水囊瘤、颈段脊柱裂、脐膨出，头后屈及脊柱前凸，枕骨裂露脑畸形。

※ 鉴别诊断

胎儿枕骨裂露脑畸形需与单纯颈段脊柱裂相鉴别。

单纯颈段脊柱裂：颈段脊柱裂的典型声像表现为矢状面颈段椎弓骨化中心断裂、缺损，局部皮肤缺损，若有脊髓脊膜膨出或脊膜膨出则可见囊性包块突出皮肤表面，横切面见背侧椎弓骨化中心向两侧分开，呈"V"形或"U"形。冠状切面两条平行的椎弓骨化中心在裂开处异常膨大。单纯脊柱裂没有枕骨裂露脑畸形头后屈及脊柱前凸的典型表现。

※ 分析讨论

胎儿枕骨裂露脑畸形（iniencephaly）是一种罕见的神经管发育缺陷，畸形表现为枕骨及颈椎弓发育异常，脑组织自扩大的枕骨大孔脱垂，兼有严重的头后屈及脊柱前凸，面部后仰，常伴有脊柱裂。其预后差，绝大多数患儿于生后几小时内死亡。枕骨裂露脑畸形可有两种类型：较严重的一种为有孔的枕骨裂颅脑畸形，可发展为脑膨出；另一种无孔型，没有脑膨出。并发的畸形包括：无脑回畸形、脑膨出、脑积水、前脑无裂畸形、脊柱裂、独眼、单鼻孔、低位耳、唇腭裂、脐膨出、腹裂、膈疝、足内翻、先天性心脏病、泌尿生殖系畸形、胃肠道畸形及单脐动脉，并未发现染色体异常。该症活产儿发病率为 1∶850～1∶40000，女婴发病率为总发病率的 9 倍。典型的声像图特征包括：短缩的躯干，严重的头后屈及脊柱前凸，枕骨缺失或部分缺失，椎骨融合，脑膨出，枕部皮肤与后背部融和，颈部与胸部相连。

※ 经验教训

胎儿枕骨裂露脑畸形往往有典型的外在表现，即头后屈及脊柱前凸，面部后仰，可在中孕早期为超声所发现，但由于经常合并有颈部水囊瘤，容易掩盖枕骨及颈椎弓的发育异常，故在发现胎儿这种特殊异常姿势时，应进一步排除神经系统的问题。血清学筛查甲胎蛋白往往增高。

※ 病例启示

产前超声是诊断胎儿枕骨裂露脑畸形的重要方法，当发现胎儿独特的头后屈及脊柱前凸，面部后仰时，应仔细观察枕骨及颈椎弓的发育情况，并进一步排除有无脊柱裂及脑膨出，如有相关问题存在则诊断可成立。

十三、疑似胎儿颅缝早闭的胎儿小头畸形

病　例

※ 病史

患者女性，34 岁，孕 19^{+6} 周，G2P1。孕妇既往无不良孕产史，无畸形胎儿分娩家族史。孕期无糖尿病，高血压及心脏病等妊娠并发症。来我院进行中孕早期胎儿超声检查。

※ 体格检查

无特殊。

※ 超声图像

孕 19^{+6} 周扫查显示：

◆ 胎儿丘脑水平横切面：双顶径及头围生物测量为 15^+ 周，在同孕龄胎儿平均值 3 个标

准差以下，头颅形态异常，颅顶部小而尖，前额狭窄，枕部平坦，颅内结构显示不清，脑组织发育不良，颅缝可见；

◆ 颜面部正中矢状切面：前额狭小并向后倾斜，下颌后缩，鼻梁较低平；

◆ 三维表面模式重建胎儿颅面部：头小，与发育完整的面部不成比例；

◆ 三维骨骼模式重建胎儿颅骨：前囟呈窄缝状，几乎闭合；

◆ 三维表面模式重建胎儿双上肢：双手呈内勾状，姿势固定；

◆ 双足长轴切面：双足呈"摇椅足"样（图 9-2-171 ~ 图 9-2-176）。

※ 超声提示

胎儿颅脑异常声像，考虑小头畸形；双上肢姿势异常并固定；双侧摇椅足；建议进一步产前诊断咨询。

※CT 骨骼成像

胎儿 CT 骨骼成像模式冠状面显示胎儿前囟几乎闭合，矢状面显示胎儿颅脑后方后囟明显变窄（图 9-2-177，图 9-2-178）。

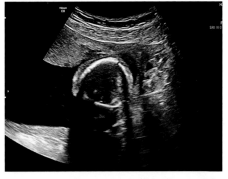

图 9-2-171　胎儿丘脑水平横切面，双顶径及头围生物测量在同孕龄平均值 3 个标准差以下，头颅形态异常，前额小而尖，枕部平坦，颅内结构不清，颅缝可见

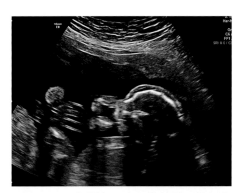

图 9-2-172　颜面部正中矢状切面，前额狭小并向后倾斜，下颌后缩，鼻梁低平

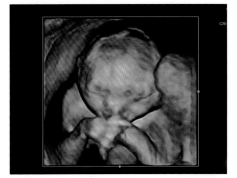

图 9-2-173　三维表面模式显示胎儿颅面部，头小，与发育完整的面部不成比例

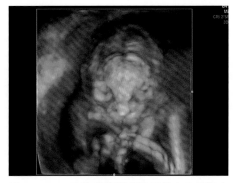

图 9-2-174　三维骨骼模式显示前囟几乎闭合

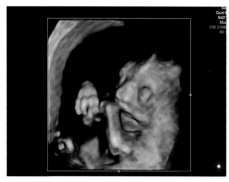

图 9-2-175　三维表面模式重建胎儿双上肢

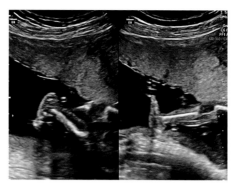

图 9-2-176　双足呈"摇椅足"

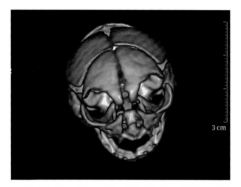

图 9-2-177　CT 骨骼成像模式，冠状面显示胎儿前囟几乎闭合

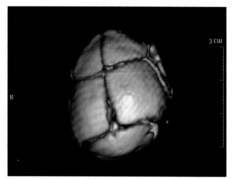

图 9-2-178　CT 骨骼成像模式，矢状面显示胎儿颅脑后方后囟明显变窄

※ 尸检所见

引产一女婴，头颅形态异常，小而平坦，与面部不成比例，双侧上肢姿势异常，呈钩状，姿势固定，双足呈"摇椅足"样（图 9-2-179，图 9-2-180）。

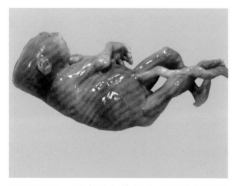

图 9-2-179　引产后大体标本显示头颅形态异常，小而平坦，与面部不成比例

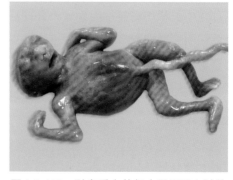

图 9-2-180　引产后大体标本显示双上肢钩状，双足呈"摇椅足"

※ 最终诊断

胎儿小头畸形。

※ 鉴别诊断

胎儿小头畸形须与颅缝早闭相鉴别。

颅缝早闭：颅缝早闭的产前超声表现：颅缝早闭是指一条或数条颅缝过早闭合所导致的头颅畸形，双顶径和头围测值虽低于同孕龄正常值，但未达到小头畸形的低于同孕周均值的3个标准差以上，三维骨骼模式显示胎儿颅缝变细变窄，前囟缩小或颅骨重叠，而小头畸形少见明显的颅缝狭窄征象。

※ 分析讨论

胎儿小头畸形（Microcephaly）是由于多种病因，包括环境和遗传因素所致疾病的一个症状，是脑发育不良的结果，发病原理可能与染色体畸形或基因突变有关，也可能与先天感染、接触X线或宫内缺氧有关，发生率约1/1000。自寨卡病毒爆发以来，很多研究均证实产妇感染寨卡病毒与胎儿病理性小头畸形及脑损伤有关。结合寨卡病毒检测可指导临床进行寨卡病毒相关胎儿小头畸形的产前检查及早期干预。小头畸形典型产前超声表现：头围小于同孕周均值的3个标准差或以上，头颅小而面部正常，因此头颅和面部比例失调，前额向后倾斜，头顶部小而尖，额与枕部平坦，脑发育差，大脑半球受影响的程度大于间脑及后颅窝结构，多合并有程度不等的颅内结构的异常，轻到侧脑室增宽，严重到无脑回、巨脑回畸形，前囟闭合早，少见明显的颅缝狭窄征象。小头畸形常伴有中重度智力低下和运动功能障碍，头围越小，智力障碍越严重。

本例患者产前超声检查于丘脑水平横切面显示：胎儿头颅形态异常，双顶径及头围生物测量低于同孕周均值的3个标准差以上，头顶部小而尖，颅内结构显示不清，脑组织发育不良。颜面部正中矢状切面显示前额狭小并向后倾斜，下颌后缩，鼻梁低平。三维头颅骨骼成像模式显示前囟明显变细变窄，三维超声能在二维超声诊断胎儿小头畸形的基础上提供更多头颅的诊断信息，其能直观、形象地显示小头畸形胎儿颅骨、前囟及后囟的立体形态，对诊断及评价小头畸形的预后，指导临床干预有不可忽视的作用，是二维超声检查的重要补充。

※ 经验教训

本例患者为小头畸形，产前超声检查观察到胎儿头围明显小于同孕龄胎儿4个标准差以上，头颅形态的异常及颅内结构异常，前囟明显变窄，由于胎位的关系未对后囟详细扫查。经验总结：当发现胎儿头围明显小于同孕龄胎儿3个标准差或以上时，要注意有无颅内结构异常，及颜面部异常，进一步使用三维超声骨骼模式对胎儿前囟及后囟进行观察，能直观、形象地显示前囟及后囟有无变窄，为明确诊断小头畸形提供重要依据。

小头畸形的鉴别诊断分析：观察头颅颅骨是否完整，排除脑膨出引起的头围缩小；另外，观察颅内的结构，排除颅内的病变，排除全前脑、无脑回、脑穿通等引起的头围缩小；三维超声骨骼模式观察胎儿颅缝，排除颅缝早闭引起的头围缩小；对胎儿全身结构进行观察，有无合并畸形。

※ 病例启示

超声是早期诊断胎儿小头畸形的重要方法，当发现胎儿头围明显小于同孕龄胎儿 3 个标准差或以上时，应进一步观察胎儿颅内的结构，脑组织发育的情况；如发现头颅和面部比例失调，前额向后倾斜时应考虑小头畸形。

（林　琪　佟　形）

第十章 胎儿颜面颈部疑难病例

第一节 胎儿颜面颈部超声检查概述

胎儿颜面颈部是产前超声检查的重要内容之一，颜面颈部畸形是一种体表畸形，一旦出生畸形就会表现出来，容易引起医疗纠纷，因此产前超声诊断要尽可能准确、可靠。目前，超声对胎儿颜面颈部常见畸形的检出率非常高，但对一些少见畸形仍然常有漏诊，例如胎儿外耳畸形和先天性白内障等。

完整的胎儿颜面部的观察应该涵盖整个胎儿颜面部，包括眼部、鼻、唇、耳、上、下颌骨等。二维超声能显示大部分胎儿颜面部畸形，而三维超声可将颜面部形态完整显示出来，图像更有立体感，是对二维超声的重要补充，可提供更多的诊断信息。

胎儿颜面颈部的扫查主要包括冠状面、矢状面及横切面扫查。

1.胎儿颜面部冠状面（图10-1-1）：观察观察鼻孔及上下唇回声有无连续性中断。

2.胎儿颜面部矢状面（图10-1-2）：观察有无鼻和鼻骨缺如及观察有无小下颌。

3.胎儿双眼横切面（图10-1-3）：观察有无眼部畸形及眼间距。

4.胎儿上牙槽骨横切面（图10-1-4）：观察有无牙槽突裂及腭裂。

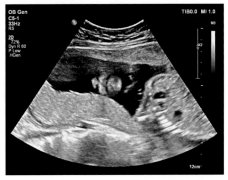

图 10-1-1 胎儿颜面部冠状面

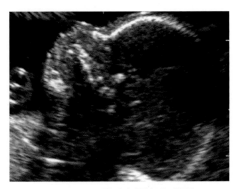

图 10-1-2 胎儿颜面部矢状面

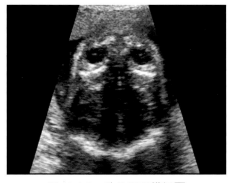

图 10-1-3 胎儿双眼横切面

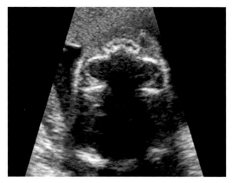

图 10-1-4 胎儿上牙槽骨横切面

5.胎儿外耳长轴切面（图 10-1-5）：观察有无外耳畸形。

6.胎儿颈部横切面（图 10-1-6）：观察有无颈部包块。

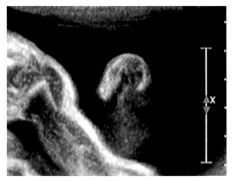

图 10-1-5 胎儿外耳矢状面

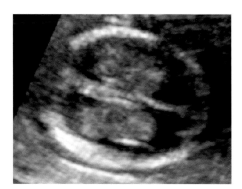

图 10-1-6 胎儿颈部横切面

第二节 疑难病例

一、疑似胎儿无眼畸形的胎儿小眼畸形

病 例

※ **病史**

患者女性，30 岁，孕 2 产 1，既往体健，孕期无服药史，夫妻双方无家族性遗传病史，因行常规中孕期系统筛查到我院就诊。

※ 体格检查

无特殊。

※ 超声图像

孕妇孕 22 周超声扫查显示：

胎儿双眼可显示，左侧眼距 7.5mm，晶状体隐约可见，眼球位置内缩；右侧眼距 11.7mm，晶状体可显示（图 10-2-1 ~ 图 10-2-3）。

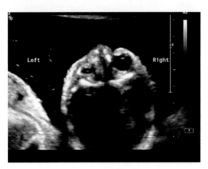 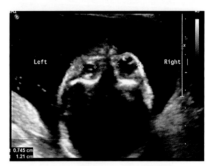

图 10-2-1　超声双眼横切面显示，左眼眶间距明显小于右眼　　图 10-2-2　超声双眼横切面显示，左眼隐约可见晶状体回声

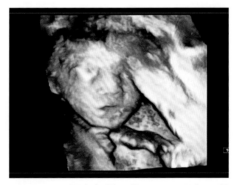

图 10-2-3　超声颜面三维显示双眼未见明显异常

※ 超声提示

胎儿左眼小眼畸形。

※ 引产结果

引产后超声显示左眼眼球明显小于右眼，晶状体可见，照片见左眼稍内陷，眼裂小（图 10-2-4 ~ 图 10-2-6）。

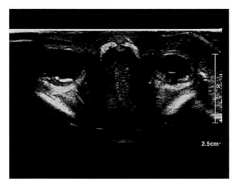 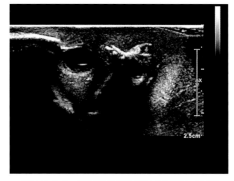

图 10-2-4　引产后超声显示双眼横切面　　　　图 10-2-5　引产后超声显示左眼矢状面

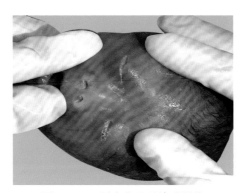

图 10-2-6　引产儿双眼外观照片

※ 最终诊断

胎儿左眼小眼畸形。

※ 鉴别诊断

胎儿小眼畸形需与无眼畸形相鉴别。

无眼畸形：主要表现为眼球、晶状体缺如，眼眶缩小或缺如，眼睑闭锁，眼区下陷，超声检查不能显示眼球及晶状体回声；小眼畸形有眼球及晶状体回声，只是体积变小。

※ 分析讨论

小眼畸形（Microphthalmia）是眼睛发育异常的一种，由于眼睛生长和发育停止引起。发病率 1/10000，与染色体异常和单基因遗传病密切相关。小眼畸形是孕妇接受电离辐射的最常见后果，孕 4～11 周是胎儿发生小眼畸形最敏感的阶段，孕 12 周后，眼睛相对不收射线的影响。母体 TORCH 感染也与小眼畸形相关。任何影响前脑发育的因素，如母体糖尿病、酒精摄入均有导致胎儿眼睛发育异常的风险。小眼畸形的主要特征是眼球及眼眶明显缩小，眼裂小。轻者眼球体积缩小，结构正常，晶状体存在，重者眼球明显缩小，白内障，玻璃体纤维增生等等。

超声测量眼距小于正常孕周预测值的第 5 百分位数时，应考虑小眼畸形，单侧小眼畸形表现为病变侧眼眶及眼球明显小于健侧，在双眼横切面上明显不对称，双侧小眼畸形表现为双侧眼眶、眼球明显缩小，此时眼内距增大，眼距缩小，眼内距大于眼距。轻度的小眼畸形孕期难以诊断。

孤立的小眼畸形通常是散发的，多发染色体异常、许多单基因遗传病与小眼畸形有关。

※ 经验教训

本例小眼畸形左眼眼距 7.5mm，右眼眼距 12mm，左眼明显小于右眼。引产后超声与宫内检查一致，并可清晰的显示晶状体，左眼眼球内陷。引产后照片示左眼眼裂明显小于右眼。

※ 病例启示

超声扫查双眼横切面时，双眼眼距、眼内距大致相等，如出现明显眼距缩小或眼内距增大时，应仔细观察眼内结构，内有晶状体为小眼畸形，无晶状体则为无眼畸形。小眼畸形后与中枢神经系统异常、染色体异常和单基因遗传病密切相关，常为多发畸形并存。

二、容易漏诊的胎儿小耳畸形

病 例

※ 病史

患者女性，24 岁，文员，孕期无服药史，夫妻双方无家族病遗传史，因行常规中孕期系统筛查到我院就诊。

※ 体格检查
无特殊。

※ 超声图像
孕妇孕 23 周超声扫查显示：

左耳耳郭切面形态正常，耳郭上下径 18mm，右耳耳郭似向前反折，上下径约 15mm（图 10-2-7 ~ 图 10-2-10）。

※ 超声提示
胎儿右耳异常声像图改变，考虑小耳畸形可能。

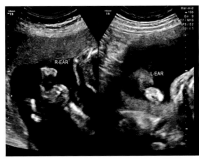
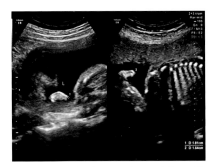

图 10-2-7　超声左耳耳郭切面形态正常，耳郭上下径 18mm，右耳耳郭似向前反折，上下径约 15mm

图 10-2-8　超声显示左耳形态正常（图左），右耳耳郭似可见向前反折

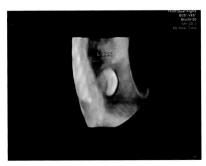
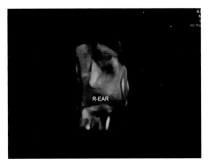

图 10-2-9　超声颜面三维显示左耳形态轮廓未见异常

图 10-2-10　超声颜面三维显示右耳形态异常

※ 引产结果

生产后肉眼可见右耳下段反折，外耳道闭锁（图 10-2-11）。

※ 最终诊断

胎儿右耳小耳畸形，外耳道闭锁。

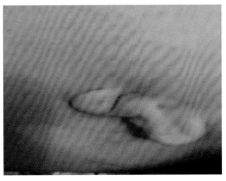

图 10-2-11　生产后肉眼可见右耳下段反折

※ 鉴别诊断

胎儿小耳畸形需与正常胎儿耳朵相鉴别。

※ 分析讨论

胎儿耳部畸形常见的有无耳畸形、小耳畸形及耳低位。小耳畸形表现为耳郭发育不全、形态异常，常伴外耳道闭锁及中耳畸形。

正常外耳的结构在矢状切面容易显示，呈"C 字"形，形似"？"，正常外耳道呈管状无回声，通常难以显示，对胎儿体位要求高，需胎儿耳朵贴近孕妇腹壁时才可能显示。小耳畸形表现为正常外耳结构的消失，代之为团状、点状或不规则软组织回声，常伴外耳道闭锁。

耳畸形常合并存在于许多综合征中，此病例不伴其他系统的结构畸形，超声表现一侧外耳耳郭稍小，形态似向前方折叠，出生后如上图所示，孕期检查时未考虑到小耳畸形常伴外耳道闭锁，未进行外耳道的扫查。

※ 经验教训

在超声扫查时，矢状面超声扫查脊柱颈段及上胸段时，探头向两侧偏移，可常规显示外耳的形态，如遇耳郭贴近子宫或胎盘时，可嘱孕妇侧身或活动片刻后再检查。

※ 病例启示

发现外耳形态异常时，应双侧对比，还要对外耳道进行扫查，避免外耳道闭锁的漏诊。详细的超声检查，能够更好地给孕妇进行产前咨询。

三、不容易诊断的胎儿唇腭裂

病 例 1

※ 病史

患者女性，25 岁，孕 2 产 1，职业：文员，因行胎儿 11 ～ 13^{+6} 周产前超声检查（NT）到我院就诊。

※ 体格检查

既往体健，无明显有害物质接触史。

※ 超声图像

孕妇孕 12 周超声扫查显示胎儿正中矢状切面 NT 增厚，胎儿上腭线、双侧上牙槽突连续中断（图 10-2-12 ～ 图 10-2-14）。

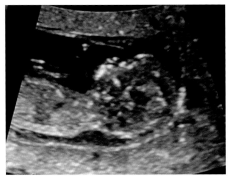

图 10-2-12 超声多次扫描显示鼻尖下方可见一点状强回声凸起，上腭腭线前段、中段连续中断

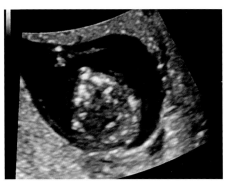

图 10-2-13 超声多次扫描显示胎儿上牙槽突轴平面双侧牙槽突可见连续中断

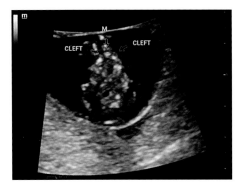

图 10-2-14 超声多次扫描显示胎儿双侧牙槽突可见连续中断

※ 超声提示

胎儿双侧唇腭裂。

※ 引产结果

肉眼可见引产儿双侧唇腭裂（图 10-2-15）。

※ 最终诊断

胎儿双侧唇腭裂。

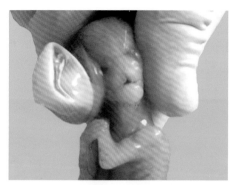

图 10-2-15　肉眼可见引产儿上唇、双侧上牙槽突连续性中断

病 例 2

※ 病史

患者女性，33 岁，孕 1 产 0，既往体健，夫妻均无家族遗传病史。

※ 超声图像

孕妇孕 12 周超声扫查显示胎儿颈部可见一囊性包块，范围大小约 27mm×17mm。胎儿上颌骨连续中断（图 10-2-16 ～ 图 10-2-18）。

※ 超声提示

胎儿双侧唇腭裂，胎儿颈部水囊瘤。

※ 引产结果

肉眼可见引产儿双侧腭裂（图 10-2-19）。

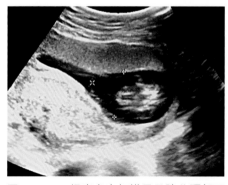

图 10-2-16　超声多次扫描显示胎儿颈部可见一囊性包块，范围大小约 27mm×17mm

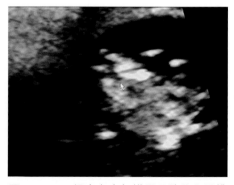

图 10-2-17　超声多次扫描显示胎儿上牙槽骨可见连续中断（箭头所示）

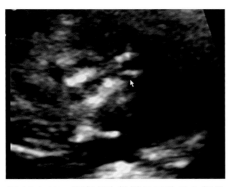

图 10-2-18　超声多次扫描显示胎儿上颌骨连续性中断

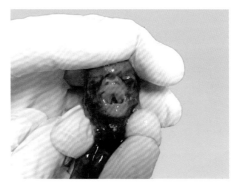

图 10-2-19　肉眼可见引产儿正中上腭、上牙槽突连续性中断

※ **最终诊断**

胎儿双侧腭裂，胎儿颈部水囊瘤。

病例 3

※ **病史**

患者女性，29 岁，孕 1 产 0，既往体健，夫妻均无家族遗传病史。因行胎儿中孕期筛查到我院就诊。

※ **超声图像**

孕妇孕 23 周超声检查正中矢状切面显示：鼻下方可见一团块状回声凸起，牙槽突轴平面可见双侧上唇及牙槽突裂，上腭连续中断，犁骨可显示。（图 10-2-20 ～ 图 10-2-24）。

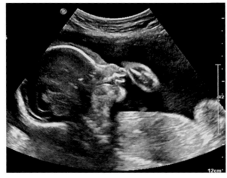

图 10-2-20　正中矢状切面显示上颌骨前突，位置高于鼻尖

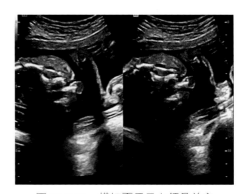

图 10-2-21　横切面显示上颌骨前突

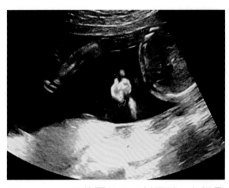

图 10-2-22　冠状面显示双侧唇裂，上颌骨前突

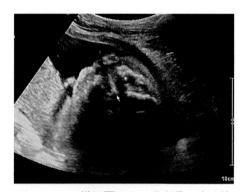

图 10-2-23　横切面显示正常犁骨回声（箭头所示），继发腭连续中断

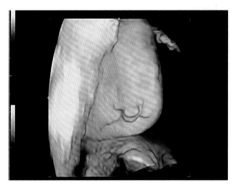

图 10-2-24　三维超声显示双侧唇腭裂（上颌骨前突）

※ **超声提示**

胎儿双侧完全性唇腭裂。

※ **引产结果**

肉眼可见引产儿双侧唇腭裂（图 10-2-25）。

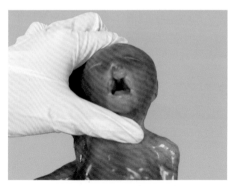

图 10-2-25　肉眼可见引产儿双侧唇腭裂，上颌骨前突

※ 最终诊断

胎儿双侧完全性唇腭裂。

病例4

※ 病史

患者女性，29岁，孕1产0，既往体健，夫妻均无家族遗传病史。因行孕23周系统超声筛查到我院就诊。

※ 超声图像

孕妇孕23周超声检查显示：胎儿左侧上唇连续中断，断端上缘至鼻根部，左侧上牙槽骨可见中断，胎儿鼻骨可显示（图10-2-26～图10-2-28）。

※ 超声提示

胎儿左侧完全性唇腭裂。

※ 引产结果

肉眼可见引产儿双侧唇腭裂（图10-2-29）。

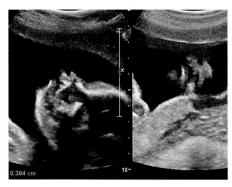

图10-2-26 冠状面显示单侧唇裂，左侧上唇连线中断

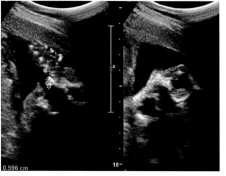

图10-2-27 横切面显示左侧上牙槽骨中断

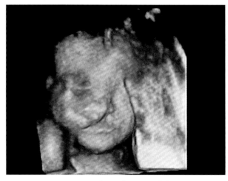

图10-2-28 三维超声显示左侧唇腭裂

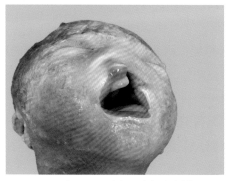

图10-2-29 肉眼可见引产儿左侧完全性唇腭裂

※ 最终诊断

胎儿单侧完全性唇腭裂。

※ 鉴别诊断

胎儿双侧唇腭裂需与面部畸胎瘤、上颌寄生胎及舌部巨大血管瘤等疾病相鉴别。

1. 面部畸胎瘤：胎儿面部最常见的肿瘤，主要表现为囊性或实质性包块，包块内部可见钙化强回声，后伴声影，常会破坏上颌骨，导致周边结构紊乱。双侧唇腭裂表现为颌骨前突，双侧牙槽突裂，但是周边结构清晰。

2. 上颌寄生胎：主要发生于蝶骨、硬腭、舌等部位。超声表现为肿块充满口腔及鼻腔，口呈极度张口状态，不能闭合。此病上牙槽突弓通常完整，而双侧唇腭裂上牙槽弓及继发腭连续中断。

3. 舌部巨大血管瘤，少见，内部回声常呈蜂窝状改变，彩色多普勒显示其内较丰富的血流信号。颌骨前突内可见强回声，无血流信号。

※ 分析讨论

唇裂及唇腭裂（Cleft lip with or without cleft palate）为胎儿最常见的颜面部畸形，其发病率为 0.15% ~ 0.20%。胎儿唇裂及唇腭裂主要是由于胚胎时期上颌突与鼻突融合障碍及外侧腭突、正中突融合障碍所致。大约有 80% 的唇裂合并有腭裂，且与基因和染色体异常高度相关。胎儿唇腭裂可以单独发生，也可以与其他结构畸形合并发生，亦可能是其他综合征的一个表现，伴发多系统结构畸形时，染色体异常的风险明显增高。胎儿唇裂及唇腭裂在二维超声上的典型表现：

1. 唇裂：单纯唇裂表现为上唇连续性中断，于人中切迹的一侧或两侧出现无回声裂隙，冠状切面及横切面是诊断唇裂的重要切面，其可显示裂口的部位、程度及胎鼻的形态。

2. 腭裂：原发腭裂表现为上颌骨牙槽突自然弧度消失，圆弧形强回声中断，断端呈错位征象，裂口处低回声乳牙可排列不整齐甚至缺失，轻者可仅表现为牙槽突有凹陷切迹；完全腭裂为原发腭与继发腭均裂开，上牙槽突横切面透过牙槽突裂口显示腭的回声连续性中断，表现为条状无回声；经裂口处矢状切面显示上颌骨牙槽突强回声及与其相连的硬腭弧形强回声及其远端的软腭中等软组织回声的缺失。

3. 唇腭裂：胎儿上唇及上颌中央回声的连续性中断，中断处常较宽大，鼻形态异常、扁平鼻或鼻柱缺如等，正中矢状面可见颌骨前突的特征性表现，于鼻的下方显示为一明显向前突出的强回声团块。

双侧唇腭裂患儿出生后常出现喂养困难导致营养不良，呛奶导致反复的呼吸道感染。针对双侧唇腭裂，需要进行上颌矫正、唇鼻裂修补和牙槽闭合术。主要的远期问题有面中部发育不良、外形对心理产生的影响、牙齿畸形、语言障碍、听力障碍以及嗅觉缺失等。充分认识到此病对患儿可能产生各个器官的影响，基于我国的国情，便于合理地进行产前咨询。

※ 经验教训

本报道中胎儿唇腭裂包括单侧完全性唇腭裂及双侧完全性唇腭裂，诊断时间为早孕期及中孕期。应该特别注意的是，在早孕期 11 ~ 13^{+6} 周超声检查（NT）时，不仅仅是测量 NT 数值，还应进行胎儿严重结构畸形的筛查，于正中矢状切面应仔细观察鼻尖及面前部结构，鼻尖位于面前部最高点，鼻下方见混合回声包块时，首先想到的是双侧唇腭裂；观察上腭的形态，侧动探头，避免因犁骨声影引起上腭回声缺失导致误诊；上牙槽突轴平面扫查时，探头需平移向下扫查，显示下牙槽突，对比两者形态，减少漏误诊。有文献报道在早孕期利用鼻后三角区，可较直观显示胎儿原发腭和上颌骨额突。鼻后三角区是由原发腭和双侧上颌骨额突形成的三角形，超声检查呈强回声，当鼻后三角区异常，出现三角形底边回声中断时，为诊断腭裂的重要依据。三维成像甚至能显示胎儿继发腭异常，从而提高胎儿唇腭裂的早期诊断率。

※ 病例启示

胎儿做正中矢状切面扫查时，正常情况鼻尖位于面前部最高点，上腭线呈"一"字形。上牙槽突弓轴平面切面，正常胎儿呈"U"字形，如超声检查发现回声中断，应反复多次多切面扫查颅面部，以及使用三维成像技术作为诊断唇裂及其他颜面部畸形的补充。

四、容易漏诊的胎儿面侧裂畸形

病 例

※ 病史

患者女性，31 岁，孕 2 产 1，既往体健，孕期无服药史，无明显有害物质接触史，夫妻双方无家族性遗传病史。因行中孕期系统超声筛查到我院就诊。

※ 体格检查

无特殊。

※ 超声图像

孕 23 周超声筛查显示：双侧口角不对称，左侧口角稍增宽加深，向外侧延伸（图 10-2-30，图 10-2-31）。

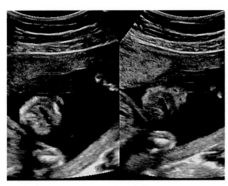 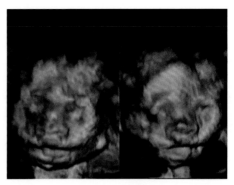

图 10-2-30　超声二维多次扫描，鼻唇冠状切面显示左侧口角较右侧口角增宽加深，向外侧延伸

图 10-2-31　超声三维图像显示左侧口角（图左）较右侧口角（图右）明显向外侧加深，双侧不对称

※ **超声提示**

胎儿左侧面侧裂。

※ **引产结果**

肉眼可见引产儿左侧口角向外侧明显裂开（图 10-2-32 ）。

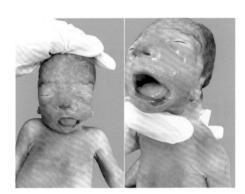

图 10-2-32　肉眼可见引产儿左侧口角向外侧裂开

※ **最终诊断**

胎儿左侧面侧裂。

※ **鉴别诊断**

面侧裂需与 Tessier6、7、8 号复合型颅面裂鉴别：

Tessier6、7、8 号复合型颅面裂：又称为 Treacher-Collins 综合征。颧骨、颧弓发育不全或缺失是 Treacher—Collins 综合征的主要症状，多为双侧性，畸形突出表现在眶周部位。三维超声检查可显示胎儿颜面部双侧睑裂外侧显著向下倾斜，呈 "八字形"。采用三平面即颜面部冠状切面、矢状切面及横切面相互垂直交叉扫查，观察胎儿上颌骨、颧骨长度、形态，及早诊断，可能降低发生率。

※ 分析讨论

胎儿面侧裂又称面横裂（Transverse Facial Cleft）、半面短小症、颅面短小症、第一和第二鳃弓综合征、耳下颌骨发育不全及巨口畸形。在颅面裂分类中，相对常见的 Tessier7 号颅面裂的位置在嘴和耳朵之间的线上，即为面横裂。活产婴儿中估计发生率 1/40000～200000。主要是由于鳃弓发育不全所致。

面侧裂可能是单侧（左侧多见）或者是双侧，主要表现为不同程度的口腔联合处增宽，口角位置外移，口裂增宽，面部裂隙可以从口角裂至外耳，但一般裂隙不超过咬肌前缘，常伴侧面骨骼及外耳发育异常，轻微的 Tessier7 号颅面裂可仅出现耳前皮赘。面侧裂的声像图特征：口角的异常加深，口角外侧仍可见低回声带，面部两侧不对称。面侧裂通常是单发异常，伴有下颌骨、耳异常时，手术矫治难度大。面侧裂不伴其他异常者，预后良好。大多数为家族内散发病例，少数研究发现部分为遗传性疾病，许多染色体异常与面侧裂相关，发现面侧裂，常规推荐进行染色体检查，怀疑某种综合征时，需进行 DNA 分析。

※ 经验教训

本报道中病例为胎儿左侧面侧裂。二维超声检查侧面难以扫查，轻度面侧裂仅表现为口角稍宽，超声常难以诊断。常规鼻唇冠状切面扫查上唇后，探头平行往后推移，显示双侧口角，观察双侧口角与中线之间的距离，然后侧动探头，显示单侧口角及面颊，胎儿张口时，能更好地观察和对比双侧口角的形态。三维超声对诊断面侧裂具有特殊的价值，三维图像显示直观。常规三维成像时，应注意双侧口角的形态。

※ 病例启示

二维超声必须看清两侧口角连续，才能确定没有口角裂，三维超声是发现面侧裂畸形最有效也是最好的检查方法，三维超声成像胎儿口角与耳间有条状暗区是胎儿面侧裂的特征性表现，但须排出脐带等声像形成的条状暗区才可诊断面侧裂。任何一个胎儿，只要怀疑面部结构不对称，就应该仔细检查外耳情况，因小耳畸形通常与下颌骨发育不全有关；反之，发现外耳异常时，应仔细检查双侧口角，以排除面侧裂的可能。

（陈旭光 罗欢嘉）

第十一章　胎儿胸腔畸形疑难病例

第一节　胎儿胸腔超声检查概述

胎儿呼吸系统在妊娠第 4 周开始发育，第 13～25 周肺泡形成，胚胎期肺部受到任何干扰均可导致胎儿肺部发育异常和肿瘤形成，甚至导致胎死宫内或出生后肺部功能不良。因此，产前超声明确诊断对孕妇选择终止妊娠或出生后患儿治疗有重要提示作用。胎儿常见肺发育异常包括先天性肺囊腺瘤畸形（Congenital Cystic Adenomatoid Malformation，CCAM）、隔离肺（Pul-monary Sequestrations，PS）、先天性肺叶性肺气肿（Congenital Lobar Emphysema，CLE）、先天性支气管囊肿（Congenital Bronchogenic Cyst，CBC）等，不同类型的肺发育异常处理及预后差别较大，因此尽早明确诊断对胎儿的产前咨询及转归评价有重要意义。

近年来，随着胎儿产前超声检查的普及和超声仪器分辨率的提高，越来越多的胎儿肺发育异常被发现。胎儿肺脏主要在四腔心平面观察，右侧肺脏略大于左侧，故胸腔右旁矢状切面亦很重要。发现心脏位置异常、心轴角度改变，应警惕有无胸腔包块。超声检查时要明确肿块的部位、大小、内部回声的性质，另外，纵隔的位置、横膈与肿块的关系及内部血供来源也是明确诊断的必要条件。

第二节 疑难病例

一、较难诊断的肺发育不良

病 例 1

※ 病史

患者女性，29 岁。G2P1，非近亲婚配，夫妇双方既往史和家族史均无特殊。因妊娠 24 周行超声畸形筛查来我院就诊。

※ 体格检查

无特殊。

※ 超声图像

孕妇孕 24 周超声筛查显示：

1. 胎儿胸廓狭小，胎儿左右肺面积均约 1.9cm^2；

2. 胎儿双侧股骨、肱骨、尺桡骨、胫腓骨均短小伴弯曲，干骺端膨大（图 11-2-1 ~ 图 11-2-3）。

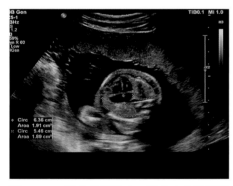

图 11-2-1 胎儿胸廓狭小，胎儿左右肺面积均约 1.9cm^2

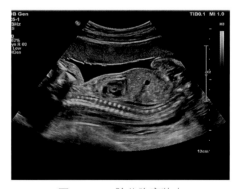

图 11-2-2 胎儿胸廓狭小

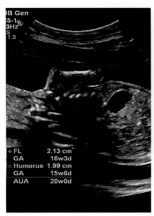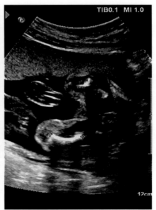

图 11-2-3　胎儿双侧股骨、肱骨短小伴弯曲，干骺端膨大

※ 超声提示

胎儿四肢异常，胎儿四肢长骨短小弯曲，干骺端膨大；胸廓狭小，双肺发育不良，考虑致死性侏儒症可能，建议进一步产前诊断咨询。

※ 引产结果

引产结果证实胎儿四肢异常；胸廓狭小，双肺发育不良，胎儿致死性侏儒症（图 11-2-4 ~ 图 11-2-6）。

※ 最终诊断

胎儿致死性侏儒症（胎儿四肢异常，胸廓狭小，双肺发育不良）。

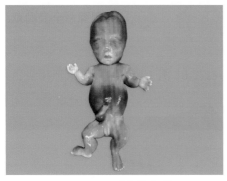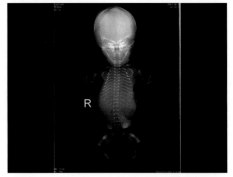

图 11-2-4　引产儿外观　　　　　图 11-2-5　引产儿 X 线检查显示胸廓小，四肢短小

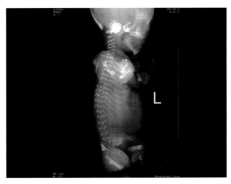

图 11-2-6　引产儿 X 线检查显示胸廓小，四肢短小

病 例 2

※ 病史

患者女性，26 岁。G1P0，非近亲婚配，夫妇双方既往史和家族史均无特殊。因妊娠 26 周行超声畸形筛查来我院就诊。

※ 体格检查

无特殊。

※ 超声图像

孕妇孕 26 周超声筛查显示：

胎儿胸廓狭小，肺体积明显缩小，胎儿心胸比稍大，动脉导管及主动脉弓走行变异，羊水最大前后径约 35mm，羊水指数为 71mm（图 11-2-7，图 11-2-8）。

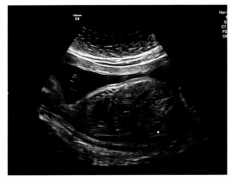

图 11-2-7　胎儿胸廓偏小

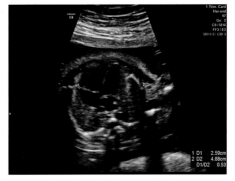

图 11-2-8　胎儿心胸比稍大

※ 超声提示

胎儿胸廓偏小，肺发育不良，动脉导管及主动脉弓走行变异，羊水量偏少。

※ 引产结果

引产证实胎儿胸廓偏小，肺发育不良（图 11-2-9）。

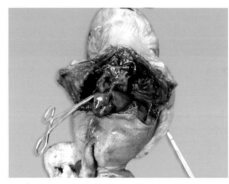

图 11-2-9　引产儿显示胎儿胸廓小

※ 最终诊断

胎儿胸廓偏小，肺发育不良，动脉导管及主动脉弓走行变异，羊水量偏少。

※ 分析讨论

胎儿肺发育不良是指胎儿肺在发育过程中出现的肺发育不全或发育迟缓，可发生于单侧或双侧，主要表现为肺细胞、气道和肺泡数量的减少，从而导致胎儿肺的大小和重量减低，生后因影响气体交换即可出现严重的呼吸功能不全，甚至导致新生儿死亡。据文献报道，肺发育不良在所有胎儿中发病率为 1.4‰，其围产期的死亡率约 70%。胎儿肺发育不良原发罕见，多继发于胎儿先天性畸形或妊娠并发症，影响肺发育的因素主要包括：①胸廓内占位性病变如先天性膈疝、肺囊性腺瘤样畸形；②骨骼异常导致的胸廓畸形如致死性侏儒症、成骨发育不全、脊柱侧弯等；③胎儿心脏畸形如肺动脉狭窄等；④胸、腹壁缺损如脐膨出、腹裂等；⑤胎儿羊水过少；⑥胎儿染色体所致的综合征。临床上主要通过对胎儿肺成熟度的测定，如羊水卵磷脂与鞘磷脂比值（L/S）等生化指标来评价宫内胎儿肺发育状况，但该方法耗时长、花费昂贵且有创，患者不易接受。产前超声主要在以下方面对肺发育不良进行诊断：羊水量、胎儿呼吸运动的观察、胸围、肺的径线、面积、肺动脉内径和三维超声测量方法等。其中，羊水量的观察和胎儿径线测量在产前超声诊断胎儿肺发育不良较为重要。在 Yoshimura 等在评价肺囊腺瘤（CDH）引起的肺发育不良中引入了肺头比（Lung-to-Head Ratio，LHR）的概念在产前超声评价胎儿肺发育不良中取得较好效果：肺头比测定即选用非病变侧胎儿肺面积与头围的比值来评价胎儿肺脏发育的状况。肺面积的测量是在胸廓横断面四腔心水平切面上获得的，将此切面中肺最长径与其垂直的最宽径相乘所得的值即肺面积。多数研究采用 1.0 和 1.4 作为评价预后的 LHR 截点值，即当 LHR < 1.0 时，胎儿死亡率为 100%；LHR > 1.4 时，胎儿存活率为 100%。目前 LHR 的研究主要限于对先天性膈疝预后的评估，对其他原因引起的肺发育不良的预测有待研究。近年来许多研究者通过三维超声及 MRI 测定肺容积以判断胎儿肺发育情况从而诊断肺发育不良。但在实际应用中，由于胎儿肺脏的形状不是规则的圆锥状，因此应用三维超声评价肺发育不良的方法尚待提高。MRI 技术对于评价胎儿肺脏发育有一定的优势，但因其成像时间长，易受胎动的影响，故不易被孕妇接受。

胎儿肺发育不良可致围产儿死亡率升高，诊断为肺发育不良的患儿出生后立即出现严重的呼吸困难，肺容量小，在无气管阻塞和不张的条件下仍需高压通气，所以产前准确预测胎儿肺发育不良，尤其是致死性肺发育不良，对孕妇选择终止妊娠或临床指导出生后患儿治疗有重要提示作用。

※ 经验教训

本报道中病例 1 为致死性侏儒导致的胎儿胸廓小，而导致胎儿肺发育不良；病例 2 为胸廓发育不良、羊水过少造成胎儿肺发育不良，均为继发性肺发育不良类型。因此在诊断肺发育不良时，应注意观察有无合并其他系统畸形。

※ 病例启示

持续羊水过少是造成肺发育不良的常见原因，常由于肾脏发育不良或胎膜早破引起；超声检查发现羊水过少可提示检查者注意是否有肺发育不良。

二、容易误诊的胎儿先天性肺囊腺瘤样畸形

病 例 1

※ 病史

患者女性，31 岁。G3P1，非近亲婚配，夫妇双方既往史和家族史均无特殊。因妊娠 22 周行超声畸形筛查来我院就诊。

※ 体格检查

无特殊。

※ 超声图像

孕妇孕 22 周超声筛查显示：

见胎心胎动，左侧胸腔内见大小约 45mm×30mm×24mm 的高回声团，几乎占据整个左侧胸腔，边界尚清，其内一大小约 25mm×14mm 的较大无回声区。胎儿心脏被推挤至右侧胸腔，心尖指向左侧，心胸比 < 0.33，四腔心切面显示左右房室大小基本对称，两侧房室瓣活动存在，左心室、右心室流出道可显示，心内未见明显异常回声。心底部大动脉交叉存在，内径基本对称。心包腔内未见异常无回声区。右肺面积较小，气管下段亦向右侧移位。彩色多普勒：胎儿心律规则，房室瓣口未见明显返流血流信号，左侧胸腔高回声团内可见来自左侧肺动静脉的血流信号（图 11-2-10 ~ 图 11-2-12）。

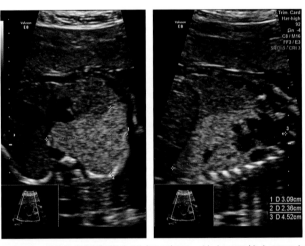

图 11-2-10　胎儿左侧胸腔内见高回声团，其内可见较大无回声区

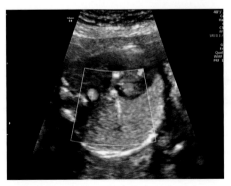

图 11-2-11　胎儿左侧胸腔高回声团内可见来自左侧肺动静脉的血流信号

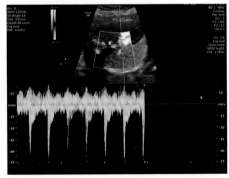

图 11-2-12　胎儿左侧胸腔高回声团内可见来自左侧肺动静脉的血流频谱

※ 超声提示

胎儿胸腔异常声像，考虑肺囊性腺瘤样变（Ⅰ型），外因性右位心，建议产前诊断咨询及动态观察。

※ 产后结果

产后患儿 CT 检查结果证实胎儿肺囊性腺瘤样变（Ⅰ型），外因性右位心。

※ 最终诊断

胎儿肺囊性腺瘤样变（Ⅰ型），外因性右位心。

病 例 2

※ 病史

患者女性，28 岁。G2P1，非近亲婚配，夫妇双方既往史和家族史均无特殊。因妊娠 21 周行超声畸形筛查来我院就诊。

※ 体格检查

无特殊。

※ 超声图像

孕妇孕 21 周超声筛查显示：

胎儿右肺可见稍高回声区，范围约 43mm×32mm×28mm，边界尚清。彩色多普勒显示右肺异常回声区可见来自右肺动脉的明显动脉血流信号，可见明显的静脉血流信号回左心房。左肺面积约 1.64cm²，心包见少量液性暗区，内径约 2.2mm。（图 11-2-13 ~ 图 11-2-16）。

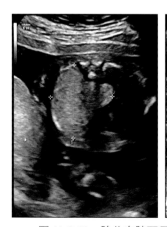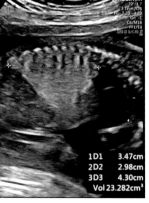

图 11-2-13　胎儿右肺可见稍高回声区，边界尚清

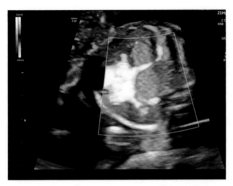

图 11-2-14 胎儿右肺异常回声区可见来自右肺动脉的明显动脉血流信号

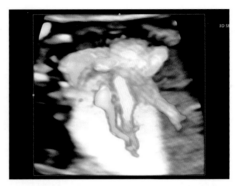

图 11-2-15 胎儿右肺异常回声区可见来自右肺动脉的明显动脉血流信号

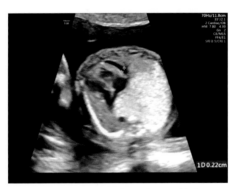

图 11-2-16 胎儿心包见少量液性暗区

※ 超声提示

胎儿右肺高回声区，考虑肺囊腺瘤Ⅲ型可能（肺头比 1.13）。胎儿心包少量积液。

※ 引产结果

引产后病理证实胎儿肺囊腺瘤Ⅲ型。

※ 最终诊断

胎儿肺囊腺瘤Ⅲ型。

※ 鉴别诊断

胎儿先天性肺囊腺瘤样畸形须与隔离肺、先天性膈疝和先天性支气管囊肿等疾病相鉴别。

1.隔离肺：隔离肺声像图表现为胎儿胸腔或腹腔内呈楔形的均质高回声团，边界清晰，大小不等。Ⅲ型 CCAM 与隔离肺声像图相似，但隔离肺多位于左侧肺，呈楔形，为体循环供血，无肺部血液供应；而胎儿肺囊腺瘤为肺循环供血，以此鉴别。

2.先天性膈疝：在四腔心切面能显示腹腔内容物则提示有膈疝可能，左侧膈疝时一般为胃泡等，超声表现与Ⅰ型 CCAM 相似，应探查囊性暗区的大小有无变化及蠕动，胎儿腹腔内是否有正常胃泡声像图；右侧膈疝时内容物为肝脏居多，其超声表现与Ⅲ型CCAM相似，应用彩色多普勒追踪门静脉是否进入该实性回声。当怀疑膈疝时应在胎儿多切面观察膈肌连续性是否完整。

3. 先天性支气管囊肿：一般好发于下叶，多为单发的肺实质内囊样结构，与Ⅰ型CCAM相似，但其与气管、支气管相连、体积相对较小且靠近纵隔。

※ **分析讨论**

胎儿先天性肺囊腺瘤样畸形（Congenital Cystic Adenomatoid Malformation，CCAM）是一种以终末支气管过度增长为特征的肺发育异常，与支气管肺芽和分支在发育过程中局限停止或缺失引起支气管闭锁有关，从而导致气管缺失在肺实质内形成错构瘤样发育畸形，其发病机制可能与HOXB5基因、成纤维细胞生长因子7、血小板源性生长因子B异常有关，发病率为2.86/10万~4.00/10万，占先天性肺部疾病的76%~80%。CCAM病变多发生在单一肺叶，多数CCAM连接于正常气管支气管树，由正常肺动、静脉供血。根据Sanders分型标准，按照肺内囊泡直径大小，将CCAM分为三型：Ⅰ型，大囊肿型，由单个或多个大小不等的囊肿组成，其中至少有一个直径>20mm；Ⅱ型，多发小囊肿型，以许多平均分隔的囊腔为特征，囊腔直径<10mm；Ⅲ型，实质性肿块型，类似坚实的肺组织肿块和无数肺泡大小的小囊肿组成。CCAM预后与分型相关，Ⅰ型和Ⅱ型CCAM易导致纵隔移位，但预后相对良好，Ⅲ型易合并水肿，预后较差，常导致胎儿死亡。超声在孕17周后可对CCAM做出较明确诊断及分型，但由于CCAM病灶大小与胎儿预后有密切关系，因此产前超声仍需较准确评估CCAM的大小。由于其大小受胎儿孕周影响，国外学者用CCAM病灶的体积与胎儿头围大小的比值（Congenital Cystic Adenomatoid Malformation Volume Ratio，CVR）来判断胎肺发育程度：CVR=长度×高度×宽度×0.52／头围；当CVR值≥1.6时，75%出现水肿，胎儿预后较差，病死率高达100%；CVR值<1.6时，胎儿出现水肿的风险仅为2%，预后良好。另外，当胎儿肺囊腺瘤致使胎儿心脏循环障碍时，可引起胎儿水肿及胸腹腔积液，提示胎儿预后差；而无水肿及胸腹腔积液的胎儿存活率较高。有学者在对超声诊断肺囊腺瘤的胎儿进行随访时发现，单侧、不合并羊水过多、胎儿水肿及其他异常的足月分娩肺囊腺瘤胎儿，预后亦较为良好。

※ **经验教训**

产前超声检查作为诊断胎儿CCAM的首选和常用检查方法，需对胎儿CCAM的肿块大小、胎儿水肿情况、有无胸腹腔积液、羊水过多及胎儿其他畸形进行诊断，以明确胎儿CCAM的预后发展。本报道中病例均未出现上述并发症，但有一孕妇在产前诊断咨询后选择终止妊娠。

※ **病例启示**

据文献报道，有部分CCAM患儿病灶有自发性消退的可能，但其自发消退的机制尚不清楚，对于产前诊断CCAM胎儿继续妊娠的孕妇，需建议其进行动态随访观察，明确疾病转归。

三、容易误诊的隔离肺

病 例

※ **病史**

患者女性，29 岁。G3P2，非近亲婚配，夫妇双方既往史和家族史均无特殊。因妊娠 22 周行超声畸形筛查来我院就诊。

※ **体格检查**

无特殊。

※ **超声图像**

孕妇孕 22 周超声筛查显示：

胎儿左侧胸腔下部可见异常高回声区，范围约 22mm×22mm，边界尚清晰，其内回声尚均。彩色多普勒显示异常回声区供血源于降主动脉（图 11-2-17，图 11-2-18）。

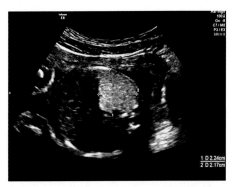
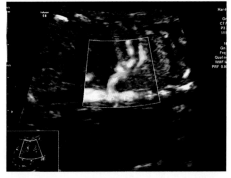

图 11-2-17 胎儿左侧胸腔下部可见异常高回声区

图 11-2-18 胎儿异常回声区供血源于降主动脉

※ **超声提示**

胎儿左侧胸腔下部异常声像，考虑隔离肺可能，建议进一步产前诊断咨询。

※ **生产结果**

产后 CT 检查证实胎儿隔离肺。

※ **最终诊断**

胎儿隔离肺。

※ 鉴别诊断

胎儿隔离肺需与胎儿膈疝、肾脏相关疾病及纵隔畸胎瘤等相鉴别。

1. 先天性肺囊腺瘤：肺囊腺瘤Ⅲ型的声像图与隔离肺相似，均表现为实质性增强回声，二者主要鉴别点为其滋养血管，隔离肺的血供来源于胸主动脉或腹主动脉，而先天性肺囊腺瘤Ⅲ型的血供来源于肺动脉。超声难以鉴别时，利用胎儿 MRI 可直接显示胎儿异常肺组织位置及形态，明确供血动脉，对鉴别两者有帮助。

2. 胎儿膈疝：胎儿右侧膈疝声像图与隔离肺相似，右侧膈疝可见膈肌连续性中断，肿块内可见肝内胆管结构，彩色多普勒可见有肝静脉血流穿过。而隔离肺未见膈肌连续性中断，彩色多普勒显示其内为体循环供血。

3. 纵隔畸胎瘤：胎儿纵隔畸胎瘤较罕见，声像图表现为混合性回声，其内可见钙化，无血供。该特点与胎儿隔离肺不难鉴别。

※ 分析讨论

胎儿隔离肺（Pul-monary Sequestrations，PS）又称肺隔离症，是一种罕见的肺先天发育畸形，为胚胎时期一部分胚芽肺组织（肺叶或肺段）未与正常支气管相通而形成无功能的肺组织。隔离肺接受体循环的血液供应，与其相邻的正常肺分离，不与气道和肺动脉相通。隔离肺根据有无自身的被覆胸膜与正常肺组织分开，可分为叶内型隔离肺（ILS）和叶外型隔离肺（ELS），由于 ILS 在胎儿期难以发现和诊断，因此产前诊断的隔离肺大部分为 ELS，据文献报道，诊断 ELS 时，80%～90% 位于左肺基底部。

超声声像图上大部分表现为边界清晰、均质的增强回声包块，呈楔形改变，彩色多普勒或能量多普勒可显示滋养供血管来自体循环动脉或其分支，为本病最具特征性的征象。

※ 经验教训

单纯隔离肺大多预后较好，在密切临床随访中，50%～75% 的隔离肺会随孕周增加而部分或完全萎缩消失。对于单纯隔离肺，临床上处理手段是手术切除或栓塞其供血动脉进行治疗。若合并其他变异或畸形患儿则预后较差，产前超声需综合评估为孕妇及临床医生提供产后治疗或引产依据。

※ 病例启示

产前超声较容易发现并诊断隔离肺，与其他疾病鉴别点相对明确。在超声难以鉴别时，利用胎儿 MRI 可直接显示胎儿异常肺组织位置及形态，明确供血动脉，对鉴别其他肺部疾病有帮助。

（李华峰　彭启慧）

第十二章　胎儿心脏畸形疑难病例

第一节　胎儿心脏超声检查概述

胎儿心脏由于没有肺气的干扰，受骨骼声影的影响也较小，因而可以获得比新生儿和成人更多的心脏检查切面，也可以显示比新生儿和成人更精细的心脏结构。胎儿心脏基本的检查切面主要有四个：四腔心切面、左心室流出道切面、右心室流出道切面、三血管气管切面，这些是在产前筛查胎儿心脏所必需的切面。除此之外，还有一些非常规筛查切面对胎儿心脏畸形的筛查和诊断也起着重要的作用。

一、胎儿四腔心切面

四腔心切面是胎儿心脏诊断和筛查最基本的切面，也是最容易显示的切面，只需要经过简单的培训就可以很容易地获得。我们只需要横切胎儿的胸廓就可以获得胎儿四腔心切面。然而，胎儿四腔心切面并不是一个只包括四个心腔、会跳动的心脏，在四腔心切面上我们可以观察很多重要的内容，它也能给我们提供许多筛查和诊断胎儿心脏畸形的线索。

（一）显示技巧

四腔心切面包括心尖四腔心切面、心底四腔心切面、横位四腔心切面（胸骨旁四腔心切面）、斜位四腔心切面，只需要横切胎儿胸廓即可获得。其中，心尖四腔心切面（图 12-1-1）和斜位四腔心切面（图 12-1-2）通常是我们最喜欢的四腔心切面，有利于我们观察心房心室的比例、房室瓣的附着点和血流情况；横位心腔心切面（图 12-1-3）有利于观察室间隔的连续性和房间隔的构成；心底四腔心切面（图 12-1-4）也可以观察肺静脉的回流情况。当然，如果四腔心切面怀疑有异常时，就必须多角度地观察四腔心切面各个需要观察到的结构。例如，当右心房明显扩大、左心房缩小时，房间隔因为明显向左侧移位而有时在心尖四腔心切面上很难观察到，这时我们就必须从心底和胸骨旁多个角度观察，如果都没有观察到房间隔，才能下单心房的诊断。

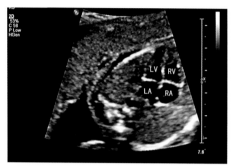

图 12-1-1　正常胎儿心尖四腔心切面
LA—左心房　LV—左心室　RA—右心房　RV—右心室

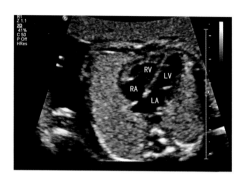

图 12-1-2　正常胎儿斜位四腔心切面
LA—左心房　LV—左心室　RA—右心房　RV—右心室

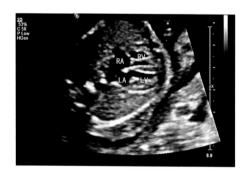

图 12-1-3　正常胎儿横位四腔心切面
LA—左心房　LV—左心室　RA—右心房　RV—右心室

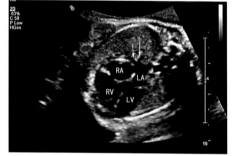

图 12-1-4　正常胎儿心底四腔心切面
箭头所指为两支右肺静脉
LA—左心房　LV—左心室　RA—右心房　RV—右心室

（二）观察内容

据国外学者报道，应用四腔心切面筛查胎儿心脏畸形的检出率在不同的医学中心、不同的医生之间有明显的差距，可以从 40% ~ 85%，其最重要的原因就是不同的医生对胎儿四腔心切面认知度的不同，有些医生在四腔心切面只会看四个心腔和房室瓣，当然心脏畸形的检出率就不高；而有些医生在四腔心切面还能够观察到很多其他的内容，其检出的胎儿心脏畸形自然就多，因此我们在显示四腔心切面时一定要认真仔细地观察四腔心切面能提供的所有信息。主要包括：

1.心脏的位置：正常胎儿心脏大部分位于胸腔的左侧，小部分位于胸腔的右侧，心尖指向左前方。当胎儿心脏位置和心轴发生改变时，往往都是我们筛查和诊断胎儿心脏畸形的第一线索。

2.心轴：心轴是指胎儿室间隔与胎儿胸骨和脊柱连线之间的夹角（图 12-1-5），正常值范围是 45°±20°。当心轴发生改变时，也需要仔细筛查胎儿心脏有无异常，许多复杂胎儿心脏畸形都有心轴的改变。

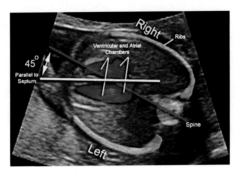

图 12-1-5　胎儿心轴测量示意图

注：先沿着四腔心切面上室间隔画一条线（白线），再沿着胸骨和脊柱中心点画一条线（红线），两条线之间的角度即为心轴的角度。

Left—左侧　Right—右侧

3.心率和心律：观察胎儿有无心动过速、心动过缓和心律失常，也是四腔心切面上需要观察的内容。如果发现有异常，可以借助 M 型超声或多普勒超声来分辨是何种心律失常。

4.心脏的大小：在四腔心切面上，使用心胸面积比和心胸横径比来判断胎儿心脏的大小。

（1）心胸面积比。以往常应用心胸面积比来评估胎儿心脏的大小（图 12-1-6），但使用以来比较烦琐。正常值范围为 25%~33%，大于 33% 为心脏扩大，小于 25% 为心脏缩小。

（2）心胸横径比。近年来比较倾向于使用心胸横径比来评价胎儿心脏的大小，它比心胸面积比应用起来更简便。具体测量方法是：先取四腔心切面，沿着房室瓣划一直线，再从一侧肋骨外缘至另一侧肋骨外缘，沿着脊柱的前方垂直胸骨和脊柱连线划一直线，两者的比值即为心胸横径比（图 12-1-7）。正常值范围为 33%~50%，大于 50% 为心脏扩大，小于 33% 为心脏缩小。

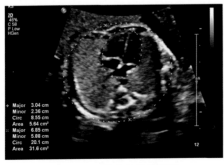

图 12-1-6　胎儿心胸面积比

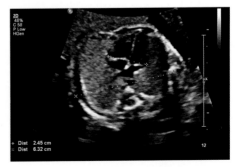

图 12-1-7　胎儿心胸横径比

5.心腔的大小和对称性：正常胎儿左、右心室比例大致相近，左心室较狭长，右心室较饱满，左、右心房比例也大致相近。

6.房室瓣的启闭：正常房室瓣启闭自如，开放不受限，关闭无明显间隙。

7.房间隔的构成：由原发隔、卵圆孔瓣和继发隔构成（图 12-1-8）。

8.室间隔的连续性：由于心尖四腔心切面常会造成室间隔膜部回声失落（图 12-1-9），因此观察室间隔连续性的最佳切面是横位四位心切面。

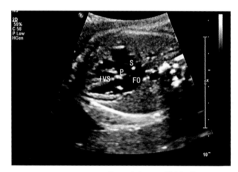

图 12-1-8　胎儿房间隔的构成

FO—卵圆孔瓣　IVS—室间隔　P—原发隔　S—继发隔

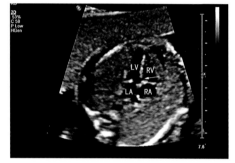

图 12-1-9　胎儿室间隔膜部回声失落（箭头所指）

LA—左心房　LV—左心室　RA—右心房　RV—右心室

9.肺静脉的回流：正常情况下四支肺静脉均回流左心房，如果仔细观察的话是可以将四支肺静脉都显示出来的。具体方法是：将彩色标尺（Scale）尽可能地降低，先从右肺侧来显示两支右肺静脉，再从另一侧（左肺侧）显示两支左肺静脉。但在实际工作中要显示四支肺静脉有些困难，更有效的做法是首先把胎儿脊柱显示在 3 点钟或 9 点钟位置，然后在四腔心切面于降主动脉的前方两侧各显示一支左右肺静脉（图 12-1-10）。再应用彩色多普勒技术并将彩色标尺（Scale）适当调低，可以帮助显示左、右肺静脉（图 12-1-11）。

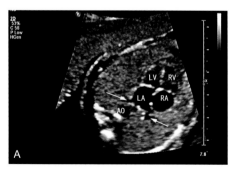
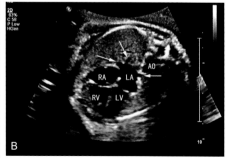

图 12-1-10　二维超声显示胎儿肺静脉

注：图 A 为在心尖四腔心切面上，于降主动脉前方两侧见左右各一支肺静脉汇入左心房（箭头所指）；图 B 为在心底四腔心切面上，于降主动脉的前方两侧见两支右肺静脉和一支左肺静脉汇入左心房（箭头所指）

AO—降主动脉　LA—左心房　LV—左心室　RA—右心房　RV—右心室

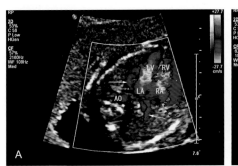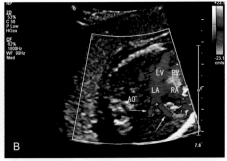

图 12-1-11 彩色多普勒超声显示胎儿肺静脉

图 A 为彩色多普勒在心尖四腔心切面上，于降主动脉的前方两侧各显示一支静脉汇入左心房（箭头所指）；

图 B 为彩色多普勒在心尖四腔心切面上显示两支右肺静脉汇入左心房（箭头所指）

AO—降主动脉 LA—左心房 LV—左心室 RA—右心房 RV—右心室

10. 降主动脉的位置：降主动脉的位置有时也是筛查胎儿心脏畸形的一项重要指标。正常情况下，降主动脉位于脊柱的左前方，但有些胎儿心脏畸形（如法洛四联症）时，降主动脉常移至脊柱的右前方。

11. 左心房后方有无异常血管：左心房的后方也是四腔心切面筛查的重要区域，也是最容易遗忘的角落（图 12-1-12）。完全性肺静脉异位引流时肺总静脉干（图 12-1-13）、下腔静脉离断时扩张的奇静脉或半奇静脉（图 12-1-14）都位于这一区域，因此这也是四腔心切面上必须要观察的内容。

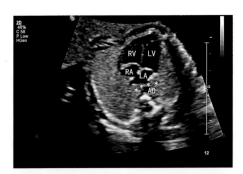

图 12-1-12 左心房后方有无异常血管

在四腔心切面上，还需要认真观察左心房后方的区域（＊）有无异常血管。

AO—降主动脉 LA—左心房 LV—左心室 RA—右心房 RV—右心室

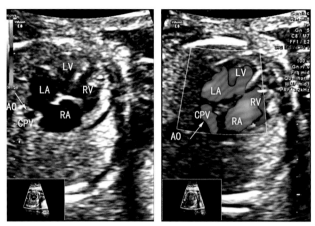

图 12-1-13 完全性肺静脉异位引流

完全性肺静脉异位引流时，左心房的后方出现一条异常的血管（箭头所指），
此为肺静脉总干（CPV）

AO—降主动脉 CPV—肺静脉总干 LA—左心房 LV—左心室 RA—右心
房 RV—右心室

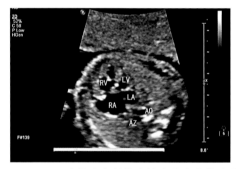

图 12-1-14 下腔静脉离断伴奇静脉或半奇静脉连接

下腔静脉离断伴奇静脉或半奇静脉连接时，于左心房的后方、降主动脉的右
后方出现一条异常的血管（AZ），此为奇静脉或半奇静脉。

AO—降主动脉 AZ—奇静脉或半奇静脉 LA—左心房 LV—左心
室 RA—右心房 RV—右心室

（三）常遇到的伪像及解决方案

1. 心尖四腔心切面膜部室间隔回声失落（图 12-1-9）：这是由于超声波束的物理性能所导致，因此在心尖四腔心切面上不能轻易诊断胎儿膜部室间隔缺损。如果怀疑有膜部室间隔缺损，必须改变超声波的入射角度，从多个切面、多个角度来观察是否有室间隔回声连续性中断，最佳的切面是横位四腔心切面（图 12-1-3 和图 12-1-8），并应用彩色多普勒观察室间隔水平有无过隔血流信号来帮助诊断。

2. 横位四腔心切面无法观察房室瓣附着点（图 12-1-3 和图 12-1-8）：观察房室瓣附着点的目的在于帮助判断哪是左心室哪是右心室，而在横位四腔心切面上由于二、三尖瓣附着点十分靠近，不容易准确判断。其解决方案为取心尖或心底四腔心切面，可以帮助准确判断哪一侧是二尖瓣,哪一侧是三尖瓣。瓣膜附着点更靠近心尖的是三尖瓣,这一侧的心室就是右心室。

3.原发孔房间隔缺损的误判:在四腔心切面上观察十字交叉是筛查和诊断心内膜垫缺损和原发孔房间隔缺损的关键。冠状静脉窦位于十字交叉稍偏胎儿的足侧(图12-1-15)。当冠状静脉窦明显扩张时,会导致原发孔房间隔缺失的假象(图12-1-16),需要我们做出准确的判断。其解决方案是,向胎儿头侧侧动探头连续观察,确定是否有十字交叉结构。如果十字交叉存在,则一定不会是心内膜垫缺损和原发孔房间隔缺损,而是扩张的冠状静脉窦(图12-1-17)。

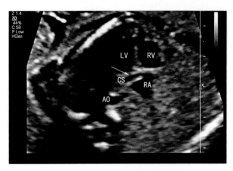

图 12-1-15　胎儿正常冠状静脉窦

胎儿冠状静脉窦(箭头所指)正常走行于左侧房室沟,稍低于十字交叉,开口于右心房,此时看不到左心房

AO—降主动脉　CS—冠状静脉窦　LV—左心室　RA—右心房　RV—右心室

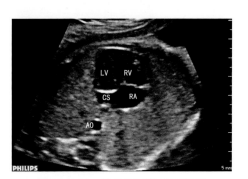

图 12-1-16　胎儿冠状静脉窦扩张

胎儿冠状静脉窦明显扩张,常常会造成原发孔房间隔缺损的误诊。此时三尖瓣可显示出瓣膜,二尖瓣却未能显示出瓣膜,仅显示一条状强回声

AO—降主动脉　CS—冠状静脉窦　LV—左心室　RA—右心房　RV—右心室

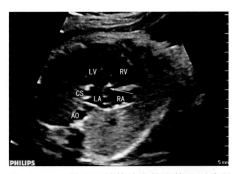

图 12-1-17　胎儿冠状静脉窦扩张的鉴别诊断

胎儿冠状静脉窦明显扩张,常误诊为原发孔房间隔缺损。此时应向胎儿头侧侧动探头连续观察是否有十字交叉结构(箭头所指)。如果十字交叉存在,则一定不会是房室管畸形和原发孔房间隔缺损,而是冠状静脉窦扩张

AO—降主动脉　CS—冠状静脉窦　LA—左心房　LV—左心室　RA—右心房　RV—右心室

二、左心室流出道切面

(一)显示技巧

胎儿心脏三维超声的研究结果显示,胎儿左心室流出道切面位于四腔心切面的头侧,并与四腔心切面大致平行,但略带一些角度,因此在四腔心切面基础上向胎儿头侧偏转,并略向

胎儿右肩旋转即可获得左心室流出道切面。虽然说，是向胎儿右肩旋转，但在实际操作中，并不会去找胎儿右肩的位置。实际上的做法是，先顺时针旋转，如果无法转出左心室流出道切面，则向逆时针旋转。

（二）观察内容

在左心室流出道切面上，观察内容主要包括主动脉前壁与室间隔的连续性、室间隔的连续性和主动脉瓣的启闭情况（图12-1-18）。

1.观察主动脉前壁与室间隔连续性：目的在于观察有无主动脉骑跨（即有无高位膜部室间隔缺损）。在观察主动脉前壁与室间隔连续性时，需要侧动探头仔细观察主动脉瓣的附着点，如果有主动脉骑跨则主动脉瓣的附着点一定在主动脉侧而不在室间隔侧（图12-1-19）。

2.观察室间隔的连续性：目的在于判断有无室间隔缺损，尤其是小的膜部室间隔缺损大多数是在左心室流出道切面上显示的（图12-1-20）。

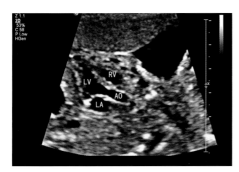

图12-1-18 胎儿正常左心室流出道切面
AO—主动脉 LA—左心房 LV—左心室 RV—右心室

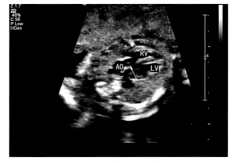

图12-1-19 胎儿主动脉骑跨
胎儿主动脉骑跨时，主动脉的瓣附着点在主动脉侧（箭头所指）而不在室间隔的一侧
AO—主动脉 LV—左心室 RV—右心室

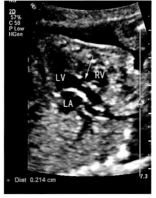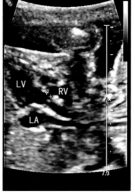

图12-1-20 左心流出道切面显示胎儿室间隔膜部小缺损
左心室流出道切面显示室间隔膜部小缺损（箭头所指），约2mm。
LA—左心房 LV—左心室 RV—右心室

3.观察主动脉瓣的启闭情况：目的在于诊断有无主动脉瓣的狭窄和闭锁。观察有无主动脉瓣狭窄或闭锁时，需要将图像充分放大并灵活应用电影回放技术慢动作观察瓣膜的启闭情况，正常瓣膜开放时一定是贴着主动脉壁的，而关闭时呈"一"字线（图 12-1-21）。

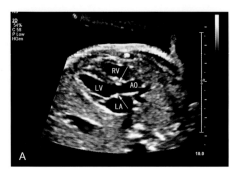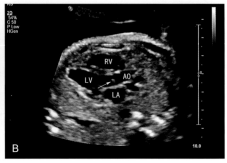

图 12-1-21　左心室流出道切面显示主动脉瓣

图 A 为左心室流出道切面显示主动脉瓣开放时完全贴着主动脉壁，图 B 为左心室流出道切面显示主动脉瓣关闭时
呈纤细的"一"字线

AO—主动脉　LA—左心房　LV—左心室　RV—右心室

（三）常遇到的伪像及解决方案

左心室流出道切面常遇到的伪像是判断有无室间隔缺损的存在。由于室间隔膜部较薄、主动脉窦薄弱、左右心室流出道重叠所致的回声失落及胎儿心脏受推挤移位后主动脉走行发生改变等原因都会使我们在判断有无室间隔缺损时出现误判。

1.室间隔膜部较薄导致的伪像：在正常情况下，室间隔膜部较薄，容易因部分容积效应引起回声失落而导致判断有无室间隔缺损时出现误判，尤其是高位膜部的小缺损，甚至会导致主动脉骑跨的误诊。

解决方案：关键在于确确实实地显示左心室流出道切面，将主动脉、室间隔与左心室之间呈"靴形"的形态显示出来。再应用彩色多普勒观察可疑位置有无过隔血流存在。还有就是必须仔细观察主动脉瓣的位置，这对判断有无主动脉骑跨十分重要。如果主动脉瓣下方无室间隔组织，就是主动脉骑跨；如果其下方仍有室间隔组织，则就不是主动脉骑跨，而只是一个高位膜部室间隔缺损（图 12-1-22）。彩色多普勒对判断有无主动脉骑跨也有重要的意义，有主动脉骑跨时可以观察到左、右心室的血液均直接射入主动脉（图 12-1-23），而无主动脉骑跨时右心室的血液不能直接射入主动脉，只能分流入左心室（图 12-1-24）。

2.主动脉窦薄弱导致的伪像：主动脉窦薄弱也会导致出现室间隔缺损的伪像。解决方案在于观察主动脉瓣的附着点及应用彩色多普勒观察有无分流存在。观察主动脉瓣的附着点是因为主动脉窦位于主动脉瓣的开口处上方，主动脉窦的位置根本就不是室间隔，因此也不会存在室间隔缺损（图 12-1-25），而室间隔缺损是发生在室间隔的，它位于主动脉瓣附着点的下方（更靠近心尖）。彩色多普勒显示有无双向分流血流存在，也有助于确诊。

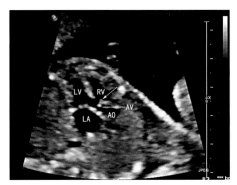

图 12-1-22 左心室流出道切面显示胎儿膜部室间隔缺损

主动脉瓣下方（更靠近心尖）仍有室间隔组织（箭头所指），则无主动脉的骑跨，只是一个高位膜部缺损。

AO—主动脉 AV—主动脉瓣 LA—左心房 LV—左心室 RV—右心室

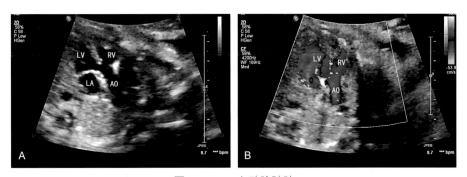

图 12-1-23 主动脉骑跨

图 A 为二维超声显示主动脉瓣骑跨，主动脉瓣下方无室间隔组织；图 B 为彩色多普勒超声显示左、右心室血液在收缩期同时进入主动脉。

AO—主动脉 LA—左心房 LV—左心室 RV—右心室

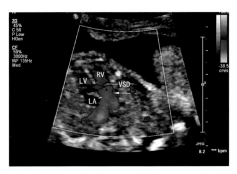

图 12-1-24 室间隔缺损的彩色多普勒超声表现

室水平可见左向右分流血流信号（红色血流信号），右心室的血流射入肺动脉，未进入主动脉，左心室的血流射入主动脉，主动脉和肺动脉交叉存在（箭头所指）。

LA—左心房 LV—左心室 RV—右心室 VSD—室间隔缺损

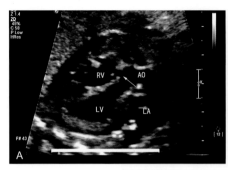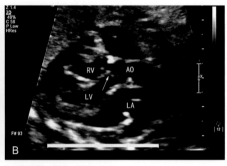

图 12-1-25 主动脉窦薄弱导致的伪像

图 A 为收缩期，于左心室流出道切面可见一回声连续性中断（箭头所指）；图 B 为舒张期，于左心室流出道切面显示该回声连续性中断位于主动脉瓣附着点的下方（箭头所指），该部位不是室间隔，因而回声中断也就不是室间隔缺损，而是主动脉窦薄弱导致的伪像

AO—主动脉　LA—左心房　LV—左心室　RV—右心室

3. 左右心室流出道重叠所导致的伪像：左右心室流出道在主动脉瓣附着点的上方会相互重叠，这也会因回声失落而导致误诊为室间隔缺损。其解决方案也在于观察主动脉瓣的附着点，原因同上，主动脉瓣附着点的上方回声缺失根本就不是室间隔的位置，因而也不可能是室间隔缺损（图 12-1-26）。应用彩色多普勒显示有无过隔血流信号可以帮助鉴别有无室间隔缺损（图 12-1-27）。

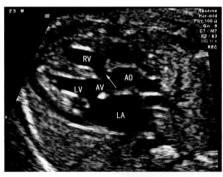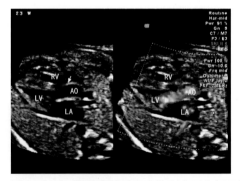

图 12-1-26　左、右心室流出道重叠导致的伪像

舒张期主动脉瓣关闭时，显示回声连续性中断（箭头所指）位于主动脉瓣附着点的上方，该部位不是室间隔，因而也就不可能是室间隔缺损，而是左、右心室流出道重叠导致的伪像

AO—主动脉　AV—主动脉瓣　LA—左心房　LV—左心室　RV—右心室

图 12-1-27　彩色多普勒帮助鉴别有无室间隔缺损

与图 12-1-26 同一病例，彩色多普勒显示室间隔水平无过隔血流，从而显示该回声失落不是室间隔缺损。

AO—主动脉　LA—左心房　LV—左心室　RV—右心室

4. 胎儿心脏受推挤移位所导致的伪像：当有胎儿肺先天性囊性腺瘤样变、大的隔离肺、膈疝、膈膨隆、腹裂和脐膨出等情况存在时，胎儿大动脉的发育已完成，但由于有内脏向上或向下移位，因此胎儿大动脉也会受到推挤和牵拉，从而导致左心室流出道的位置发生变化，引起误判（图 12-1-28）。形成的原因主要是，正常胎儿四腔心切面向头侧侧动就可以显示左心室流出道切面并能显示升主动脉的前壁，而当大动脉受推挤牵拉时向前方移位，可导致从四腔心切面向胎儿头侧稍侧动显示左心室流出道切面时未把主动脉前壁显示出来，从而易误诊为有膜部室间隔缺损。其解决方案在于，移动探头使超声波从不同的角度观察室间隔的连续性及应用彩色多普勒观察有无过隔双向分流存在（图 12-1-29）。

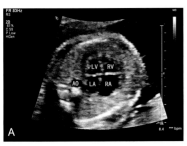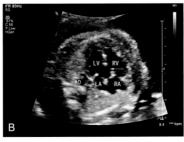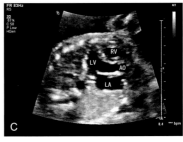

图 12-1-28 胎儿心脏受推挤移位所导致的伪像

图 A 显示该胎儿心尖四腔心切面上室间隔回声连续；图 B 显示将探头稍向胎儿头侧偏转即可见一回声连续性中断（箭头所指）；图 C 显示将探头再向胎儿头侧偏转可见室间隔回声连续，未见明显回声中断，此为胎儿心脏受推挤移位使主动脉向前移位所导致的伪像

AO—主动脉 LA—左心房 LV—左心室 RA—右心房 RV—右心室

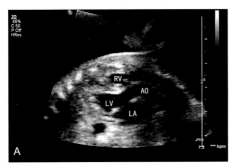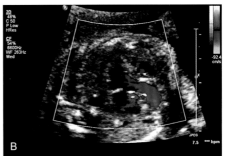

图 12-1-29 胎儿心脏受推挤移位所导致伪像的鉴别

图 A 显示改变探头的入射角度使超声波从不同的角度观察室间隔的连续性；图 B 为应用彩色多普勒超声观察有无过隔血流信号。

AO—主动脉 LA—左心房 LV—左心室 RV—右心室

三、右心室流出道切面（肺动脉长轴及大动脉短轴切面）

（一）显示技巧

右心室流出道切面位于左心室流出道切面的稍偏胎儿头侧，因此我们可以在显示了左心室流出道切面后向胎儿的头侧侧动探头来显示右心室流出道切面，必要时再稍稍旋转探头。

1.肺动脉长轴切面：在横位四腔心切面时，显示肺动脉十分容易，只需显示四腔心切面后，向胎儿头侧侧动探头，在显示了左心室流出道切面后，再向头侧偏转探头即可显示肺动脉的长轴（图 12-1-30）。此时我们无法观察到肺动脉的分叉，但可以通过观察主动脉和肺动脉之间有无交叉存在，来判断主动脉和肺动脉的位置关系是否正常。

2.大动脉短轴切面：在心尖或心底四腔心切面时，显示大动脉短轴比较容易。我们可以先显示四腔心切面，再向胎儿头侧侧动探头，在显示肺动脉瓣以后，稍稍向胎儿左肩旋转探头（与显示左心室流出道旋转的方向相反）即可显示大动脉短轴切面（图 12-1-31）。当然，由于胎位多变，在进行胎儿心脏扫查时，并不会去判断哪是左肩哪是右肩再进行旋转，而是先顺时针旋转，如果转不出来，再逆时针旋转。

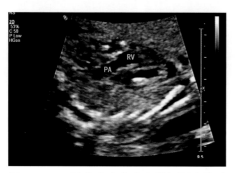

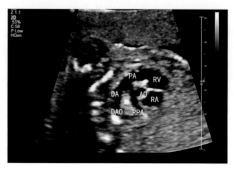

图 12-1-30　胎儿右心室流出道切面（肺动脉长轴切面）

此切面可以观察肺动脉及肺动脉瓣的情况，但无法观察到肺动脉的分支，因此取此切面作为右心室流出道切面时，一定要侧动探头观察有无主、肺动脉交叉

PA—肺动脉　RV—右心室

图 12-1-31　胎儿右心室流出道切面（大动脉短轴切面）

此切面在一个切面上不仅可以观察肺动脉及分支的情况，还可以显示主动脉和肺动脉的位置关系，此为推荐的右心室流出道切面

AO—主动脉　DA—动脉导管　DAO—降主动脉　PA—肺动脉　RA—右心室　RPA—右肺动脉　RV—右心室

（二）观察内容

右心室流出道的观察内容主要就是观察肺动脉瓣的启闭情况、肺动脉与主动脉的交叉关系、动脉导管与右肺动脉。

1.肺动脉瓣的启闭情况：由于在胎儿期，很少能探及像成人和新生儿一样的高速血流，因此判断瓣膜有无狭窄主要还是依靠二维超声观察肺动脉的回声和启闭情况。正常肺动脉瓣回声纤细、开放时贴着动脉壁，关闭时呈"一"字线（图 12-1-32）。观察肺动脉瓣时要应用电影回放技术逐帧、慢动作来观察肺动脉瓣的启闭情况。

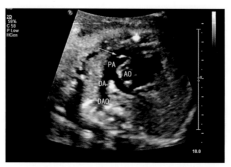

图 12-1-32　胎儿右心室流出道切面显示肺动脉瓣

正常肺动脉瓣回声纤细（箭头所指），开放时完全贴着肺动脉壁，关闭时呈"一"字线。

AO—主动脉　DA—动脉导管　DAO—降主动脉　PA—肺动脉

2.肺动脉与主动脉的交叉关系：显示肺动脉长轴切面时，由于未能显示肺动脉分叉，因此必须侧动探头观察肺动脉与主动脉的交叉关系，否则仍有可能会漏诊大动脉转位等圆锥动脉干畸形。

3.动脉导管与右肺动脉：显示大动脉短轴切面时，我们不仅可以观察肺动脉瓣、主动脉与肺动脉的交叉关系，还可以显示动脉导管和右肺动脉，观察动脉导管的粗细及血流情况。因此，它是我们进行胎儿心脏筛查时推荐的切面。

（三）常遇到的伪像及解决方案

右心室流出道切面观察的内容相对较少，主要目的在于观察肺动脉瓣的情况及主、肺动脉的交叉关系，基本上不会遇到伪像。

四、三血管气管切面

（一）显示技巧

三血管气管切面是胎儿心脏畸形产前筛查的重要切面，它与四腔心切面基本上是平行的，因此只需要显示胎儿四腔心切面后，固定探头中心点，向胎儿头侧偏转一定角度，即可以显示胎儿三血管气管切面。

（二）观察内容

在三血管气管切面上，可以观察肺动脉、主动脉弓的横切面、上腔静脉和气管（图12-1-33）。在三血管气管切面上需要重点观察两方面的内容，一是二维超声观察血管的数量、排列、内径等；另一是彩色多普勒超声观察血流的方向，有无反向血流存在。

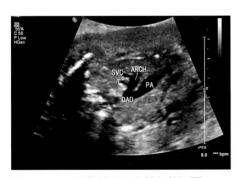

图 12-1-33　正常胎儿三血管气管切面

在三血管气管切面上，从左向右可以观察肺动脉、主动脉弓的横切面和上腔静脉，它们的内径依次递减

ARCH—主动脉弓　DAO—降主动脉　PA—肺动脉　SVC—上腔静脉　T—气管

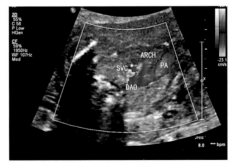

图 12-1-34　正常胎儿三血管气管切面的彩色多普勒表现

在正常情况下，主动脉和肺动脉的血流都是流向脊柱的，即呈后向血流，并共同汇入降主动脉

ARCH—主动脉弓　DAO—降主动脉　PA—肺动脉　SVC—上腔静脉

1.二维超声观察三血管气管切面

（1）血管的数量：在正常情况下，在三血管气管切面上可以观察到三根血管，血管的数量多一根或少一根都不正常，多一根血管常见于双上腔静脉、心上型肺静脉异位引流或双主动脉

弓等,而少一根血管则常见于大动脉转位和永存动脉干。

(2)血管的排列:在正常情况下,三血管气管切面上肺动脉位于最左侧,中间是主动脉弓,最右侧是上腔静脉。血管排列或走行异常多见于大动脉转位、右位主动脉弓、右位动脉导管等。

(3)血管的内径:在正常情况下,肺动脉、主动脉弓和上腔静脉的内径依次递减,血管内径异常多见于心室发育不良、主动脉弓缩窄或离断、肺动脉瓣缺如综合征等。

2.彩色多普勒超声观察血流的方向

在三血管气管切面上,观察血流的方向能为产前筛查胎儿心脏畸形提供极为重要的线索。在正常情况下,主动脉和肺动脉的血流都是流向脊柱的,即呈后向血流,共同汇入降主动脉(图12-1-34)。肺动脉血流反向见于肺动脉瓣的闭锁或重度狭窄,而主动脉血流反向则见于主动脉瓣闭锁或重度狭窄或主动脉弓离断。

(三)常遇到的伪像及解决方案

1.血流外溢引起的伪像:如果将彩色多普勒的增益调节不恰当或胎儿主动脉弓离断时都会引起伪像,导致肺动脉和主动脉弓血流同时汇入降主动脉的假象(图12-1-35)。解决方案为适当降低增益、提高血流的彩色标尺(Scale)来减少血流外溢,侧动探头连续观察肺动脉和主动脉血流是否真正地汇入降主动脉。

2.血流方向引起的伪像:当胎儿的脊柱位于3点钟或9点钟时,肺动脉和主动脉弓,一根血管血流迎向探头,一根血管血流背离探头,导致一根血管血流呈红色而另一根血管血流呈蓝色,容易造成两根血管血流方向相反的判断(图12-1-36)。解决方案在于仔细观察主动脉弓和肺动脉血流是否都流向脊柱,或者移动探头使脊柱位于6点钟后再观察血流的方向(图12-1-35)。

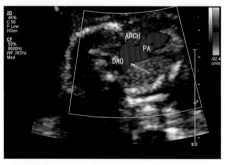

图12-1-35 胎儿三血管气管切面血流外溢导致的伪像

此为一例主动脉弓离断病例,由于血流有外溢,导致主动脉弓和肺动脉共同汇入降主动脉的假象,实际上主动脉弓并未汇入降主动脉

ARCH—主动脉弓 DAO—降主动脉 PA—肺动脉

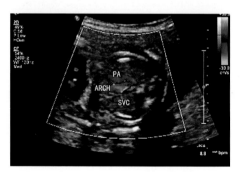

图12-1-36 胎儿三血管气管切面血流方向引起的伪像

ARCH—主动脉弓 PA—肺动脉 SVC—上腔静脉

五、动脉导管弓切面

（一）显示技巧

动脉导管弓切面可以在一个切面上同时显示主动脉和肺动脉的位置关系，还可以显示左右肺动脉和动脉导管，因而对判断胎儿圆锥动脉干畸形意义重大。常规的显示方法是显示四腔心切面后向胎儿头侧偏转，显示肺动脉瓣后旋转探头至胎儿长轴切面，但这种方法在实际应用时有一定的难度，不容易掌握。实际的做法是，直接取胎儿的正中矢状面（长轴切面），再向两侧偏转探头来显示胎儿动脉导管切面（图 12-1-37），甚至当胎儿脊柱朝上也可以获得很好的动脉导管弓切面（图 12-1-38）。开始取动脉导管弓切面时，技术不成熟，可以用三维超声取胎儿脊柱的三维容积，观察它的扫描过程，有时就可以观察到动脉导管弓切面和主动脉弓长轴切面已经显示在三维超声的扫描过程中，加深我们对动脉导管弓切面和主动脉弓长轴切面空间方位的理解力。

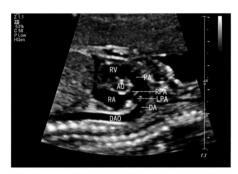

图 12-1-37　胎儿动脉导管弓切面（脊柱朝下）
动脉导管弓切面可以在一个切面上同时显示主动脉和肺动脉的位置关系，还可以显示右肺动脉和动脉导管的分叉，甚至有时还可显示左肺动脉的起始段。
AO—主动脉　DA—动脉导管　DAO—降主动脉
LPA—左肺动脉　PA—肺动脉　RA—右心室
RPA—右肺动脉　RV—右心室

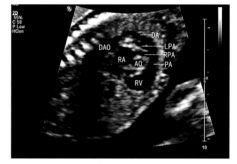

图 12-1-38　胎儿动脉导管弓切面（脊柱朝上）
当胎儿脊柱朝上时也可以获得很好的动脉导管弓切面。
AO—主动脉　DA—动脉导管　DAO—降主动脉
LPA—左肺动脉　PA—肺动脉　RA—右心室
RPA—右肺动脉　RV—右心室

（二）观察内容

在动脉导管弓切面上，主要观察主动脉和肺动脉之间的位置关系，即右心室、肺动脉、右肺动脉和动脉导管环绕着主动脉的短轴图像。它在一个切面上即显示了肺动脉和主动脉的位置关系，又可以观察到肺动脉的分叉，因而对筛查胎儿圆锥动脉干畸形有着十分重要的作用。

（三）常遇到的伪像及解决方案

胎儿动脉导管弓切面一般不会遇到明显的伪像，唯一需要注意的是，在动脉导管弓切面上还要认真观察肺动脉和主动脉的内径关系，否则会漏诊法洛四联症（图 12-1-39）。

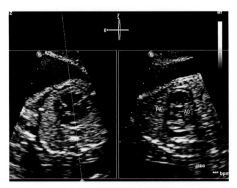

图 12-1-39　胎儿法洛四联症的动脉导管弓切面

此为实时三维超声显示胎儿法洛四联症的动脉导管弓切面，乍一看容易漏诊，但其肺动脉明显变细，仔细观察还是可以检查出来的。

AO—主动脉　PA—肺动脉

六、主动脉弓长轴切面

（一）显示技巧

主动脉弓长轴切面对诊断和筛查主动脉弓畸形有着确诊的价值。它的显示方法与动脉导管弓切面相似，只需在胎儿长轴切面上微调探头的方向即可显示，它与动脉导管弓切面的位置大致相近，可以在显示动脉弓管弓切面后向胎儿右侧稍稍偏转探头即可显示（图 12-1-40），即使是胎儿脊柱朝上也可以很容易地获得胎儿主动脉弓长轴切面（图 12-1-41）。

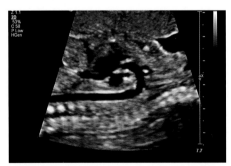 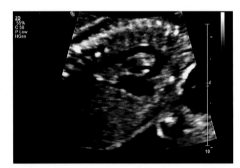

图 12-1-40　胎儿动脉导管弓切面（脊柱朝下）　图 12-1-41　胎儿动脉导管弓切面（脊柱朝上）

（二）观察内容

主动脉弓长轴切面主要观察主动脉弓的内径、有无缩窄和离断，以及头臂分支的情况。

（三）常遇到的伪像及解决方案

主动脉弓长轴切面常遇到的伪像主要是部分容积效应和血流外溢所致的伪像，可能会导致漏诊主动脉弓离断。

1.部分容积效应导致的伪像：由于动脉导管弓和主动脉弓两者相邻，距离很近，尤其是当主动脉弓离断时，主动脉弓变细而肺动脉和动脉导管增粗，由于部分容积效应容易导致主动脉弓长轴切面呈大致正常的表现（图 12-1-42）。解决方案是认真仔细观察正常的主动脉弓长轴切面，它呈一个自然的、平滑的"拐杖形"（图 12-1-40），而不会有任何的角度。

2.血流外溢导致的伪像：同样，当主动脉弓离断时，由于血流外溢的影响，同样会带来类似正常主动脉弓的伪像（图 12-1-43）。解决方案就是，侧动探头连续观察血流是否真的汇入降主动脉，再结合二维超声观察主动脉弓长轴是否呈一个自然的、平滑的拐杖（图 12-1-44）。

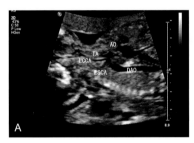 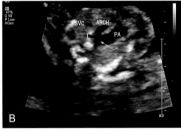 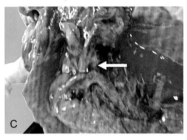

图 12-1-42　胎儿主动脉弓长轴切面部分容积效应导致的伪像

图 A 显示胎儿主动脉弓切面似乎未见异常，但其略呈一角度，不呈光滑、自然的"拐杖"样图像；图 B 为三血管气管切面显示主动脉弓稍细，两者之间似乎有一隔膜回声，又似乎共同汇入降主动脉，极容易漏诊；图 C 为胎儿引产后尸检证实为主动脉弓离断（Ⅰ型）。

AO—主动脉　ARCH—主动脉弓　DAO—降主动脉　IA—无名动脉　LCCA—左颈总动脉　LSCA—左锁骨下动脉　PA—肺动脉

SVC—上腔静脉　T—气管

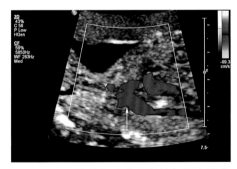 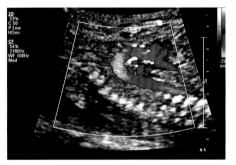

图 12-1-43　胎儿主动脉弓长轴切面血流溢导致的伪像

当主动脉弓离断时，由于血流外溢的影响，同样会带来类似正常主动脉弓的伪像，仔细观察可见主动脉弓血流与降主动脉血流有一错位（箭头所指），并未汇入降主动脉。

图 12-1-44　正常胎儿主动脉弓彩色多普勒血流成像

七、左右肺动脉长轴切面

（一）显示技巧

显示右心室流出道切面或大动脉短轴切面时，通常显示的都是右肺动脉和动脉导管的分叉，而并不是左右肺动脉的分叉，这时只需要稍稍旋转探头就可以显示左右肺动脉的分叉（图 12-1-45）。它对诊断和筛查肺动脉异位起源、肺动脉吊带、肺动脉交叉具有重要的价值。

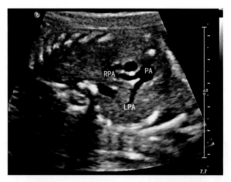

图 12-1-45　正常胎儿左、右肺动脉长轴切面
RPA—右肺动脉　PA—肺动脉　LPA—左肺动脉

（二）观察内容

左右肺动脉长轴切面就是通过观察肺动脉的左、右分支，来筛查涉及肺动脉分支的胎儿心脏畸形。

（三）常遇到的伪像及解决方案

通常不会遇到伪像，但应注意的是，无法显示左、右肺动脉分支时，还应从左右肺逆向追踪显示左右肺动脉，才能明确诊断。

八、降主动脉上段和气管分叉冠状切面

（一）显示技巧

降主动脉上段冠状切面、气管冠状切面是观察主动脉弓、动脉导管弓及降主动脉的辅助切面。

冠状切胎儿胸椎，从胸椎冠状面稍向胎儿腹侧偏移即可获得降主动脉上段冠状切面（图 12-1-46）。

在三血管气管切面中寻找到气管的横切面，再以气管横切面为中心，旋转探头约 90°，即可得到气管长轴切面，然后以气管长轴为中心侧动探头至显示气管分叉，即可获得气管分叉的冠状切面（图 12-1-47）。

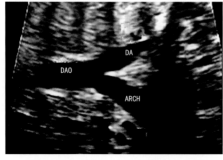

图 12-1-46　降主动脉上段冠状切面
DA—动脉导管　DAO—降主动脉　ARCH—主动脉弓

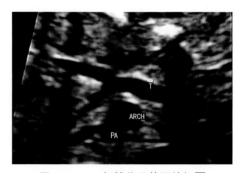

图 12-1-47　气管分叉的冠状切面
ARCH—主动脉弓　PA—肺动脉　T—气管

（二）观察内容

降主动脉上段冠状切面主要观察内容是主动脉弓末段、动脉导管弓末段和降主动脉上段，以及主动脉峡部的情况；还可以观察主动脉弓头臂动脉分支的情况及动脉导管末段是否有异常的血管分支或憩室形成，是一种自下而上判断头臂动脉位置及走行的方法。

气管冠状切面显示气管下段至左右支气管上段，及同居于气管左侧的主动脉弓和动脉导管弓断面。气管分叉的冠状切面既可以观察气管的走行、大小，也可以观察气管周边血管的分布情况，通过气管周边血管分布异常提示有无血管环存在的可能，尤其是肺动脉吊带（迷走左肺动脉环绕右侧支气管）时，单侧支气管受累，右侧支气管局部的走行异常可能起到关键性的提示作用。

（三）常遇到的伪像及解决方案

降主动脉上段冠状切面通常会受到胎儿上肢骨骼和肋骨声影的影响，前者可以通过等待胎儿改变肢体位置，后者可以通过调节焦点位置等方法减少声影的影响。由于胎儿气管细小，气管的显示受胎儿体位影响明显，因此以胎儿右侧胸廓向上迎向探头为最佳。另外，胎儿上胸部至颈部纵向分布的管道结构众多，如上腔静脉、头臂动脉等，必要时可以辅以彩色多普勒血流成像来区分。

九、头臂动脉横切面和冠状切面

（一）显示技巧

自三血管气管切面继续向胎儿头侧偏移，理论上讲，在主动脉弓以上至锁骨以下范围内即可显示胎儿头臂动脉的系列横断面，但由于胎儿头臂动脉内径随头颈位置上升而逐渐细小，因此以稍高于主动脉弓水平的横切面为最佳显示切面。

在冠状面上同时显示胎儿四条头臂动脉，是一件很困难的事，因此不宜以常规二维超声显示头臂动脉冠状切面。结合高分辨率彩色多普勒（HD-FLOW）、方向性能量多普勒技术或三维玻璃体成像技术可显示出饱满的头臂动脉血流。

（二）观察内容

1. 头臂动脉横切面主要用于观察头臂动脉近心端的数目及排列情况（图 12-1-48）。

2. 头臂动脉冠状切面用于判断四支头臂动脉的各自归属位置（图 12-1-49）。

（三）常遇到的伪像及解决方案

头臂动脉横切面极易受脊柱声影的影响，应在胎儿脊柱远离探头时采集。

头臂动脉冠状切面多结合彩色多普勒血流成像，因此需要注意声束方向与血流方向不要过于垂直；并在血流显示不连贯时通过提高增益、降低彩色标尺（Scale）、改用能量多普勒等方式增强血流的显示。

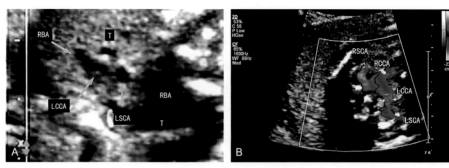

图 12-1-48　头臂动脉横切面

图 A 为较低位头臂动脉横切面（尚未发出分支时）；图 B 为较高位头臂动脉横切面（已发出分支）

LCCA—左颈总动脉　LSCA—左锁骨下动脉　RBA—右无名动脉　RCCA—右颈总动脉

RSCA—右锁骨下动脉　T—气管

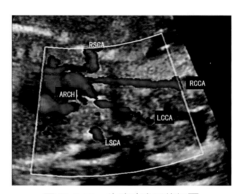

图 12-1-49　头臂动脉冠状切面

头臂动脉冠状切面自上而下判断四支头臂动脉的各自归属位置

ARCH—主动脉弓　LCCA—左颈总动脉　LSCA—左锁骨下动脉　RCCA—右颈总动脉　RSCA—右锁骨下动脉

十、上下腔静脉长轴切面

（一）显示技巧

取胎儿长轴（正中矢状）切面，将探头向胎儿右侧侧动探头，即可显示上、下腔静脉长轴切面。

（二）观察内容

观察有无上、下腔静脉及它们是否汇入右心房（图 12-1-50）。

（三）常遇到的伪像及解决方案

一般无明显遇到伪像，但应注意不要将肝静脉、脐静脉和静脉导管误认为是下腔静脉，下腔静脉是由前上走向后下，直至胎儿下腹部，而脐静脉和静脉导管是由后上走向前下，肝静脉则有三根分支且终止于胎儿上腹部（图 12-1-51）。

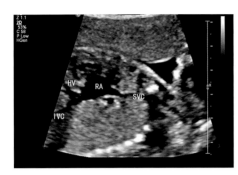

图 12-1-50　上、下腔静脉长轴切面
IVC—下腔静脉　HV—肝静脉　RA—右心房
SVC—上腔静脉

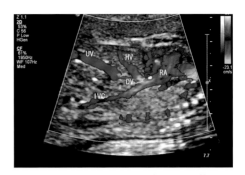

图 12-1-51　下腔静脉与肝静脉、脐静脉和静脉导管
DV—静脉导管　HV—肝静脉　IVC—下腔静脉
RA—右心房　UV—脐静脉

十一、左无名静脉横切面

（一）显示技巧

左无名静脉引流胎儿左上肢体和左侧头颈的静脉血回流入右上腔静脉和右心房。在三血管气管切面的基础上，将探头再向胎儿头侧稍侧动，即可显示左无名静脉，它是一条横向走行的细小血管（图 12-1-52）。有时也可以在上纵隔头臂动脉横切面上同时显示左无名静脉。它对筛查和鉴别诊断心上型肺静脉异位引流和永存左上腔静脉具有重要的价值，能帮助简单地筛查出永存左上腔静脉，有利于提高永存左上腔静脉的检出率，降低漏诊率。

（二）观察内容

观察左无名静脉引流来自左上肢体和左侧头颈的静脉血流进入右上腔静脉（图 12-1-53），同时它也可以帮助筛查胎儿胸腺发育不良。

（三）常遇到的伪像及解决方案

通常不会遇到伪像。

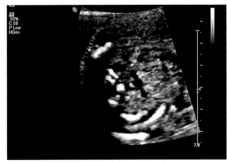

图 12-1-52　左无名静脉的二维超声表现（箭头所指）

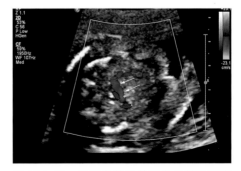

图 12-1-53　左无名静脉的彩色多普勒超声表现
左无名静脉（箭头所指）引流左上肢体和左侧头颈的静脉血流进入右上腔静脉，因而血流方向是从左流向右的

十二、追踪移行切面

对胎儿心脏畸形筛查来说，只需要观察各筛查切面，只要能发现异常即可，但对胎儿心脏畸形的诊断而言，我们必须诊断出是何种畸形，并尽可能详细地检查出胎儿心脏有哪些异常改变，从而才能全面地向孕妇及家属解释胎儿具体是何种心脏畸形、预后如何、能否进行手术根治等情况。

当胎儿心脏有畸形时，在标准切面上的结构都有可能发生了明显的改变，有时我们无法判断是何结构，这时就需要应用追踪移行切面来判定该结构到底是什么。举个简单的例子，在三血管气管切面上，于肺动脉的左侧发现多了一根血管，最常见的原因是永存左上腔静脉，但心上型肺静脉异位引流也可以有这一表现。此时应用追踪移行切面目的就在于通过追踪观察这根异常的血管，弄清楚这根异常血管是从何而来、又去往何处，帮助进行准确的产前诊断。

追踪移行切面的显示技巧就在于保持目标结构在视野内不消失，通过移动、侧动和旋转探头进行连续追踪观察，直到显示了可以判定该目标结构的切面为止。当然，这需要经过一段较长时间的培训和磨炼才能达得心应手的境界。

总而言之，追踪移行切面只是对进行胎儿心脏畸形产前诊断才是必需的，而只对进行胎儿心脏畸形筛查而言，只需观察各切面有无异常即可。因此，对进行胎儿畸形筛查的医生来说，只需要筛查出胎儿心脏有异常就行。

（易　艳　华　琪）

第二节　疑难病例

一、难以确诊的胎儿心脏室壁瘤

病 例

※ 病史

患者女性，38，孕 1 产 0，孕 22 周，夫妇双方既往史和家族史均无特殊。外院行中孕期产前超声系统筛查发现"心脏畸形"来我院复查。产前超声诊断：胎儿左心室室壁瘤。孕妇和家属经咨询产科和心外科医师，最终决定生产，产后患儿心脏彩超检查证实为左心室室壁瘤。

※ 体格检查

无特殊。

※ 超声图像

心房正位，心室右襻，心脏各房室腔大小符合孕周，心尖四腔切面显示左心室心尖处局限性向外膨出，底部较宽，范围约 14mm×14mm，膨出处心肌较薄。与心室运动同步，近心尖处心室壁室壁运动及厚度均正常，二、三尖瓣回声和活动未见异常（图 12-2-1～图 12-2-3）。

※ 超声提示

胎儿左心室室壁瘤。

※ 产后结果

产后心脏超声检查证实该患儿为左心室室壁瘤。

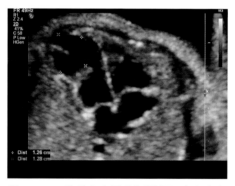

图 12-2-1　胎儿心尖四腔切面显示左心室心尖处局限性向外膨出，底部较宽

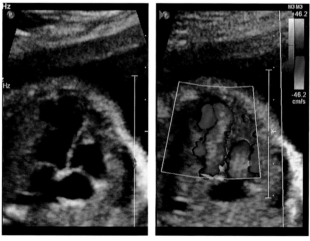

图 12-2-2　胎儿心尖四腔切面显示左心室心尖处局限性向外膨出，并见血流信号

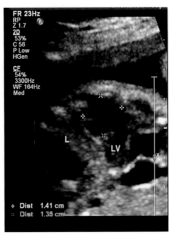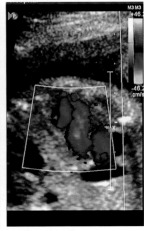

图 12-2-3　心尖四腔切面显示左心室心尖处局限性向外膨出，
范围约 14mm×14mm，膨出处心肌较薄

※ 最终诊断

胎儿左心室室壁瘤。

※ 鉴别诊断

胎儿室壁瘤需与胎儿先天性心脏憩室、胎儿心室疝及胎儿心包囊肿相鉴别。

1. 胎儿先天性心脏憩室：胎儿先天性心脏憩室和室壁瘤的界限较模糊，一般认为胎儿心脏憩室为囊状、有窄颈，其壁为肌性，与心室壁同步收缩；而胎儿室壁瘤宽颈，壁为纤维性，和邻近室壁相比收缩减低；

2. 胎儿心室疝：胎儿心室疝是由先天性或获得性心包缺损所致，超声示心室腔变形、弯曲，可见心室缩窄环且缩窄部位室壁运动受限，膨出心肌与正常室壁同步运动，瘤体在舒张期最突出；

3. 胎儿心包囊肿：心包囊肿超声表现为心室壁外、心包内的圆形无回声区，与心腔无沟通，彩色多普勒显示囊内无血流信号，心腔内血流正常。20%～50% 的 Cantrell 综合征患者合并左室室壁瘤，呈"长舌形"憩室，壁厚、肌性，通过膈肌缺损。

※ 分析讨论

胎儿心脏室壁瘤是指心房或心室壁局限性外突，在心腔外形成室壁瘤，并与心腔通过狭窄通道相连。心室室壁瘤较为罕见，病因尚不清楚，病毒感染或冠状动脉血管异常诱发心室壁缺血，均可导致室壁局部薄弱、膨出。心脏室壁瘤可见于任何心腔的任何部位，左室室壁瘤多位于心尖部及近二尖瓣环区域，右心室室壁瘤多位于游离壁和心尖部。室壁瘤大小变异较大。室壁瘤位于心尖部者常为一手指样收缩腔。与心室的连接口通常很窄，常伴有中线畸形和先天性心脏病。而位于非心尖部者为一大收缩腔，与心室连接口通常较宽，且较少伴有心内或心外畸形。声像图特征表现为室壁呈囊状局限性瘤样膨出，囊壁与心室壁之间以狭窄的通道相连续，室壁瘤颈部明显小于扩张的瘤体，颈部有回声稍增强的室壁残端或局限性心肌肥厚，多可见室壁瘤瘤壁与心腔壁多有同步的舒缩活动，心动周期内室壁瘤大小无明显变化。彩色多普勒显示舒张期血流信号由心腔进入室壁瘤，收缩期由室壁瘤进心腔；脉冲多普勒在室壁瘤颈口测及与左室收缩和舒张同步的出入室壁瘤瘤体的血流频谱。

※ 经验教训

典型的胎儿室壁瘤壁具有主动舒缩功能，在心脏收缩时与心室舒缩同步。有 10% 的心脏室壁瘤壁无舒缩功能，不能单独应用室壁瘤壁有无舒缩性来鉴别心脏室壁瘤和心脏室憩室。室壁瘤的大小及进展程度与预后密切相关，胎儿期左心室室壁瘤 > $100mm^2$ 时，其进行性增大的可能性将明显增大，胎儿患心包积液和水肿的风险亦会增加。胎儿期大型室壁瘤多见，影响心脏功能和预后；较小的室壁瘤在胎儿期易漏诊，但预后较好。心室室壁瘤最常合并的心血管畸形为室间隔缺损、冠状动脉畸形等；常见心外畸形主要为"中线"缺损和脐疝。

※ 病例启示

胎儿先天性心脏室壁瘤的预后与室壁瘤大小、进展程度、有无并发畸形及有无并发症密切相关，如伴发心包积液、室性心律失常、心力衰竭、复杂先天性心脏病等情况，均为预后不良的因素。产前超声观测先天性心脏室壁瘤的位置、大小、数量，有无合并的心内外畸形，评价心功能，进行连续动态监测，对产前咨询有重要意义。

二、容易误诊的胎儿双主动脉弓

病 例 1

※ 病史

患者女性，35 岁，孕 1 产 0，孕 24 周 +3 天，夫妇双方既往史和家族史均无特殊。因行中孕期产前超声系统筛查到我院就诊。产前超声诊断：胎儿双主动脉弓（气管受压可能），建议进一步产前诊断咨询。孕妇和家属经咨询产科和心外科医师，最终决定引产，引产后患儿尸检证实为胎儿双主动脉弓畸形。

※ 体格检查

无特殊。

※ 超声图像

见胎心胎动，心胸比小于0.33，四腔心切面显示左右房室大小基本对称，两侧房室瓣活动存在，左心室、右心室流出道可显示。肺动脉内径约6.2mm，升主动脉内径约4.0mm，主动脉弓分左右两支，左支宽约3.5mm，右支宽约3.4mm，两者共同围绕气管，血管环面积较小约0.4cm²，气管上段宽约2.4mm，狭窄处宽约1.3mm，左位动脉导管及左主动脉弓绕过气管食管后方与右侧主动脉弓汇成降主动脉。左侧锁骨下动脉、左侧颈总动脉发自左侧主动脉弓，右侧锁骨下动脉、右侧颈总动脉发自右侧主动脉弓。心内未见明显异常回声。心底部大动脉交叉存在，内径基本对称。心包腔内未见异常无回声区。彩色多普勒显示胎儿心律规则，房室瓣口未见明显反流血流信号（图12-2-4～图12-2-7）。

※ 超声提示

胎儿双主动脉弓（气管受压可能），建议进一步产前诊断咨询。

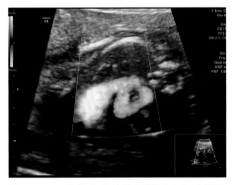

图12-2-4 胎儿左位动脉导管及左主动脉弓绕过气管食管后方与右侧主动脉弓汇成降主动脉

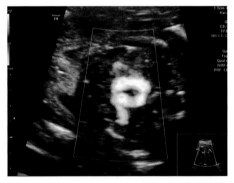

图12-2-5 三维超声显示胎儿主动脉弓分左右两支，共同围绕气管呈"O"形

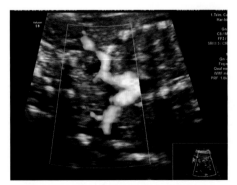

图12-2-6 胎儿左侧锁骨下动脉发自左侧主动脉弓，右侧锁骨下动脉发自右侧主动脉弓

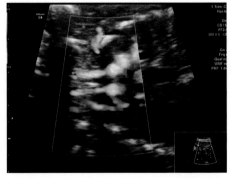

图12-2-7 胎儿左侧颈总动脉发自左侧主动脉弓，右侧颈总动脉发自右侧主动脉弓

※ 引产结果

患儿双主动脉弓（气管受压）。

※ 最终诊断

胎儿双主动脉弓（气管受压）。

病 例 2

※ 病史

患者女性，21岁，孕2产1，孕22周$^{+2}$天，夫妇双方既往史和家族史均无特殊。因行中孕期产前超声系统筛查到我院就诊。产前超声诊断：胎儿双主动脉弓畸形，建议进一步产前诊断咨询。孕妇和家属经咨询产科和心外科医师，最终决定引产，引产后患儿尸检证实为胎儿双主动脉弓畸形。

※ 体格检查

无特殊。

※ 超声图像

见胎心胎动，心胸比小于0.33，四腔心切面显示左右房室大小基本对称，两侧房室瓣活动存在，左心室、右心室流出道可显示，主动脉弓分左右两支，左主动脉弓内径约1.7mm，右主动脉弓内径约2.0mm，两者共同围绕气管，两弓周长约1.69cm，两弓间面积约0.21cm^2；左位动脉导管及左主动脉弓绕过气管食管后方与右侧主动脉弓汇成降主动脉。左侧锁骨上动脉、左侧颈总动脉发自左侧主动脉弓，右侧锁骨上动脉、右侧颈总动脉发自右侧主动脉弓。心底部大动脉交叉存在，内径基本对称。心包腔内未见异常无回声区。彩色多普勒显示胎儿心律规则，房室瓣口未见明显反流血流信号（图12-2-8~图12-2-10）。

※ 超声提示

胎儿心脏畸形：双主动脉弓，建议进一步产前诊断及咨询。

※ 引产结果

患儿心脏畸形：双主动脉弓。

※ 最终诊断

胎儿心脏畸形：双主动脉弓。

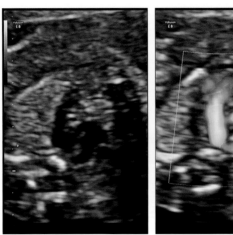
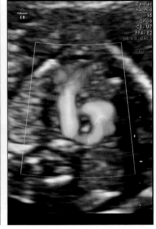

图 12-2-8　胎儿左位动脉导管及左主动脉弓绕过气管食管后方与右侧主动脉弓汇成降主动脉

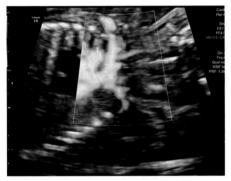
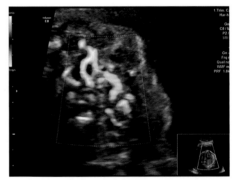

图 12-2-9　胎儿左侧颈总动脉发自左侧主动脉弓，右侧颈总动脉发自右侧主动脉弓

图 12-2-10　胎儿左侧锁骨下动脉发自左侧主动脉弓，右侧锁骨下动脉发自右侧主动脉弓

※ 鉴别诊断

胎儿双主动脉弓需与胎儿右位主动脉弓左侧动脉导管相鉴别。

胎儿右位主动脉弓左侧动脉导管：胎儿双主动脉弓血管环在超声上容易误诊为右位主动脉弓、左侧动脉导管围成的"U"形血管环。呈根据主动脉弓血流分为双侧通畅型和一侧闭锁型，双主动脉弓胎儿中右主动脉弓优势占83%，一侧闭锁多为左侧闭锁，左主动脉弓闭锁型较少见，闭锁部位多为左锁骨下动脉远端，较少为左颈总动脉与左锁骨下动脉之间，易与右位主动脉弓伴左动脉导管相混淆，不易鉴别。

※ 分析讨论

胎儿双主动脉弓（double aortic arch）是血管环中最常见的类型，占33% ~ 73%，可完整或部分地包绕气管、食管，造成压迫并引起喘鸣、呼吸困难及吞咽困难等症状，因此早期明确诊断极为重要。双主动脉弓是由于胚胎发育过程中右侧第四动脉弓的远端并未正常退化，而使第四对动脉弓的左右两侧均存留并发育成长形成双侧主动脉弓，左右两侧主动脉弓分别发出各自的颈总动脉和锁骨下动脉。按照双主动脉弓的解剖特征，分为三种类型：①大的右后弓和小的左前弓（右弓占优势），占75%；②小的右后弓和大的左前弓（左弓占优势），占15%；③双弓口径相等（左右弓平衡型），占10%。双主动脉弓的产前超声特征表现为：升主动脉远端分为左右两侧主动脉弓，包绕气管向后走行，于气管后方汇合，双侧通畅型双主动脉弓胎儿彩色血流成像形成"O"字形血管环，双主动脉弓血管环的左侧缘为左位主动脉弓的内壁，右侧缘为右位主动脉弓内壁，前后缘分别为升主动脉发出分支夹角和降主动脉汇合夹角。一侧主动脉弓闭锁型双主动脉弓胎儿彩色血流成像不能形成封闭的"O"字形，而形成"九"形。

※ 经验教训

胎儿三血管气管切面是发现并诊断双主动脉弓的最重要切面，表现为左、右主动脉弓形成环绕气管和食管的完整"O"形血管环，动脉导管位于左侧主动脉弓的左侧，与血管环形成"6"或"9"形。部分双主动脉弓"O"形环有时在同一切面不能同时显示双弓，需要探头轻微偏移，连续追踪，就可以发现升主动脉在气管前方有左右两个分支，追踪至气管后方，融合为降主动脉。

※ 病例启示

胎儿双主动脉弓通常为孤立性疾病，但文献报道合并心内畸形者占7%～17%，常会伴有其他先天性心脏病或先天性心血管畸形，以法洛四联症（TOF）最常见。产后患儿有呼吸道及消化道症状的双主动脉弓患者均应手术治疗。产前气管横截面积和血管环面积是否能成为判定产后临床症状轻重的预测指标，尚无定论。

三、不容易确诊的胎儿弯刀综合征

病　例

※ 病史

患者女性，24岁，孕2产1，孕23周，夫妇双方既往史和家族史均无特殊。因常规行中孕期产前超声系统筛查到我院就诊。产前超声诊断胎儿心脏畸形：主动脉弓缩窄，室间隔缺损，右下肺静脉异位引流（心下型）。孕妇和家属经咨询产前诊断中心，最终决定引产。

※ 体格检查

无特殊。

※ 超声图像

见胎心胎动，心胸比小于0.33，四腔心切面显示房室连接正常，左心较小，右心稍大，以右房明显增大，室间隔上段见宽约2mm连续中断，主动脉起自左室，升主动脉内径及主动脉弓内径较细，均约1.9mm，主动脉瓣启闭未见异常，肺动脉起自右室，肺动脉主干内径约5.3mm，左右肺动脉分支未见异常，左肺静脉回流至左房，右下肺静脉经下腔静脉回流自右房，心包腔内未见异常无回声区。彩色多普勒显示胎儿心律规则，室间隔水平见右向左分流信号，房室瓣口未见明显反流血流信号（图12-2-11～图12-2-13）。

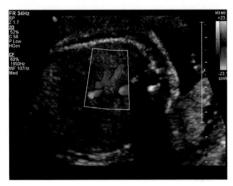

图 12-2-11　横切面显示胎儿右下肺静脉汇入下腔静脉

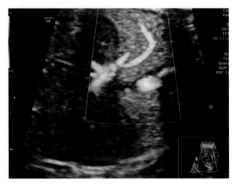

图 12-2-12　冠状面显示胎儿右下肺静脉汇入下腔静脉

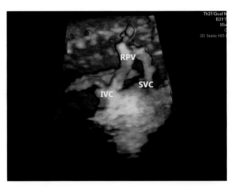

图 12-2-13　三维超声显示胎儿右下肺静脉经下腔静脉回流自右房
RPV—右肺静脉　SVC—上腔静脉　IVC—下腔静脉

※ 超声提示

胎儿心脏畸形：主动脉弓缩窄，室间隔缺损，右下肺静脉异位引流（心下型），建议进一步产前诊断咨询。

※ 引产结果

胎儿心脏畸形：主动脉弓缩窄，室间隔缺损，右下肺静脉异位引流（心下型）。

※ 最终诊断

胎儿心脏畸形：主动脉弓缩窄，室间隔缺损，右下肺静脉异位引流（心下型）。

※ 鉴别诊断

胎儿弯刀综合征需与隔离肺相鉴别。

胎儿隔离肺：胎儿弯刀综合征的一个组成是可能有异常的体循环动脉供应右肺，主要起源于腹主动脉或低位胸主动脉，供应正常的肺组织，类似于隔离肺。隔离肺根据其有无独立的脏层胸膜覆盖可分为叶内型隔离肺及叶外型隔离肺，两者分别占75%和25%。叶内型主要通过肺静脉回流，而叶外型主要通过奇静脉、半奇静脉或腔静脉等体循环静脉回流。隔离肺声像图表现特征是胎儿胸腔内或腹腔内强回声或稍强回声团块，左侧多见，呈三角形或叶状，内部回声均匀，边界清，彩色多普勒有时可显示来源于主动脉及其分支的血供信号。胎儿弯刀综合征以右肺发育不良为主要表现，肺静脉的异位引流是诊断依据；而隔离肺以肺内强回声包块为主要表现，异常的体循环供血是诊断关键。

※ 分析讨论

胎儿弯刀综合征又称肺发育不全综合征，是部分性肺静脉畸形引流的一种类型，其特点是右肺静脉开口于下腔静脉，少见引流至门静脉、肝静脉或右心房。本病约占出生婴儿先天性心脏病的0.67%，包含以下三种畸形：①右肺发育不全；②全部或部分右肺静脉回流到右心房和（或）下腔静脉；③体动脉异常供血。临床上常将患儿分为婴儿型和成人型两种。肺动脉高压往往被认为是造成婴儿型弯刀综合征严重临床症状及预后较差的原因。成人型类似小房间隔缺损，肺动脉压正常或轻度升高，可无任何临床症状。四切心切面显示右肺发育不良，表现为右肺面积缩小及心脏右移，长轴切面显示右肺静脉与下腔静脉连接。

※ 经验教训

胎儿弯刀综合征的非特异性线索包括右位心或中位心、并心尖偏向左侧或前方，同时需要排除左心占位性病变。如果存在这些非特异性的线索，都应对下腔静脉与心房交界处及降主动脉进行详细的观察，有助于发现异位的肺静脉和相关的体肺侧支动脉。

※ 病例启示

胎儿部分性肺静脉畸形引流产前诊断困难，静脉连接细小，不易观察。弯刀综合征的二维超声表现为双肺大小及心脏位置的特征变化，是重要的产前诊断线索。产前诊断有助于产后的及时诊断与治疗，减少反复的肺内感染，预防严重的肺动脉高压，对于改善患儿的预后有积极的意义。

四、容易漏诊的胎儿心内型完全性肺静脉畸形引流

病 例

※ 病史

患者女性，34 岁，孕 3 产 1，孕 22 周 [+4] 天，夫妇双方既往史和家族史均无特殊。外院行中孕期产前超声系统筛查发现"心脏畸形"来我院复查。产前超声诊断：胎儿心脏异常声像改变，考虑心内型肺静脉异位引流，主动脉稍窄，建议进一步高危产前咨询。孕妇和家属经咨询产科和心外科医师，最终决定引产。

※ 体格检查

无特殊。

※ 超声图像

见内脏正位，心房正位，心室右襻，大动脉位置正常。

四腔心切面、左室流出道切面、右室流出道切面、三血管气管切面、动脉导管弓切面、主动脉弓切面和腔静脉长轴切面可显示。

双侧肺静脉汇成肺总静脉，追踪其行程，于左房后方房间隔顶部进入冠状静脉窦最终进入右房，左房左室比例稍小，左房后壁光滑，未见肺静脉汇入其内。腔静脉进入右心房，心房心室连接正常，房间隔原发隔、继发隔、卵圆孔瓣存在，卵圆孔直径约 3.2mm，室间隔回声未见明显连续中断，三尖瓣隔瓣附着点略低于二尖瓣前瓣附着点。大动脉位置正常，主动脉与肺动脉在心底呈交叉排列，主动脉稍窄，峡部内径约 2.9mm，肺动脉内径约 6.7mm。

胎心率约 150 次 / 分。M 型超声及脉冲多普勒超声显示心室率与心房率约为 1 : 1，检查过程中未探及明显心律失常（图 12-2-14 ~ 图 12-2-16）。

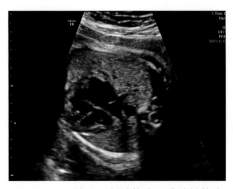

图 12-2-14 胎儿双侧肺静脉汇成肺总静脉

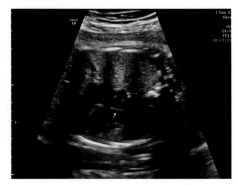

图 12-2-15 胎儿冠状静脉窦汇入右房（箭头所示）

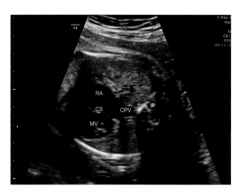

图 12-2-16　胎儿双侧肺静脉汇成肺总静脉，
于左房后方房间隔顶部进入冠状静脉窦最
终进入右房
RA—右心房　CS—冠状静脉窦　CPV—共同肺静脉干
MV—二尖瓣

※ **超声提示**

胎儿心脏异常声像改变，考虑心内型肺静脉异位引流，主动脉稍窄，建议进一步高危产前咨询。

※ **引产结果**

患儿心脏异常：心内型肺静脉异位引流，主动脉变细。

※ **最终诊断**

胎儿心脏畸形：心内型肺静脉异位引流，主动脉稍窄。

※ **鉴别诊断**

胎儿肺静脉畸形引流需与胎儿永存左上腔静脉相鉴别。

胎儿永存左侧上腔静脉：左上腔静脉残存大多回流入冠状静脉窦，引起冠状静脉窦增大，心内型肺静脉异位引流可见共同肺静脉干，而永存上腔静脉的肺静脉直接回流入左心房。心内型肺静脉异位引流还需与部分型心内膜垫缺损相鉴别。特殊类型的四根肺静脉汇合后开口于右心房上部近上腔静脉口处，易与三房心混淆。

※ **分析讨论**

胎儿肺静脉畸形引流约占先天性心脏病的 2%，可单发，也可合并于其他复杂的先天性心脏病中，如心脾综合征等。按肺静脉引流部位分为心上型、心内型、心下型和混合型。其中心内型为 25%～30%，肺静脉可呈单支、双支或汇合为共同静脉干直接引流至冠状静脉窦（ⅡA）或右心房型（ⅡB）。心内型在二维超声心动图上表现为四腔心切面左房内不能探及全部或部分肺静脉开口，经共同静脉干引流者在心脏后方可探及一无回声区即共同静脉干，开口于右房或冠状静脉窦。肺静脉也可以直接引流入右房者，形式变化较多。引流至冠状静脉窦则在四腔心切面及左心室长轴切面均可以显示增大的冠状静脉窦，并可见肺静脉呈树枝样与冠状静脉窦相连。胎儿期右心略大于左心，两者比值一般小于 1.2，右心房、右心室增大及左心房、左心室减小不如产后明显，左右心比例作为早期诊断线索的价值有限。

※ 经验教训

胎儿心内型肺静脉畸形引流部位显著扩张时常被误为左房的一部分，引流入冠状静脉窦的肺静脉血流被误认为正常血流。当肺静脉异位引流至冠状静脉窦时，冠状静脉窦扩张，四腔心切面探测时，扩张的冠状静脉窦使得房间隔显示不清，而误认为部分型心内膜垫缺损。在这种情况下，需仔细寻找房间隔和左心房，以资鉴别。多切面成像结合彩色多普勒超声显像可清晰显示胎儿肺静脉与左心房的连接；反复探查如未发现肺静脉回流入左心房，可在左心房后方沿肺静脉总干血流方向寻找回流途径。

※ 病例启示

完全性肺静脉异位引流患儿出生后大多在新生儿期即出现发绀、呼吸困难等症状，78%以上的患儿 1 岁内死亡，早期诊断并进行手术治疗十分重要。由于胎儿期呼吸尚未建立，两肺未扩张、肺循环血流量少、肺静脉细小、血流速度低、引流部位多变，完全性肺静脉异位引流的产前诊断难度大，容易漏误诊。反复探查肺静脉回流入途径及左心房结构，并鉴别其他可能引起冠状静脉扩张的病因，可以减少漏误诊。

五、容易误诊的胎儿主动脉肺动脉间隔缺损

病 例

※ 病史

患者女性，30，孕 1 产 0，孕 22 周 $^{+6}$ 天，夫妇双方既往史和家族史均无特殊。外院行中孕期产前超声系统筛查发现"心脏畸形"来我院复查。产前超声诊断胎儿心脏畸形：主动脉肺动脉间隔缺损，主动脉弓缩窄（近闭锁），建议进一步产前诊断咨询。孕妇和家属经咨询产科和心外科医师，最终决定引产，引产后胎儿尸检证实为胎儿主动脉肺动脉间隔缺损。

※ 体格检查

无特殊。

※ 超声图像

见胎心胎动，心胸比小于 0.33，四腔心切面显示左右房室大小基本对称，两侧房室瓣活动

存在，左心室、右心室流出道可显示。心底部大动脉交叉存在，内径基本对称。三血管切面升主动脉与肺动脉干之间可见回声连续性中断，断口宽约 4.2mm，升主动脉及主动脉弓内径较细，主动脉峡部严重狭窄，内径 1.5mm，升主动脉内径约 3.5mm，追踪观察主动脉弓与降主动脉相延续，肺动脉主干内径约 2.3mm。心包腔内未见异常无回声区。彩色多普勒显示升主动脉与肺动脉干之间断口可见双向彩色血流信号，主动脉弓峡部可见较细的血流信号，胎儿心律尚规则，房室瓣口未见明显反流血流信号（图 12-2-17 ~ 图 12-2-20）。

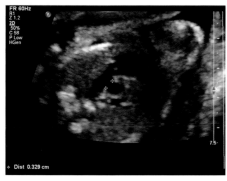

图 12-2-17　胎儿三血管切面升主动脉与肺动脉干之间可见分隔连续性中断

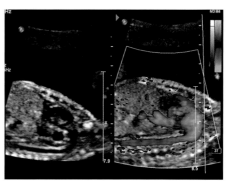

图 12-2-18　彩色多普勒显示胎儿升主动脉与肺动脉干之间断口可见双向彩色血流信号

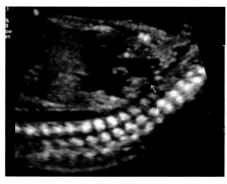

图 12-2-19　胎儿升主动脉及主动脉弓内径较细，主动脉峡部严重狭窄

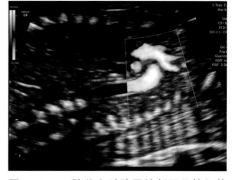

图 12-2-20　胎儿主动脉弓峡部可见较细的血流信号

※ 超声提示

胎儿心脏畸形：主动脉肺动脉间隔缺损，主动脉缩窄（近闭锁），建议进一步产前诊断咨询。

※ 引产结果

引产儿解剖证实为主动脉肺动脉间隔缺损，主动脉缩窄（近闭锁）。

※ 最终诊断

◆ 胎儿心脏畸形：主动脉肺动脉间隔缺损，主动脉缩窄。

※ 鉴别诊断

胎儿主动脉肺动脉间隔缺损需与胎儿干下型室间隔缺损、胎儿永存动脉干相鉴别。

1. 胎儿干下型室间隔缺损：胎儿干下型室间隔缺损位在肺动脉瓣下漏斗部室间隔，与主动脉肺动脉间隔缺损的部位不同，主动脉肺动脉间隔缺损位于肺动脉瓣上。

2. 胎儿永存动脉干：胎儿永存动脉干需与主动脉肺动脉间隔缺损Ⅲ型鉴别，永存动脉干只有1组半月瓣，而主动脉肺动脉间隔缺损有两组发育良好的半月瓣。

3. 胎儿 Berry 综合征：胎儿主动脉肺动脉间隔缺损合并主动脉弓离断，也应注意与 Berry 综合征进行鉴别，两者的鉴别点是右肺动脉是否发自升主动脉。

※ 分析讨论

胎儿主动脉肺动脉间隔缺损又称主肺动脉窗，是一种少见的先天性心脏血管畸形，分型方法有多种，国外最常用的是 Mori 分类法。Ⅰ型（近端型）：升主动脉与肺动脉干近端间隔缺损，约占 70%；Ⅱ型（远端型）：升主动脉后壁与右肺动脉起始部间隔缺损，约占 25%；Ⅲ型（混合型）：主动脉肺动脉隔完全缺损，约占 5%。国内也常用 Richardson 分型法，前两型与 Mori 分类法相同，而将右肺动脉异常起源于升主动脉作为Ⅲ型。动脉导管未闭与室间隔缺损是主动脉肺动脉间隔缺损常见的并发畸形。Berry 等认为远端主动脉肺动脉间隔缺损、主动脉弓发育不良或离断、右肺动脉起源于升主动脉且室间隔完整，右肺动脉开口于升主动脉且位于左肺动脉同一水平可视为 Berry 综合征。由于主动脉肺动脉间隔缺损和右肺动脉起源于升主动脉可引起主动脉盗血，完整的室间隔限制了右心室对左心室分流使主动脉弓血流减少，导致其废用性发育不良（主动脉弓缩窄或离断）。本病主动脉弓发育不良通常表现为峡部缩窄。离出生后的患儿由于出现大量左向右分流，早期就会出现严重的肺动脉高压，如果不及时手术治疗患儿预后很差。

主动脉肺动脉间隔缺损胎儿超声心动图主要表现为二维超声三血管切面可见主动脉与肺动脉间隔回声失落。左心室和右心室流出道切面可显示回声失落部位及其距半月瓣和（或）肺动脉分叉的距离。彩色多普勒超声于主动脉与肺动脉间隔回声失落处可测及双向或肺动脉流向主动脉的血流信号。合并离断主动脉弓时，主动脉弓及分支正常弧形消失，走行陡直且呈盲端，3 支分支开口距离缩短呈典型"鹿角征"。

※ 经验教训

由于主动脉肺动脉间隔缺损发病率低，当检查人员对其认识不足时，可导致漏诊，特别是当产前超声如果对胎儿心脏检查仅显示四腔心和左右流出道切面时，本病在这些切面均可表现为正常图像，如果不继续扫查三血管切面即可引起漏诊。另有一种情况是当缺损发生于肺动脉右侧壁交界处，因存在侧壁声影或回声失落现象，二维超声也容易漏诊，此时结合彩色多普勒可进一步帮助诊断。胎儿期由于肺循环处于高阻力状态，在胎儿主动脉肺动脉间隔缺损时，受主动脉与肺动脉之间瞬间压差变化，缺损处可出现主动脉与肺动脉间双向分流。检查时应注意找到右心室流出道和肺动脉瓣，鉴别肺动脉主干，避免将左肺动脉或右肺动脉起源于升主动脉的开口部位误诊为主动脉肺动脉间隔缺损。

※ 病例启示

胎儿主动脉肺动脉间隔缺损单独存在时较易诊断，但合并其他心脏畸形时易漏诊。产前超声能够较为清晰显示主动脉肺动脉间隔缺损的位置、大小及分型，也能了解血流动力学情况，以及有无合并心内，心外其他异常，是胎儿首选的检查方法。三血管切面出现主动脉肺动脉间隔回声缺失，是产前诊断主动脉肺动脉间隔缺损最佳的证据，尤其当主动脉肺动脉间隔与超声束垂直时，二维灰阶和彩色多普勒能直观显示主动脉与肺动脉间隔的回声中断及其分流信号。由于 Berry 综合征患者存在不同水平（动脉间隔、右肺动脉及动脉导管等水平）的大量左向右分流，常于新生儿期或婴儿早期即出现严重的肺动脉高压，如不手术矫治，预后较差，多在幼年期死于充血性心力衰竭、肺炎。尤其是导管开始闭合时，患者症状更为严重，因而早期诊断十分重要。Berry 综合征在超声检查时有特殊表现，右肺动脉开口向右上移位，起自升主动脉并与左肺动脉开口位于同一水平是 Berry 综合征的特征。当超声扫查发现胎儿主动脉弓异常（缩窄或离断）而无其他心内结构异常时，应仔细观察能显示主动脉肺动脉间隔及左、右肺动脉分支的三血管肺动脉分支，以除外 Berry 综合征。

六、难以确诊的胎儿房早二联律

※ 病史

患者女性，26 岁，孕 2 产 1，孕 24 周，夫妇双方既往史和家族史均无特殊。外院行中孕期产前超声系统筛查发现"胎儿心律不齐"来我院复查。产前超声诊断：胎儿心律不规则：房早二联律（心室律 87～90bpm）。孕妇和家属经咨询产前诊断中心后决定生产，产后患儿超声心动图检查证实为房早二联律。

※ 体格检查
无特殊。

※ 超声图像
见胎心胎动，心胸比小于 0.33，四腔心切面显示左右房室大小基本对称，两侧房室瓣活动存在，左、右心室流出道可显示，心内未见明显异常回声。心底部大动脉交叉存在，内径基本对称。心包腔内未见异常无回声区。彩色多普勒显示胎儿心室律规则，心房律不规则，每个正常的心房收缩之后见一个提前出现的心房收缩，未下传至心室。心室率 87～90bpm，房室瓣口未见明显反流血流信号（图 12-2-21，图 12-2-22）。

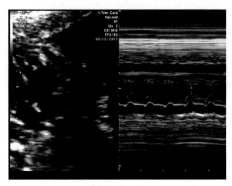 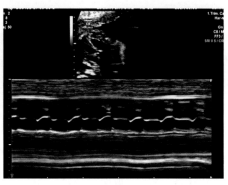

图 12-2-21　胎儿每个正常的心房收缩之后见一个提前出现的心房收缩，未下传至心室　图 12-2-22　多次测量胎儿每个正常的心房收缩之后见一个提前出现的心房收缩，未下传至心室

※ **超声提示**

检查过程中胎儿心律不规则：房早二联律（心室率 87～90bpm），建议进一步产前诊断咨询及动态观察。

※ **产后超声**

患儿心脏彩超提示：房早二联律。

※ **最终诊断**

胎儿房早二联律。

※ **鉴别诊断**

胎儿心动过缓常见的原因有胎儿窦性心动过缓、阻滞型房性早搏持续性二联律、先天性房室传导阻滞。在窦性心动过缓中，心房率规律，低于 100 次/分，房室收缩为正常的 1：1。2：1 型的 Ⅱ 度房室阻滞，两次心房搏动被下传至心室一次，但连续心房搏动之间的间隔几乎没有区别，而在房早二联律中，第二个心房搏动总是提早出现。室性期前收缩后伴随一完全性代偿间期，与房性期前收缩后伴随一不完全性代偿间期不同。

※ **分析讨论**

大约 2% 的胎儿有心律异常。心脏节律的间歇性或持续性不规律常由非收缩期的早搏引起，也是目前最常见的胎儿心律失常。持续性心动过缓通常是完全性房室传导阻滞、窦性心动过缓或心房二联律的结果。房性早搏在早产儿或足月产儿最为常见的心律失常，房性早搏可以在妊娠过程中观察到，但最多见于晚孕。房性期前收缩可以下传至心室，或在房室结被阻滞，房性早搏通常是一过性的良性改变，偶尔可诱发折返性室上性心动过速。房性早搏可能与孕妇的身体精神状态、环境因素、饮用含咖啡因或酒精的饮品有关，也可能与结构性心脏病变、心脏肿瘤、卵圆瓣冗长等有关。二维超声显示心房和心室，将 M 型可显示心房和心室壁的运动，当房性期前收缩下传时，见一小的、提前出现的心房收缩波，其后伴随一提前收缩的心室运动波，伴有一不完全性的代偿间期。未下传型房性期前收缩在提前出现的心房收缩之后未见相继出现的心室收缩运动。房性早搏肺静脉血流频谱肺静脉频谱中 A 波提前出现，A 波之后可见一高大的 S 波。

※ 经验教训

持续性心房二联律易误诊为房室传导阻滞或心动过缓，而视为胎儿危象。多普勒超声检查可将多普勒取样容积置于心室的流入流出道交界处，或外周血管，观察心血流频谱信号，如肺静脉、静脉导管可显示异常的心房提前收缩波。

※ 病例启示

偶发性房性期前收缩预后较好，一般不需特殊处理。当胎儿房性期前收缩呈联律出现时，应注意排除有无期前收缩未下传，如果是频发性下传性房性期前收缩时，一般无须特殊处理均具有良好的预后，频发性未下传性房性期前收缩可由于持续而明显的心动过缓而导致胎儿血流动力学异常，所以要密切随访。

七、容易漏诊的胎儿冠状动脉瘘

病 例

※ 病史

患者女性，27 岁，孕 3 产 1，孕 23 周，夫妇双方既往史和家族史均无特殊。因常规行中孕期产前超声系统筛查到我院就诊。产前超声诊断胎儿心脏畸形：右心发育不良，肺动脉瓣闭锁、肺动脉发育不良伴动脉导管血流反流、右室 - 右冠状动脉瘘、三尖瓣轻度狭窄。孕妇和家属经咨询产前诊断中心后，最终决定引产。

※ 体格检查

无特殊。

※ 超声图像

胎儿心脏彩超检查：

　　胎儿心胸比约 0.62，心尖指向左侧胸腔。四腔心切面显示右房形态饱满，三尖瓣开放受限，右侧心室腔狭小，左心大小基本正常，二尖瓣活动存在，卵圆孔瓣可见。左心室流出道可显示，连续关系未见明显异常。右心室流出道可显示，肺动脉瓣回声增强，未见明显开放受限。心底部大动脉交叉存在，内径不对称，肺动脉瓣环处内径约 2mm，左右肺动脉内径偏窄，走行正常。主动脉瓣环处内径约 4mm。右侧冠状动脉可显示，内径约 1.7mm。主动脉弓切面可显示。动脉导管走行迂曲。心包腔内未见异常无回声区。

　　彩色多普勒显示胎儿心率 147 次 / 分，节律齐。肺动脉瓣口收缩期未见明显血流通过。舒张期三尖瓣口可见少量血流信号通过。室间隔水平未见明显过隔血流。动脉导管血流反向。可见右室心尖处沿右室壁至右冠状动脉的双向分流信号，以收缩期为主（图 12-2-23，图 12-2-24）。

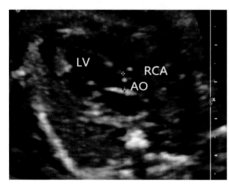

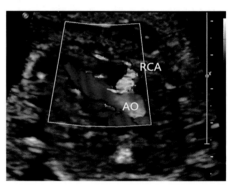

图 12-2-23　胎儿主动脉瓣环处内径约 4mm，右侧冠状动脉可显示，内径约 1.7mm

LV—左心室　RCA—右冠状动脉　AO—主动脉弓

图 12-2-24　彩色多普勒显示胎儿右室心尖处沿右室壁至右冠状动脉的双向分流信号，以收缩期为主

RCA—右冠状动脉　AO—主动脉弓

※ 超声提示

　　胎儿心脏畸形：右心发育不良，肺动脉瓣闭锁、肺动脉发育不良伴动脉导管血流反流、右室 - 右冠状动脉瘘、三尖瓣轻度狭窄，建议进一步产前诊断咨询。

※ 引产结果

　　胎儿心脏畸形：右心发育不良，肺动脉瓣闭锁、肺动脉发育不良、右室 - 右冠状动脉瘘、三尖瓣轻度狭窄。

※ 最终结果

　　胎儿心脏畸形：右心发育不良，肺动脉瓣闭锁、肺动脉发育不良伴动脉导管血流反流、右室 - 右冠状动脉瘘、三尖瓣轻度狭窄。

※ 鉴别诊断

　　胎儿冠状动脉瘘需与胎儿冠状动脉瘤相鉴别。

胎儿冠状动脉瘤：一般表现为瘤样局限性扩张，其内血流信号暗淡。冠状动脉瘘则表现为冠状动脉全程扩张，迂曲走行，血流信号明亮，流速增快，心腔瘘口处可见异常血流信号。

※ **分析讨论**

胎儿先天性冠状动脉瘘是指正常起源的左、右冠状动脉主支或分支与心脏或大血管之间交通。胚胎期原始心肌中许多宽大的小梁间隙与心腔交通，并与心外膜血管相连。随着心脏的发育，冠状动脉分支与心肌中的血管窦状间隙相交通。如果发育障碍，心肌中部分宽大的窦状间隙持续存在，则使冠状动脉系统和心腔产生异常交通，形成冠状动脉瘘。冠状动脉瘘发病率较低，占先天性心脏病的 0.25% ~ 0.4%。冠状动脉瘘大多为单支冠状动脉瘘，右冠状动脉瘘发生率约占 55%。瘘管与右心系统的交通最多见，约占 90%，其中右心室瘘约占 41%。根据有无合并其他心脏结构异常，冠状动脉瘘可分为孤立性和次发性两类。孤立性冠状动脉瘘为其他心脏结构正常，并且异常的冠状动脉可与任何其他的心脏结构相连接，占先天性冠状动脉瘘的 55% ~ 80%。次发性冠状动脉瘘合并其他心脏结构异常，占先天性冠状动脉瘘的 20%，最常见于室间隔完整情况下的流出道闭锁，特别是室间隔完整的肺动脉闭锁。产前超声可发现主动脉根部明显增宽的冠状动脉，延续走行于心脏表面，增宽迂曲的冠状动脉内血流信号明亮，流速增快。相应的心腔内可见瘘口及瘘口处的异常血流信号，瘘口开口于心室，造成容量心负荷增加，心腔可增大。

※ **经验教训**

胎儿期正常冠状动脉二维显示不清，非常容易漏诊，当发现有异常血管及血流束时应仔细分辨其起源和时相，追踪走行，也可以逆向寻找扩张的冠状动脉，并结合其频谱特点进行诊断，连续性的以舒张期为主的血流频谱是其特点。胎儿时期由于右心室及肺动脉压力较高，多普勒超声检测不到高速血流容易漏诊。即使胎儿期右心腔内均未检测到高速血流，但仔细检查均显示低速的舒张期异常血流，亦应高度警惕冠状动脉瘘的存在。单纯性冠状动脉右室瘘胎儿可造成瘘入心腔的增大而有助于诊断，对于不明原因的右心增大也要考虑单纯冠状动脉右室瘘的可能性。肺动脉闭锁表现为右心室发育不良、心腔小，则必须考虑有无合并冠状动脉右室瘘的存在。胎儿超声心动图并不能检出所有类型的冠状动脉瘘，不能完全清楚显示瘘口的位置及大小、并估测分流量，不能完全检出合并的其他心脏畸形，故必须在产后进行相关检查，以明确诊断，以便选择适合的临床处理方式。

※ **病例启示**

胎儿冠状动脉瘘可以单独发生，亦可合并其他心脏异常，尤其是梗阻性异常。冠状动脉瘘对血流动力学的影响取决于瘘管的大小，引流的部位及有无合并其他畸形，单纯性冠状动脉瘘很少出现症状，瘘口自然闭合极为少见。随着年龄的增长，长时间的异常血液分流，会导致引流部位负荷加重、远端心肌缺血而引起相应临床症状，同时易引发感染性心内膜炎等多种严重的并发症。产前一旦确诊，需出生后进行干预，因此产前明确诊断冠状动脉瘘，对产前咨询及围生期处理具有重要的临床意义。

八、容易漏诊的胎儿特发性动脉钙化症

病 例

※ 病史

患者女性，30 岁，孕 3 产 1，孕 22 周，夫妇双方既往史和家族史均无特殊。因行常规中孕期产前超声系统筛查到我院就诊。产前超声诊断：胎儿心脏瓣膜和瓣环及大动脉管壁全程钙化，伴髂动脉狭窄。孕妇和家属经咨询产科和心外科医师，最终决定引产，引产后胎儿尸检证实为胎儿特发性动脉钙化症。

※ 体格检查

无特殊。

※ 超声图像

胎儿心脏增大，心胸横径比约 53%。二尖瓣、三尖瓣、主动脉瓣、肺动脉瓣膜和瓣环回声均明显增强，胎儿大动脉（升主动脉、主动脉弓、动脉导管、胸主动脉、腹主动脉、双侧肺动脉、颈总动脉、肾动脉、髂动脉、股动脉）及胎儿冠状动脉起始段管壁回声弥漫性增强，管壁增厚，而胎儿上、下腔静脉管壁回声正常。彩色多普勒显示三尖瓣少量反流，大脑中动脉峰值流速（MCA-PSV）约 24cm/s。肾动脉峰值流速约 138cm/s，血流速度增快，双侧髂动脉管壁明显增厚，内径明显变细。胎儿羊水量在正常范围内（图 12-2-25 ~ 图 12-2-27）。

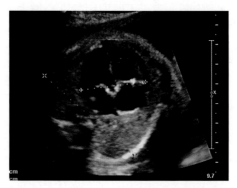

图 12-2-25 胎儿二、三尖瓣瓣膜和瓣环钙化

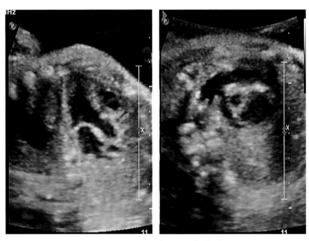

图 12-2-26 胎儿大动脉及瓣膜瓣环钙化

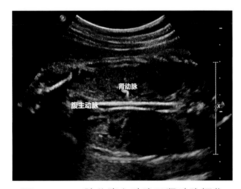

图 12-2-27 胎儿腹主动脉及肾动脉钙化

※ 超声提示

胎儿心脏瓣膜和瓣环及大动脉管壁全程钙化,伴髂动脉狭窄。

※ 引产结果

肉眼观见胸主动脉、腹主动脉、左侧髂总动脉、右侧髂总动脉管壁增厚,管腔狭窄,散在分布黄白色颗粒,触之血管内膜表面凹凸不平、粗糙,有明显的沙粒感。镜下观胎儿主动脉、左侧髂总动脉、右侧髂总动脉弹力膜和中膜广泛钙化,部分区域内膜缺损伴带状钙盐沉积,心内膜局灶纤维化伴钙盐沉积,肺组织中局灶动脉和肾门动脉管壁内弹力膜和中膜层钙化,局灶肾小球内血管钙化。

※ 病理诊断

胎儿特发性动脉钙化症。

※ 最终诊断

胎儿特发性动脉钙化症。

※ 鉴别诊断

胎儿特发性动脉钙化症需与其他导致动脉钙化的疾病相鉴别包括 Noonan 综合征、Williams-Beuren 综合征以及其他影响钙磷代谢的内分泌疾病，需要进行实验室检查以鉴别。

※ 分析讨论

胎儿特发性动脉钙化症，又称胎儿广泛性大动脉钙化，是一种以心脏瓣膜、大中动脉内膜广泛钙化为特征的罕见常染色体隐性遗传性疾病，常在产后尸体解剖或患儿出生后就医时诊断。病理特征为大中动脉弹力层钙化、内膜纤维增生，而血清中钙、磷酸盐以及维生素 D 水平均正常。ENPP1 是常染色体 6q 的胞外核苷酸焦磷酸酶 / 磷酸二酯酶基因，这一基因使细胞表面酶产生一种无生物活性的焦磷酸盐（PPi），这种可溶性物质是调节细胞分化和钙化的物理抑制剂，当 ENPP1 突变后，使得钙盐大量沉积于动脉壁。和大多数隐性遗传性疾病一样，本病的基因外显率相差很大。患者在早孕期无特殊超声表现。从中孕期超声可有心室强光点、肝区钙化点、心包积液等非特异性表现，第 20 周开始，超声医生在进行胎儿筛查时应注意观察主动脉、髂动脉等大动脉管壁的回声，将有助于该病的诊断。晚孕期可出现胎儿全身大中动脉回声增强、心脏瓣膜回声增强、心包积液、心脏扩大。胎儿水肿、羊水过多等全心功能衰竭表现。发生水肿的胎儿其围产期死亡概率高。虽然有合并其他畸形的报道，但大多数无结构畸形。

※ 经验教训

超声和 MRI 常用于产前检查，但 MRI 对于钙化的敏感性远不如超声，因此产前超声对该病的诊断价值更高。虽然病理是诊断胎儿特发性动脉钙化症的金标准，但对存活的可疑病例进行动脉活检的风险极大。而 CT 对钙化灶的发现较敏感，因此对于出生后的可疑胎儿特发性动脉钙化症患者，可进行 CT 检查。根据文献报道，大约 85 % 的胎儿死于晚孕期或出生后 6 个月内，极少有自发缓解甚至长期存活的病例，死亡原因主要是心力衰竭和心肌梗死等，因此在产前诊断本病均应建议孕妇终止妊娠。

※ 病例启示

产前进行胎儿畸形筛查如发现心脏瓣环回声明显增强，还应仔细观察胎儿大、中动脉（主动脉、肺动脉、肾动脉及髂动脉等）的管壁有无钙化，如出现广泛大动脉壁钙化则提示本病可能，进行相关的基因检查，并对其父母以及已出生的同胞兄姊进行 CT 检查，明确有无异常血管钙化，进行进一步产前诊断咨询。

九、胎儿肺动脉瓣缺如

病 例

※ 病史

患者女性，34岁，孕2产1，非近亲婚配，夫妇双方既往史和家族史均无特殊。因孕26周行胎儿彩超检查到我院就诊。产前超声诊断：胎儿心脏畸形：肺动脉瓣缺如综合征（主动脉骑跨、室间隔缺损、肺动脉瓣缺如并肺动脉明显增宽），建议进一步产前诊断咨询。

※ 体格检查

无特殊。

※ 超声图像

孕26孕周胎儿彩超检查显示：

见胎心胎动，心脏增大，心胸比（C/T）为54%，四腔心切面显示右房室相对左房室稍大，两侧房室瓣活动存在，左心室、右心室流出道可显示，心内未见明显异常回声。室间隔上段连续中断，断端宽约5mm，室水平探及双向过隔分流。主动脉增宽，骑跨于室间隔上段，骑跨率约50%。肺动脉瓣区未探及明显瓣膜启闭运动仅存残存短小残迹，肺动脉瓣瓣环宽约5.6mm，肺动脉前向血流稍快，速度2.5m/s，压差26mmHg；舒张期可见大量五彩血流束反流至右室流出道，反流速度1.7m/s，压差11mmHg。心底部大动脉交叉存在，肺动脉明显增宽，呈"鱼尾状"改变，其内径6.3mm，左右肺动脉内径分别为7.1mm、7.5mm。心包腔内未见异常无回声区。彩色多普勒显示胎儿心律规则，房室瓣口未见明显反流血流信号，肺动脉瓣口粗细相等的双向血流（图12-2-28~图12-2-37）。

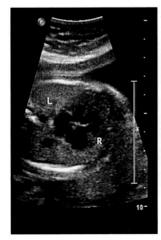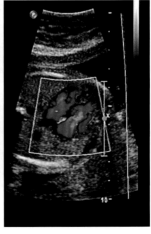

图12-2-28　胎儿四腔心切面显示右房室相对左房室稍大

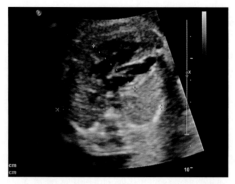

图 12-2-29　胎儿心胸比（C/T）约为 54%

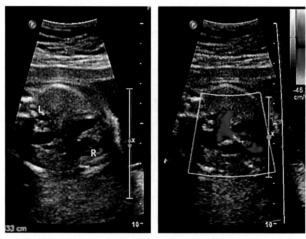

图 12-2-30　室间隔上段连续中断，断脱回声脱失约 5mm
（图左），室水平探及双向分流血流信号（图右）

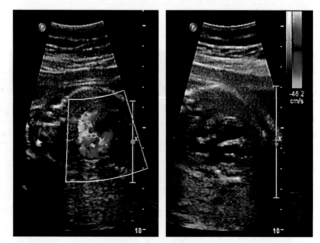

图 12-2-31　可见主动脉骑跨于室间隔上段，骑跨率约 50%

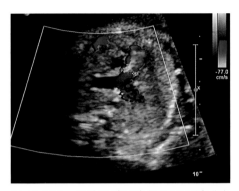

图 12-2-32　肺动脉瓣区未探及明显瓣膜启闭运动，仅存残存短小残迹，肺动脉瓣瓣环宽约 5.6mm

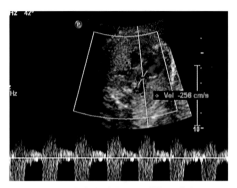

图 12-2-33　肺动脉前向血流稍快，速度 2.5m/s

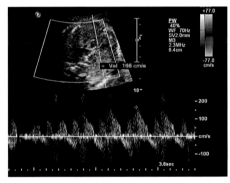

图 12-2-34　舒张期可见大量五彩血流束反流至右室流出道，反流速度 1.7m/s

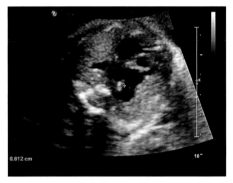

图 12-2-35　肺动脉明显增宽，呈"鱼尾"状改变，其内径 6.3mm

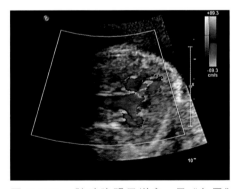

图 12-2-36　肺动脉明显增宽，呈"鱼尾"状改变

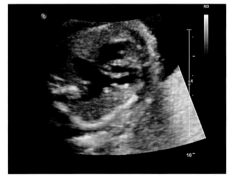

图 12-2-37　左右肺动脉内径分别为 7.1mm，7.5mm

※ 超声提示

胎儿心脏畸形：肺动脉瓣缺如综合征（主动脉骑跨、室间隔缺损、肺动脉瓣缺如并肺动脉明显增宽），建议进一步产前诊断咨询。

※ 引产结果

孕妇和家属考虑后决定引产，引产后尸检证实为肺动脉瓣缺如综合征（主动脉骑跨、室间隔缺损、肺动脉瓣缺如并肺动脉明显增宽）。

※ 最终诊断

胎儿心脏畸形：肺动脉瓣缺如综合征（主动脉骑跨、室间隔缺损、肺动脉瓣缺如并肺动脉明显增宽）。

※ 鉴别诊断

胎儿肺动脉瓣缺如需与圆锥动脉干畸形如法洛四联症（TOF）进行鉴别。

法洛四联症：胎儿合并室间隔缺损时，需与 TOF 进行鉴别。肺动脉瓣缺如通常不伴有主动脉根部的扩张，肺动脉瓣缺如在中孕期四腔心切面即可表现出异常，如左右心不对称、心脏明显扩大等，典型的肺动脉瓣缺如可有肺动脉主干或肺动脉左右分支的显著扩张。

※ 分析讨论

胎儿肺动脉瓣缺如综合征（absent pulmonary valve syndrome，APVS）是一种以肺动脉瓣缺如或发育不良为特征的极其少见的先天性心脏畸形，占全部先天性心脏病病例的 0.1% ~ 0.2%，该病常伴有流出道室间隔缺损和主动脉骑跨。据文献报道 20% ~ 25% 的患儿伴有 22q11 微缺失。APVS 现分为两种类型，一种为肺动脉瓣缺如合并室间隔缺损和动脉导管缺如，肺动脉主干或分支显著扩张，较多见；另一种类型则较为少见，为肺动脉瓣缺如并室间隔完整，动脉导管存在，肺动脉扩张程度较轻，常合并三尖瓣闭锁。其在胎儿中孕期超声表现为：①四腔心切面可见心脏增大，尤其以右心室为著，心轴明显左偏，肺动脉瓣可见大量反流；②三血管切面可见肺动脉主干或分支的显著扩张，肺动脉瓣位置未见肺动脉瓣活动或仅见发育不良的短小肺动脉瓣活动，若合并有肺动脉瓣环狭窄时，彩色多普勒可见肺动脉内的五彩镶嵌彩色血流信号，频谱多普勒显示跨肺动脉瓣环的前向血流速度增快。APVS 患儿总体预后较差，心力衰竭和因扩张的肺动脉压迫造成支气管软化导致该病的高死亡率。14.3% 的 APVS 胎死宫内，宫内常见的并发症为胎儿心力衰竭及胎儿水肿，据文献报道，动脉导管的存在可能是胎儿严重心力衰竭、肝脏肿大充血、右心扩大及三尖瓣环扩张的主要原因，因此动脉导管的有无有助于评价患儿的预后。

※ 经验教训

本病例中，产前超声即诊断胎儿肺动脉瓣缺如综合征，该患儿心脏畸形包括主动脉骑跨、室间隔缺损、肺动脉瓣缺如并肺动脉主干及分支明显增宽等，其超声表现较特异，诊断较明确。因该病预后较差，尽早诊断该病有助于孕妇及家属的进一步产前诊断咨询。

※ 病例启示

因 APVS 在超声表现具有特征性，产前超声诊断该病具有较高的准确性，因此，在发现胎儿四腔心异常时，应注意有无肺动脉瓣的缺如，如诊断为 APVS 时，超声医生应注意观察动脉导管的有无，以便于分型及预后评估。

十、疑似胎儿肺动脉瓣先天畸形的胎儿动脉导管瘤

病 例 1

※ 病史

患者女性，27 岁，孕 1 产 0，孕 33 周，夫妇双方既往史和家族史均无特殊。因行晚孕期产前超声检查到我院就诊。产前超声诊断为：胎儿右心较饱满，动脉导管迂曲，考虑为动脉导管瘤所致，建议产后复查。

※ 体格检查

无特殊。

※ 超声图像

晚孕期产前超声检查显示：胎儿四腔心切面正常，右心室内径大于左心室内径；三血管气管切面和动脉导管弓切面上动脉导管走行迂曲，动脉导管内径明显扩张，内径大于 8mm（图 12-2-38，图 12-2-39）。

※ 超声提示

胎儿右心较饱满，动脉导管迂曲，考虑为动脉导管瘤所致，建议产后复查。

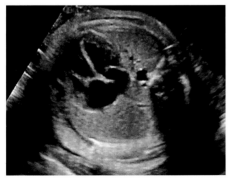

图 12-2-38 二维超声显示胎儿右心增大

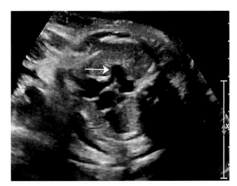

图 12-2-39 三血管气管切面显示胎儿动脉导管瘤时动脉导管走行迂曲、扩张（箭头所指）

※ 产后复查

出生后 1 周复查超声心动图，该患儿动脉导管已关闭，右心大小正常。

※ 最终诊断

胎儿动脉导管瘤。

病 例 2

※ 病史

患者女性，36 岁，孕 2 产 1，孕 34 周，夫妇双方既往史和家族史均无特殊。因行晚孕期产前超声检查到我院就诊。产前超声诊断为：胎儿左室腱索处点状强回声，胎儿动脉导管迂曲增宽，建议产后复查；羊水量正常高限范围。

※ 体格检查

无特殊。

※ 超声图像

晚孕期产前超声检查显示：胎儿四腔心切面上心脏大小正常，左心室腱索处点状强回声，三血管气管切面和动脉导管弓切面上动脉导管走行迂曲，动脉导管内径增宽，内径大于 8mm（图 12-2-40）。

※ 超声提示

胎儿左室腱索处点状强回声，胎儿动脉导管迂曲增宽，建议产后复查；羊水量正常高限范围。

※ 产后复查

出生后 1 个月复查，患儿动脉导管已关闭。

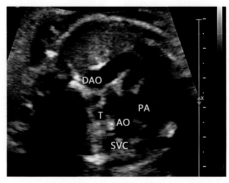

图 12-2-40 胎儿动脉导管瘤动脉导管迂曲扩张呈蚯蚓状（箭头所指）
AO—主动脉弓，DAO—降主动脉，PA—肺动脉，SVC—上腔静脉，T—气管

※ 最终诊断

胎儿动脉导管瘤。

※ 鉴别诊断

胎儿动脉导管瘤需与肺动脉瓣的先天畸形（狭窄、闭锁或缺如）、胎儿右心室的心肌疾病（肥厚型心肌病、心肌致密化不全）、晚孕期导致胎儿右心室扩大的心脏畸形（如右室发育不良、右室双出口、主动脉弓缩窄或离断、大的室间隔缺损等）相鉴别。

1. 肺动脉瓣的先天畸形（狭窄、闭锁或缺如）：通过仔细观察肺动脉瓣的形态和启闭运动及肺动脉的内径可资鉴别。肺动脉瓣的先天畸形都可能会导致胎儿右心的增大，但肺动脉瓣膜的形态是异常的，肺动脉内径通常也会增宽或变细，而动脉导管瘤时肺动脉瓣形态和启闭运动及肺动脉内径都是正常的，只是动脉导管走行迂曲扩张。

2. 胎儿右心室的心肌疾病（肥厚型心肌病、心肌致密化不全）：一般而言，胎儿动脉导管瘤右心室会增大，右心室心肌稍肥厚，并且可以出现一些小的间隙，但其收缩功能是正常的，与右心室心肌疾病明显不同。右心室肥厚型心肌病其心肌呈均匀性增厚，不会出现小的间隙，而心肌致密化不全时其心肌间虽有间隙，但其收缩功能常是减退的，可资鉴别。

※ 分析讨论

胎儿动脉导管瘤（aneurysm of the ductus arteriosus）定义为胎儿动脉导管走行迂曲、扩张，如果迂曲的动脉导管内径大于 8mm 即可诊断为胎儿动脉导管瘤。其在临床上一直被认为是一种罕见的心脏疾病，仅发生在新生儿和成人，少数病例会造成严重的并发症，甚至有死亡病例报道。胎儿动脉导管瘤的病因和形成机制尚不明确，目前认为可能与以下因素有关：①动脉导管壁发育不良；②动脉导管内膜垫形成异常或弹性缺失；③胎儿动脉导管狭窄后扩张；④晚孕期通过动脉导管的血流增多。但也有学者认为动脉导管瘤均发生于晚孕期，越接近足月越明显，这可能是导管由开放至闭合过程中的自然变化。胎儿动脉导管瘤的超声心动图均表现为：四腔心切面上心脏大小正常；右心室内径明显大于左心室内径；三血管气管切面和动脉导管弓切面上动脉导管走行迂曲，甚至迂曲呈蚯蚓状；动脉导管明显扩张，内径大于 8mm，最宽达12mm。

胎儿动脉导管瘤在晚孕期通常导致胎儿右心室明显大于左心室，这常常会造成超声医师的困惑和恐慌，担忧是否漏诊了胎儿心脏畸形，进而转诊给上级医院或上级医师会诊，常常会给孕妇和家属带来极大的焦虑和恐慌。随着对胎儿动脉导管瘤认识的加深，实际上胎儿动脉导管瘤对晚孕期胎儿的影响并不可怕，它会导致胎儿右心室扩大，但都是可逆的，出生后会逐渐恢复。虽然，有文献报道胎儿动脉导管瘤导致新生儿动脉导管未闭的概率会增大，但在多项研究病例随访中，胎儿出生后 3 个月内动脉导管均已关闭，右心室也逐渐缩小，无不良病例出现。需注意的是，晚孕期需首先排除导致胎儿右心室扩大的心脏畸形（如右室发育不良、右室双出口、主动脉弓缩窄或离断、大的室间隔缺损等）以后，才能下胎儿动脉导管瘤的诊断，以免造成严重后果。

※ **经验教训**

胎儿晚孕期右心室增大如果是因为动脉导管瘤所致，后果并不严重，胎儿出生后这种情况都会好转，但需要出生后监测新生儿动脉导管是否关闭。本报道中病例2胎儿动脉导管瘤病例被外院误诊为心肌致密化不全，虽然胎儿右心室心肌间出现较多的小间隙，但其收缩功能是正常的，胎儿出生后在第三家医院进行新生儿超声心动图检查证实为正常的新生儿心脏，因此在产前不能轻易地凭着心肌出现较多的小间隙就诊断胎儿心肌致密化不全，除非同时出现收缩功能的减退，并且一定要注意观察胎儿动脉导管的走行和内径，否则胎儿引产就容易造成严重的后果，给孕妇和家属带来不必要的伤害。

※ **病例启示**

动脉导管瘤一直以来被认为是一种罕见的心脏畸形，仅发生在新生儿及成人，但随着产前超声检查的深入，动脉导管瘤在胎儿的发生率并不低，在晚孕期超声检查时经常可以遇到，但在中孕期不容易出现，筛查时均表现为正常的胎儿心脏。产前超声能有效地检出胎儿动脉导管瘤，它对晚孕期鉴别诊断胎儿右心扩大的病因有着重要的价值。但目前国内大多数超声医师对胎儿动脉导管瘤的认识并不深刻，容易误诊而造成严重后果，因此在进行晚孕期超声检查时，超声医师应注意对胎儿右心室增大的病例进行鉴别诊断，以避免造成漏误诊。

十一、罕见的胎儿三尖瓣并主动脉瓣缺如

病 例

※ **病史**

患者女性，27岁，G1P0，病史无特殊，夫妇双方既往史和家族史均无特殊。因行孕16周来我院产检行中孕早期超声检查。

※ **体格检查**

无特殊。

※ **超声图像**

中孕早期产前超声检查显示：胎儿颈部水囊瘤，胸腹腔大量积液；四肢及皮下水肿；胎儿心脏检查所见：胎儿心房正位，心室反位，右心房室瓣为二尖瓣，而左心房室瓣环处瓣环增

宽，多切面扫查仅见瓣环样组织，未见明显三尖瓣叶及瓣下组织，肺动脉于解剖学左室发出，主动脉于解剖学右室发出，并且主动脉根部稍增宽，多切面扫查未见主动脉瓣膜组织，室间隔连续中断 2mm。彩色多普勒检查：三尖瓣口及主动脉瓣口见大量反流血流信号，为双期血流信号，呈"进出征"表现（图 12-2-41 ~ 图 12-2-44）。

※ **超声提示**

胎儿水肿综合征并颈部水囊瘤，胎儿心脏所见异常，考虑矫正型大动脉转位并三尖瓣及主动脉瓣缺如可能，室间隔小缺损。

※ **引产结果**

患者于一周后引产，行尸检证实（图 12-2-45，图 12-2-46）。

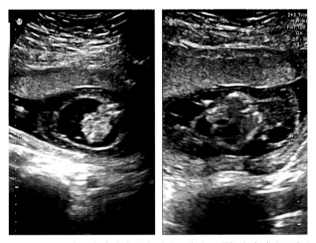

图 12-2-41 胎儿胸腹腔大量积液（图左）及颈部水囊瘤（图右）

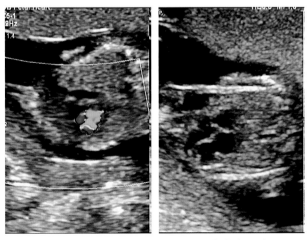

图 12-2-42 房室瓣环增宽，未见三尖瓣瓣叶及瓣下组织（图右）；彩色多普勒显示瓣口处大量反流（图左）

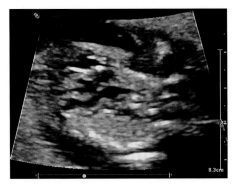

图 12-2-43　主动脉根部稍增宽，未见主动脉瓣膜组织结构

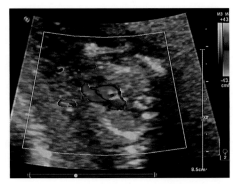

图 12-2-44　三血管切面显示舒张期主动脉大量反流血流信号，呈"进出征"

※ **最终诊断**

胎儿水肿综合征并颈部水囊瘤，胎儿心脏所见异常，考虑矫正型大动脉转位并三尖瓣及主动脉瓣缺如可能，室间隔小缺损。

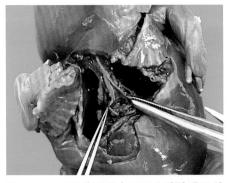

图 12-2-45　尸检证实未见三尖瓣瓣膜及瓣下组织

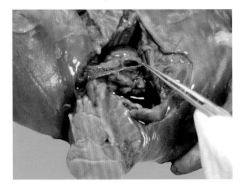

图 12-2-46　尸检证实在主动脉瓣环处未见主动脉瓣膜组织

※ **最终诊断**

胎儿水肿综合征并颈部水囊瘤，胎儿心脏所见异常，考虑矫正型大动脉转位并三尖瓣及主动脉瓣缺如可能，室间隔小缺损。

※ **鉴别诊断**

胎儿三尖瓣缺如及主动脉瓣缺如需与其他瓣叶缺如进行鉴别。

※ **分析讨论**

三尖瓣缺如很少见，主要特点为右侧的房室口正常，但三尖瓣的三个瓣叶及瓣下装置未发育，三尖瓣缺如时由于存在大量反流导致右房压增高，右心容量负荷增加，严重导致右心衰。单纯三尖瓣缺如可行手术治疗。先天性半月瓣缺如非常罕见尤其是主动脉瓣缺如，目前文献中仅见主动脉瓣缺如的个案报道，其发病率无法统计。主动脉瓣缺如的胎儿常常伴有其他心内和（或）心外畸形的存在并有文献报道主动脉瓣缺如和 DiGeorge 综合征相关。主动脉瓣缺如可能与胚胎圆锥动脉干发育异常有关，这也解释了本病例同时伴有矫正型大动脉转位的原因。主动脉瓣缺如时因舒张期血流大量反流入心室导致左心衰，所以胎儿可早期即发生严重水肿甚至死亡。本病例胎儿在孕 16 周即发生明显全身水肿，胸腹腔大量积液也表明已经出现心衰的情况。彩色多普勒的应用非常重要，余蓉等的研究结果表明先天性半月瓣缺如在早孕期有特征性表现，"进出征"和双期双向血流流速曲线是早孕期先天性半月瓣缺如的主要超声特征。

※ 经验教训

本病例正是由于产前超声观察到"进出征"表现，结合二维扫查结果才做出了正确的产前超声诊断。

※ 病例启示

心脏瓣膜缺如的超声诊断要多切面扫查，如未见瓣叶及瓣下结构要考虑到此种畸形可能。

十二、难以诊断的早中孕期胎儿永存动脉干

病 例

※ 病史

患者女性，27 岁，孕 2 产 0，非近亲婚配，夫妇双方既往史和家族史均无特殊。因孕 13 周行常规 11 ~ 14 孕周胎儿彩超检查到我院就诊。产前超声诊断：胎儿永存动脉干可能，建议进一步产前诊断咨询。

※ 体格检查

无特殊。

※ 超声图像

孕 11 ~ 14 孕周胎儿彩超检查显示：

胎儿 NT 增宽，约 3.6mm，胎儿心脏大小及心轴正常，四腔心切面未见明显异常，三血管气管切面仅显示一根大动脉；旋转至左室流出道切面，室间隔膜部似可见回声连续性中断，仅见一根大动脉骑跨在室间隔之上，大动脉背侧见头臂分支，腹侧发出肺动脉（图 12-2-47，图 12-2-48）。

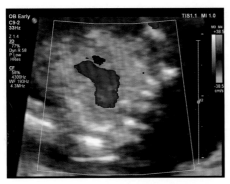

图 12-2-47 孕 13 周胎儿超声检查显示为三血管气管切面仅可见一根动脉

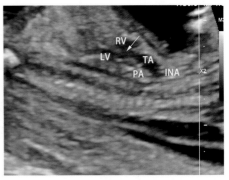

图 12-2-48 孕 13 周胎儿左室流出道切面显示室间隔缺损（箭头所指），仅见一根大动脉，其背侧见头臂分支，腹侧发出肺动脉
TA—永存动脉干 INA—头臂动脉 PA—肺动脉
LV—左心室 RV—右心室

※ 超声提示

胎儿永存动脉干可能，建议进一步产前诊断咨询。

※ 复查超声

孕妇咨询产科医生后妊娠至 16 周复查超声，结果显示：胎儿颈后软组织厚度（NF）5.3mm，胎心率为 146 次 / 分，四腔心切面未见明显异常，两侧房室瓣活动存在，左室流出道切面显示室间隔回声连续中断，约 2mm，仅见一条粗大的动脉骑跨在室间隔之上，动脉瓣回声增厚，开放明显受限，不能贴壁，大动脉近端（瓣膜上方）发出一根短小的动脉干后再分别进入左右肺，同时于该动脉弓的背侧见头臂分支。彩色多普勒超声显示收缩期左、右心室血流经室间隔缺损均可射入粗大的动脉内，动脉瓣口收缩期见五彩镶嵌高速血流，峰值血流速度 2.2m/s，舒张期瓣口见少量反流（图 12-2-49）。

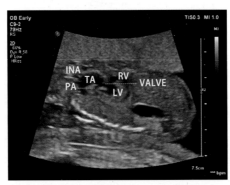

图 12-2-49 孕 16 周胎儿左室流出道切面显示：室间隔膜部缺损，仅有一根大动脉，骑跨在室间隔缺损之上，大动脉背侧见头臂分支，腹侧发出肺动脉，大动脉瓣膜回声增厚，开放受限（箭头所指）
INA—头臂动脉 PA—肺动脉 TA—永存动脉干 RV—右心室 LV—左心室 VALVE—共同动脉瓣

※ 引产结果

孕妇和家属考虑后决定引产，引产后尸检证实为Ⅰ型永存动脉干并共同动脉瓣狭窄。引产过程中留取胎儿脐带血进行染色体核型分析，结果显示染色体核型正常（图 12-2-50）。

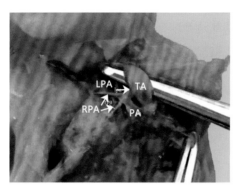

图 12-2-50　尸检证实为Ⅰ型永存动脉干，肺动脉（PA）起自共同动脉干（TA）近端（瓣膜稍上方）再发出左右肺动脉（LPA 和 RPA）分别进入左右肺，头臂动脉亦起自共同动脉干

※ 最终诊断

胎儿心脏畸形：永存动脉干（Ⅰ型）并共同动脉瓣狭窄，建议进一步产前诊断。

※ 鉴别诊断

胎儿永存动脉干的早期诊断需与大动脉转位、法洛四联症、右室双出口、肺动脉闭锁伴室间隔缺损等圆锥动脉干畸形进行鉴别。

圆锥动脉干畸形：其鉴别点主要在于大动脉是否只有一根及动脉导管有无缺如，当发现左右肺动脉和头臂分支均由一根大动脉发出时可以确诊永存动脉干，此时无法探及动脉导管，如果动脉导管存在则可排除胎儿永存动脉干的可能。如果早孕期无法确诊时，应建议 16～18孕周复查，此时胎心较大可以被较好地进行检查。

※ 分析讨论

永存动脉干（truncus arteriousus）又称为共同动脉干，占先天性心脏病的 1%～2%，是一种严重的发绀型先天性心脏畸形，预后差，其病理解剖特点为心底部仅发出单一大动脉，体、肺循环和冠状动脉均起源于永存动脉干，仅有一组半月瓣，可以是 3 个瓣叶，也可以是 2 瓣或4 瓣畸形，动脉导管常缺如。Callett-Edwards 根据肺动脉从永存动脉干发出的位置不同将其分为 4 型：①Ⅰ型：左右肺动脉通过一个短小的肺动脉干起源于动脉干的近端，约占 48%；②Ⅱ型：左右肺动脉分别起自共干起始部的后壁，约占 29%；③Ⅲ型：左右肺动脉分别起自共干起始部的侧壁，约占 13%；④Ⅳ型：左右肺动脉分别起自降主动脉。本病例主要诊断思路为三血管气管切面仅显示一根动脉回声，从而提示大动脉异常，再进一步追踪显示左右肺动脉和头臂分支均由大动脉发出，同时，二维超声和彩色多普勒显示伴有室间隔缺损和大动脉骑跨（左右心室血流可经室间隔缺损射入动脉干内），动脉导管缺如，从而可以得出诊断。由于胎儿永存动脉干四腔心切面往往正常，因此早中孕期观察三血管气管切面成为筛查永存动脉干的关键切面，也通常是筛查胎儿圆锥动脉干畸形的首要线索。由于三血管气管切面与四腔心切面基本平行，显示方法简单，成功率高达90%以上，即使在第11～14孕周亦是如此，从而使得胎儿大动脉畸形在早中孕期就可能被检查出来。

※ 经验教训

本例胎儿永存动脉干合并的共同动脉瓣膜狭窄在早中孕期未被检查出来，可能与瓣膜狭窄是渐进性发展，在11～14孕周可能比较轻微、不足以被二维和彩色多普勒超声检查出来有关，随着瓣膜狭窄不断严重，从而在第16孕周复查时被检测出来。

※ 病例启示

以往胎儿永存动脉干通常要到中孕期才能诊断，随着超声医师技术水平和超声仪器分辨率的不断提高，使得早期诊断胎儿心脏畸形成为可能，诊断方法思路和操作手法与中孕期也相类似。如果早孕期无法确诊时，应建议16～18孕周复查，此时胎心较大可以被较好地进行检查。

十三、疑似胎儿永存左上腔静脉的胎儿主动脉弓下左无名静脉

病 例 1

※ 病史

患者女性，34岁，孕2产1，孕23周，夫妇双方既往史和家族史均无特殊。因行中孕期产前超声系统筛查到我院就诊。

※ 体格检查

无特殊。

※ 超声图像

中孕期产前超声系统筛查显示：三血管气管切面仅见一根动脉，动脉左侧出现异常血管，追踪观察可见其于主动脉弓下方汇入右上腔静脉。多切面观察仅见1根大动脉，头臂动脉及左右肺动脉均从其上发出，未及动脉导管（图12-2-51～图12-2-53）。

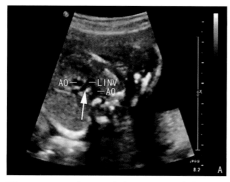 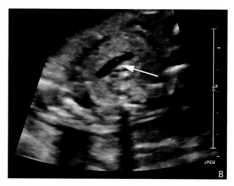

图 12-2-51 胎儿主动脉弓下左无名静脉的横切面超声表现为三血管气管切面肺动脉左侧出现异常静脉，在主动脉弓下方汇入右上腔静脉（箭头所示）

AO—主动脉弓 LINV—左无名静脉

图 12-2-52 正常胎儿左无名静脉表现为三血管气管切面上方横向走行的静脉（箭头所示）

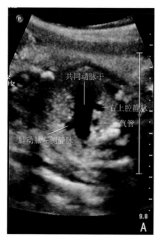 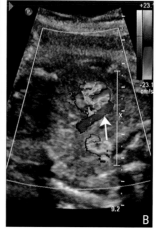

图 12-2-53 三血管气管切面仅见一根大动脉，异常静脉在此动脉的下方汇入右上腔静脉（箭头所示）

※ 超声提示

胎儿主动脉弓下左无名静脉（合并永存动脉干）。

※ 引产结果

胎儿主动脉弓下左无名静脉（合并永存动脉干）（图 12-2-54）。

※ 最终诊断

胎儿永存动脉干合并主动脉弓下左无名静脉。

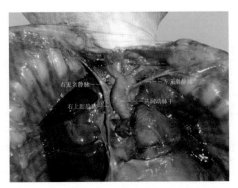

图 12-2-54　胎儿主动脉弓下左无名静脉
（合并永存动脉干）的解剖图

病 例 2

※ 病史

患者女性，30 岁，孕 2 产 1，孕 24 周，夫妇双方既往史和家族史均无特殊。因行晚孕期产前超声检查到我院就诊。

※ 体格检查

无特殊。

※ 超声图像

中孕期产前超声系统筛查显示：胎儿三血管气管切面肺动脉左侧出现异常静脉，追踪观察可见其在主动脉弓下方汇入右上腔静脉（图 12-2-55，图 12-2-56）。

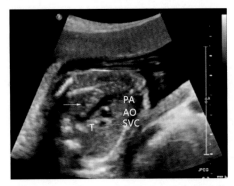

图 12-2-55　胎儿主动脉弓下左无名静脉的三血管气管切面观 肺动脉左侧出现异常静脉（箭头所示）
AO—主动脉弓　PA—肺动脉　SVC—右上腔静脉
T—气管

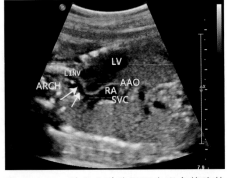

图 12-2-56　胎儿主动脉弓下左无名静脉的横切面 显示为主动脉弓下左无名静脉（箭头所示）在三血管气管切面下方汇入右上腔静脉，此时可以显示部分主动脉
LV—左心室　LINV—左无名静脉　ARCH—主动脉弓
RA—右心房　SVC—右上腔静脉　AAO—升主动脉

※ **超声提示**

胎儿主动脉弓下左无名静脉。

※ **产后复查**

出生后 1 个月复查，主动脉弓下见左无名静脉。

※ **最终诊断**

胎儿主动脉弓下左无名静脉。

※ **鉴别诊断**

胎儿主动脉弓下左无名静脉需与永存左上腔静脉和心上型肺静脉异位引流相鉴别。

1. 永存左上腔静脉：永存左上腔静脉是常见的腔静脉系畸形，通常同时合并右上腔静脉，与主动脉弓下左无名静脉容易混淆。此时主要的鉴别点在于探查是否存在左无名静脉及其位置：永存左上腔静脉时绝大多数无法探及左无名静脉，只有极少数病例存在左无名静脉（此时左锁骨下静脉和左颈内静脉分别引流入左上腔静脉和左无名静脉再汇入右心房）；而主动脉弓下左无名静脉时左颈内静脉和左锁骨下静脉的回流途径一致，均经主动脉弓下左无名静脉途径汇入右上腔静脉，可资鉴别。

2. 胎儿心上型肺静脉异位引流：心上型肺静脉异位引流也可出现肺动脉左侧异常静脉，此时左无名静脉仍然存在，可以在主动脉弓上回流也可以在主动脉弓下回流，因此主动脉弓下左无名静脉可以与心上型肺静脉异位引流并存，此时鉴别的重点主要在于观察四根肺静脉有无回流左心房。

※ **分析讨论**

主动脉弓下左无名静脉（retroaortic left innominate vein）是指左无名静脉不从主动脉弓上方汇入右上腔静脉，而是从主动脉弓下方汇入右上腔静脉，以往在临床上鲜有报道，常伴发于圆锥动脉干畸形和主动脉弓畸形，随着 CT 和 MRI 等成像技术逐渐应用于临床检查心脏和大血管疾病才逐渐被检出，而仅依靠超声心动图容易漏诊。尤其是单纯主动脉弓下左无名静脉更容易漏诊或根本不来医院检查，因而时常低估主动脉弓下左无名静脉的发病率。在胎儿期鲜有主动脉弓下左无名静脉的报道。然而，它也是三血管气管切面肺动脉左侧出现异常静脉的原因之一，必须辨识清楚，否则容易与其他涉及心脏大血管的畸形混淆。主动脉弓下左无名静脉的超声表现为：①在三血管气管切面，表现为肺动脉左侧出现异常静脉，将探头向足侧偏转可显示左无名静脉在三血管气管切面的下方注入右上腔静脉，旋转探头至胎儿冠状切面可直接显示左无名静脉在主动脉弓的下方注入右上腔静脉；②合并其他心脏畸形时，主动脉弓下左无名静脉的探查方法和声像图表现相同。与新生儿和成人超声心动图相比较，产前超声心动图检查不受肺气的干扰，因而能显示更多的胎儿心脏切面，并能追踪观察左无名静脉的全程走行，在理论上也更容易诊断主动脉弓下左无名静脉，因而可以诊断出更多的单纯主动脉弓下左无名静脉。单纯主动脉弓下左无名静脉没有临床意义，属于正常变异，但如果此胎儿出生长大后需要进行心脏介入手术，则可能会对导管插管有一定的影响，甚至严重的有可能因插管失败而导致手术失败，因此产前超声检出主动脉弓下左无名静脉具有潜在的临床意义，它对心脏介入治疗导管插管及起搏器的放置具有一定的指导作用。还有文献报道，对于伴发于心脏畸形的主动脉弓下左无名静脉，它也对手术决策也具有重要的影响。例如，在某些心脏外科手术主动脉弓下左无名静脉可以起到血管桥的作用，作为引流途径建立肺动脉与腔静脉的直接沟通，以解决肺动脉梗阻的问题；在合并三尖瓣闭锁的病例中，主动脉弓下左无名静脉因为走行异常而有可能异常静脉回流障碍，因此在手术时必须解决这一问题，否则患者术后仍然有可能有发绀的存在。因此，主动脉弓下左无名静脉在产前如能被检查出来，将对心脏畸形外科手术决策及未来潜在的心脏介入治疗具有指导价值。

※ 经验教训

三血管气管切面对筛查胎儿大动脉大静脉畸形具有重要的作用，肺动脉左侧出现异常静脉最常见的原因是永存左上腔静脉和心上型肺静脉异位引流。因此，如果在肺动脉左侧出现异常血管，而又排除了永存左上腔静脉和肺静脉异位引流时，常常会导致检查医师困惑、无所适从，无法做出准确的诊断。然而，并不是肺动脉左侧出现异常血管都是畸形，也可以是正常变异（即主动脉弓下左无名静脉）。此时就需要探查是否存在主动脉弓下左无名静脉。主动脉弓下左无名静脉通常在主动脉弓的稍下方穿行注入右上腔静脉，但本报道病例 1 中主动脉弓下左无名静脉下行至四腔心水平再上行注入右上腔静脉。

※ 病例启示

胎儿主动脉弓下左无名静脉在产前可以显示全程引流途径，它不仅可以解释三血管气管切面肺动脉左侧出现异常静脉的原因，对心脏畸形手术决策和未来潜在心脏介入手术也具有一定的指导意义。

十四、罕见的胎儿十字交叉心畸形

病 例

※ 病史

患者女性，30 岁，孕 2 产 1，孕 25 周，夫妇双方既往史和家族史均无特殊。外院行中孕期产前超声系统筛查发现"心脏畸形"来我院复查。产前超声诊断胎儿心脏畸形：房室排列关系异常，考虑十字交叉心；室间隔大缺损；右室双出口；大动脉异位；右位主动脉弓；右位导管弓并动脉导管细，建议进一步产前诊断咨询。孕妇和家属经咨询产前诊断中心和心外科医师，最终决定引产，引产后胎儿尸检证实为十字交叉心。

※ 体格检查

无特殊。

※ 超声图像

见胎心胎动，心尖指向心侧，心脏大部分位于左侧胸腔，房室排列关系异常，左室位于下方，右室位于上方，室间隔可见连续性中断，约 10mm，仅可见少许室间隔残端，可见两组房室瓣，呈上下关系。主动脉及肺动脉均起右侧心室，主动脉位于左前，肺动脉位于右后，肺动脉主干内径约 5.1mm，主动脉内径 8.8mm。主动脉弓、动脉导管弓均位于气管右侧，动脉导管弓明显变细。彩色多普勒显示胎儿心律规则，主动脉及肺动脉血流均来自右室（图 12-2-57 ~ 图 12-2-61）。

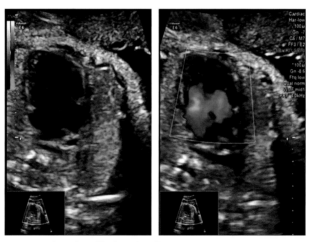

图 12-2-57　胎儿房室排列关系异常，左室位于下方，右室位于上方

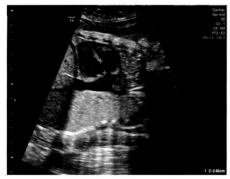

图 12-2-58　胎儿室间隔可见连续性中断，约 10mm

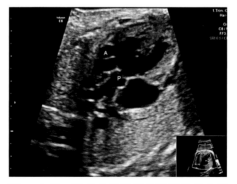

图 12-2-59　胎儿主动脉及肺动脉均起右侧心室，主动脉位于左前，肺动脉位于右后

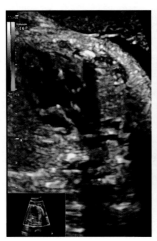
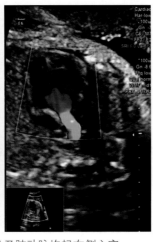
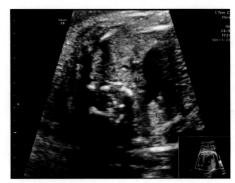

图 12-2-61　胎儿主动脉弓、动脉导管弓均位于气管右侧

图 12-2-60　胎儿主动脉及肺动脉均起右侧心室

※ 超声提示

胎儿心脏畸形：房室排列关系异常，考虑十字交叉心；室间隔大缺损；右室双出口；大动脉异位；右位主动脉弓；右位导管弓并动脉导管细，建议进一步产前诊断咨询。

※ 引产结果

胎儿心脏畸形：房室排列关系异常，十字交叉心；室间隔大缺损；右室双出口；大动脉异位；右位主动脉弓；右位导管弓并动脉导管细。

※ 最终诊断

胎儿心脏畸形：房室排列关系异常，十字交叉心；室间隔大缺损；右室双出口；大动脉异位；右位主动脉弓；右位导管弓并动脉导管细。

※ 鉴别诊断

胎儿十字交叉心需与胎儿上下心及左室优势型单心室相鉴别。

1.胎儿上下心：胎儿上下心体、肺静脉血流在心内并不左右交叉；

2.胎儿左室优势型单心室：胎儿先天性心脏病如左室型单心室当输出小腔位于左上方时，其与左室间的分隔也可呈水平走向，与十字交叉心有些类似，但仔细观察可见两房室瓣均开口于左室，输出小腔内无房室瓣进入，可与十字交叉心鉴别。

※ 分析讨论

胎儿"十字交叉心"是一类复杂先天性心脏畸形，其病理特征为体、肺静脉血流轴在心脏房室水平发生空间位置上的左右交叉，在心脏平面上成十字，并常伴有房室连接或心室大动脉连接关系异常及其他心内畸形。其最常见交叉心的病理形态为：左位心，心房内脏正位，房室连接协调（右侧的形态右房与左上方的形态右室相连，左侧的形态左心房与右下方的形态左心室相连），两大动脉并列（居左侧的升主动脉发自形态右心室，居右侧的肺动脉发自形态左心室）。这种病理改变，外观上类似矫正型大动脉转位，占全部十字交叉心病例的2/3以上。此外，在上述房室连接及位置基础上的伴右室双出口的十字交叉心并不少见。

胎儿十字交叉心的显著特征是：①在常规切面无法同时显示四个心腔，而只能显示三个心腔，即在通常的四腔心切面不能同时显示两侧房室瓣；②心室空间位置异常，室间隔呈水平位，右心室位于上方，左心室位于下方；③房室连接一致时，三尖瓣由右向左，而二尖瓣则从后下向前下。虽然部分三尖瓣可延伸至二尖瓣的左侧，但三尖瓣环总是在二尖瓣环的右侧；④体、肺静脉血液虽然在房室瓣水平发生空间位置上的左右交叉，但是无血流混合；⑤十字交叉心脏均伴有其他心脏畸形：肺动脉狭窄常见，狭窄部位可在瓣下、瓣膜或分支，以瓣下狭窄为多见。其他合并畸形有动脉导管未闭、房间隔缺损、心耳并列、左上腔静脉残存、下腔静脉间断及三心房等。主动脉流出道狭窄少见，如主动脉瓣下狭窄、主动脉弓发育不良、主动脉缩窄等。

※ 经验教训

胎儿"十字交叉心"常规切面无法同时显示四个标准心腔，不能同时显示两侧房室瓣。常规心尖四腔切面向前调节探头，可见右侧心房通过三尖瓣口与位于左前上方的右室连通，向后调节探头可见左侧心房通过二尖瓣与位于右后下方的左室连通。连续追踪观察心室空间位置异常，室间隔呈水平位置，右室通常位于左上方，左室位于右下方。房室连接一致时，左侧房室瓣从后下向前下，右侧房室瓣由右向左。连续追踪大动脉与心室的连接关系，可对其进行分型。

※ 病例启示

胎儿"十字交叉心"不能在同一切面上同时显示完整的四个心腔和左右排列的房室瓣，心室呈上下排列，是十字交叉心的重要特征。十字交叉心很少单独存在，多合并较大的室间隔缺损，心室大动脉连接主要表现为大动脉转位和右室双出口。室间隔的异常旋转，心室流入道血流异常扭转，常常造成右心室缩小，三尖瓣骑跨、发育不良等畸形。胎儿期心脏超声检查，由于体位、切面选择及扫描视野的限制，诊断困难。

（刘　涛　熊　奕　张元吉）

第十三章 胎儿消化系统畸形疑难病例

第一节 胎儿消化系统超声检查概述

消化系统由消化道和消化腺两大部分组成。消化管包括口腔、咽、食管、胃、小肠（十二指肠、空肠、回肠）和大肠（盲肠、结肠、直肠、肛管）等部。临床上常把口腔到十二指肠的这一段称上消化道，空肠以下的部分称下消化道。消化腺有小消化腺和大消化腺两种。小消化腺散在于消化管各部的管壁内，大消化腺有三对唾液腺（腮腺、下颌下腺、舌下腺）、肝和胰。

完整的胎儿消化系统疾病的筛查应该包括：口腔、食管、胃泡、肠管、肛管、肛门、肝脏、胆囊、羊水、腹壁、膈肌等的观察。

口腔主要观察胎儿唇线是否连续，有无唇腭裂，口腔中有无异常结构，如寄生胎等。胎儿正常食管为管状强回声结构，管腔很小，管壁呈两条或多条强回声带，管腔可随吞咽动作粗细变化，超声主要观察有无扩张，有无盲端。胃泡主要观察其位置，是否位于左侧，是否位于膈上，胃泡的形态和大小。中孕期肠管壁回声稍强，内含小暗区的蜂窝状结构，超声主要观察肠管有无扩张，小肠内径＞7mm时或小肠节段长度＞15mm，提示可能有小肠梗阻，结肠直径在孕25周＞7mm，足月时＞18mm应怀疑有结肠梗阻。肛管是消化道的末端，上与直肠相连，下于肛门相通。胎儿肛门部横切面正常呈"靶环征"，"靶环征"外周低回声为肛周环形肌，中央高回声为肛管黏膜，纵切面于膀胱后方，脊柱前方，可见与肛门相移行的直肠结构。

肝脏、胆囊位于右上腹，超声主要观察肝脏大小、位置，胆囊大小、形态、位置，胆管有无扩张，观察脐静脉在肝内的走行，静脉导管有无缺如，腹壁连续是否完整，腹腔内容物是否向腹壁外膨出。膈肌连续是否完整，腹腔内容物是否进入胸腔，正常膈肌表现为圆顶突向胸腔的薄带状低回声，位于胸腹腔之间，紧贴肺与心脏下方，肝脏及胃的上方。消化道畸形大部分有羊水增多，羊水量与消化道梗阻的位置及严重程度相关。

第二节 疑难病例

一、疑似胎儿左侧膈疝的胎儿先天性食管闭锁

病 例

※ 病史

患者女性，28岁。G1P0，夫妇双方既往史及家族史无特殊。因孕22周行超声检查到我院就诊。

※ 体格检查

无特殊。

※ 超声图像

孕22周超声发现羊水过多，多次反复观察胎儿胃泡未显示，于胸部偏左，脊柱前方，颈部血管后方，可见扩张的食管回声，并随胎儿吞咽运动，不同时间，食管的形态及大小可发生改变（图13-2-1~图13-2-5）。

※ 超声提示

胎儿胃泡未显示，食管呈囊性扩张，羊水偏多，考虑食管闭锁。

※ 产后复查

产后手术证实为食管闭锁Ⅲ型。

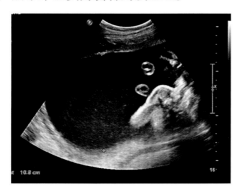 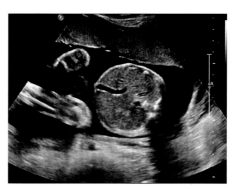

图13-2-1 超声发现羊水较多　　图13-2-2 多次反复观察胎儿胃泡未显示

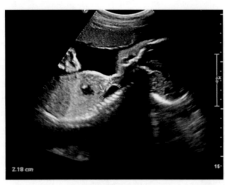 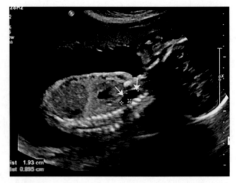

图 13-2-3　于胸部偏左，脊柱前方，颈部血管后方，可见扩张的食管回声（箭头所示）

图 13-2-4　同一胎儿见扩张的食管回声，并随胎儿吞咽运动，不同时间，食管的形态及大小可发生改变（箭头所示）

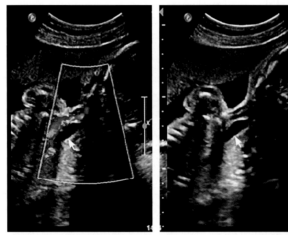

图 13-2-5　同一胎儿见扩张的食管回声，并随胎儿吞咽运动，不同时间，食管的形态及大小可发生改变（箭头所示）

※ 最终诊断

胎儿食管闭锁。

※ 鉴别诊断

胎儿食管闭锁需与引起胃泡较小或未显示及羊水过多的疾病相鉴别，如膈疝、口腔寄生胎。

◆ 左侧膈疝：左侧膈疝与食管闭锁共同表现为左上腹未见胃泡回声，羊水均可偏多，鉴别时要注意观察胃泡是否真的未显示，还是疝入了胸腔，左侧膈疝是正常左上腹未见胃泡回声，而膈肌上方的左侧胸腔内可见胃泡回声，心脏可受压右移。

◆ 口腔寄生胎：口腔寄生胎由于胎儿吞咽困难，也表现为胃泡较小或未显示及羊水过多，但仔细观察可发现胎儿口腔内异常回声，容易得出诊断。

※ 分析讨论

先天性食管闭锁是一种少见胎儿消化系统疾病。在胚胎发育初期，气管和食管均起源于原始前肠，前肠进一步分化发育，腹侧形成气管，背侧形成食管，形成食管的原肠前部上皮增生，成为一个实心的管，然后再出现空泡，融合成一空心的管道，以便以后食物通过。由于各种因素的影响如空泡形成和融合的过程，发生障碍，即造成食管闭锁。

食管闭锁大部分伴有食管气管瘘，约19%伴有染色体异常。

先天性食管闭锁常合并消化系统、心脏、面部等其他部位的异常及畸形，最常见的为其他消化系统畸形，如十二指肠狭窄或闭锁、肛门闭锁等，因此检查过程中要注意观察。

先天性食管闭锁根据有无食管气管瘘及食管气管瘘的部位分为以下几种类型：Ⅰ型：单纯食管闭锁，食管上下端均为闭锁，无气管食管瘘，两端距离较远，占4%~8%；Ⅱ型：食管近端有瘘管与气管相通，食管远端呈盲闭，占0.5%~1%；Ⅲ型：食管近端呈盲闭，食管远端有瘘管与气管相通，占85%~90%；Ⅳ型：食管上下两段均与气管相通形成瘘，占1%；Ⅴ型：单纯气管食管瘘而无食管闭锁，瘘管常在食管与颈部气管之间称为H型瘘管，占2%~5%。

先天性食管闭锁最典型的超声表现为反复多次观察胎儿上腹部均未见胃泡显示或仅可显示很小的胃泡，及羊水过多。部分胎儿可观察到最直接的超声表现，即胎儿颈部或胸部可见扩张的食管回声，其上端与胎儿会厌部相通，下端呈闭合的盲端，并随胎儿吞咽运动，大小可发生变化，甚至部分胎儿可观察到气管与食管间的瘘管。

※ 经验教训

由于受胎位、胎儿吞咽及检查时间影响，大部分胎儿往往无法直接观察到食管闭锁的位置、远端食管及食管气管瘘的情况，因而胎儿胃泡大小情况及羊水过多这种间接征象成为诊断的关键，诊断的重点是发现胎儿胃泡过小时，要反复多次观察，并注意羊水是否过多。本病例检查过程中未注意食管与气管关系的观察，胎儿出生后诊断为食管闭锁Ⅲ型即食管近端呈盲闭，食管远端有瘘管与气管相通，部分胎儿是可以观察到气管与食管间瘘管的，因而检查过程要更注意细节上观察，最好能给临床一个大概分型，以判断出生后手术方式及难易。

※ 病例启示

在进行超声检查时，发现胎儿胃泡未显示及羊水过多时，首先要考虑有无食管闭锁可能，临床实际检查过程中，不一定能有过多的直接征象，一下子就能诊断食管闭锁，还是要注意排除影响胃泡显示及造成羊水过多的其他疾病，如膈疝、小胃畸形等等。未见胃泡显示，要多次反复观察。

二、疑似胎儿胃小弯切迹的胎儿十二指肠狭窄或闭锁

病 例 1

※ 病史

患者女性，28岁。G2P0，夫妇双方既往史及家族史无特殊。因孕24周行超声检查到我院就诊。

※ 体格检查

无特殊。

※ 超声图像

孕24周超声发现胎儿上腹部可见双泡征，分别为扩张的胃泡及十二指肠，两者间可见小管道相通；该胎儿伴有半叶全前脑及小脑发育不良、单脐动脉（图13-2-6～图13-2-8）。

※ 超声提示

胎儿多发畸形：①半叶全前脑畸形；②小脑发育不良；③单脐动脉（左侧脐动脉缺如）；④十二指肠狭窄或闭锁可能？

※ 引产结果

半叶全前脑畸形；小脑发育不良；单脐动脉（左侧脐动脉缺如）；十二指肠狭窄。

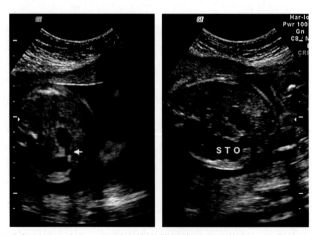

图13-2-6　胎儿上腹部可见双泡征，分别为扩张的胃泡及十二指肠，两者间可见细小的管道相通

STO—胃泡

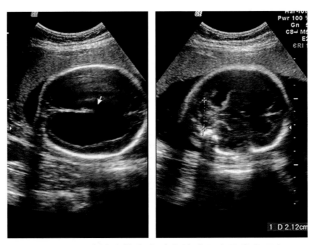

图 13-2-7 该胎儿伴有半叶全前脑及小脑发育不良

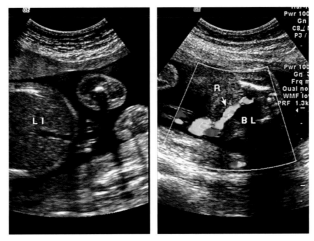

图 13-2-8 该患儿同时伴有单脐动脉
LI—肝脏 R—右侧 BL—膀胱

※ 最终诊断

胎儿多发畸形：半叶全前脑畸形；小脑发育不良；单脐动脉（左侧脐动脉缺如）；十二指肠狭窄。

病 例 2

※ 病史

患者女性，28岁。G1P0，夫妇双方既往史及家族史无特殊。因孕22周行超声检查到我院就诊。

※ 体格检查

无特殊。

※ 超声图像

孕22周超声发现胎儿上腹部可见双泡征，该患儿伴有室间隔小缺损（图13-2-9，图13-2-10）。

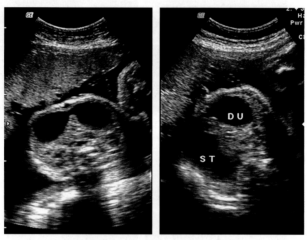

图 13-2-9　胎儿上腹部可见双泡征
DU—十二指肠　ST—胃

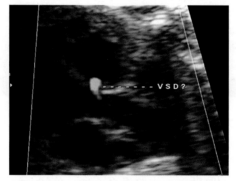

图 13-2-10　同一胎儿伴有室间隔小缺损
VSD—室间隔缺损

※ 超声提示

①胎儿十二指肠狭窄或闭锁可能；②室间隔小缺损。

※ 相关检查

胎儿脐带血穿刺证实为21-三体染色体异常。

※ 最终诊断

胎儿十二指肠狭窄或闭锁；室间隔小缺损；21-三体染色体异常。

病 例 3

※ 病史

患者女性，26岁。G2P1，夫妇双方既往史及家族史无特殊。因孕25周行超声检查到我院就诊。

※ 体格检查

无特殊。

※ 超声图像

孕25周超声发现胎儿上腹部可见双泡征（图13-2-11）。

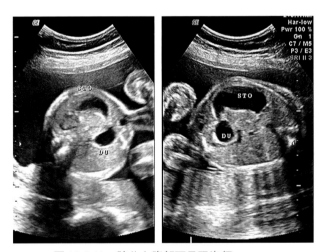

图 13-2-11　胎儿上腹部可见双泡征
STO—胃泡　DU—十二指肠

※ 超声提示

胎儿十二指肠狭窄或闭锁可能。

※ 引产结果

证实为十二指肠狭窄（图13-2-12）。

※ 最终诊断

胎儿十二指肠狭窄。

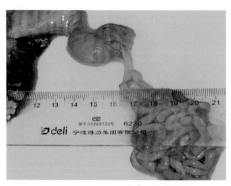

图 13-2-12 患儿十二指肠狭窄

※ 鉴别诊断

胎儿十二指肠狭窄需与胃小弯切迹、扩张的结肠、先天性胆总管囊性扩张等相鉴别。

◆ 胃小弯切迹：连续观察，十二指肠闭锁或狭窄的双泡是有较细的管道相连的，而胃小弯切迹随吞咽动作会变化、消失，扩张的结肠可见到结肠袋，且与胃泡不相通；

◆ 先天性胆总管囊肿：先天性胆总管囊肿也是与胃泡不相通，且胆总管囊肿的囊不会随吞咽大小发生变化；

◆ 环形胰腺：环形胰腺引起的十二指肠狭窄或闭锁是外压性的，狭窄处可见环状的胰腺回声，狭窄的部位更为靠后及接近腹中线。

※ 分析讨论

十二指肠狭窄和十二指肠闭锁是最常见的肠道梗阻性疾病。在胚胎第 5 周起，原肠管腔内上皮细胞过度增殖，肠腔暂时性闭塞，至第 9～11 周，上皮细胞发生空化过程形成许多空泡，以后空泡相互融合即为腔化期，使肠腔再度贯通，至第 12 周时形成正常的肠管。如空泡形成受阻，保留在充实期，或空泡未完全融合，肠管重新腔化发生障碍，即可形成肠闭锁或狭窄。十二指肠狭窄或闭锁约 30% 合并 21- 三体综合征。

十二指肠狭窄或闭锁可发生在十二指肠的任何部位，以第二段多见，尤以壶腹附近多见，梗阻多数发生于壶腹部远端，少数在近端。先天性十二指肠闭锁或狭窄常见的类型有：①隔膜型，肠管外形保持连续性，肠腔内有一个或多个隔膜，临床上最为常见；②盲段型，肠管的连续中断，两盲端完全分离，或仅有纤维索带连接，肠系膜亦有楔形缺损，临床上此型少见；③十二指肠狭窄肠腔黏膜有一环状增生，该处肠管无扩张的功能；也有表现为在壶腹部附近有一缩窄段。

十二指肠狭窄或闭锁 70% 病例伴有其他畸形，如先天愚型、肠旋转不良、环状胰腺、食管闭锁以及肛门直肠闭锁、心血管和泌尿系畸形等。

十二指肠狭窄或闭锁最为特征性的超声表现为胎儿上腹横切可见"双泡征"，即胎儿上腹部于胃泡位置见两个相连的无回声，较大者为增大的胃泡，位于左侧，较小者为扩张的十二指肠，位于右侧，两者间通过扩张的幽门管相通，扩张的十二指肠要超过腹中线。两个囊泡壁有时可见蠕动或逆蠕动，实时超声有时可见排空或反流现象。胎儿吞咽羊水及孕妇体位改变，双泡的大小形态可变化。由于"双泡征"的产生和发展有赖于胎儿吞咽、吮吸、胎儿胃部环形纵形肌的发育成熟以及胃蠕动功能，一般要到中孕晚期后才出现典型征象，因此在19周前往往很难观察到"双泡征"，从而也很难诊断十二指肠狭窄或闭锁。

※ 经验教训

十二指肠狭窄或闭锁的"双泡征"要注意与腹腔其他囊性无回声相鉴别，重点是观察两个无回声之间是否有管状无回声（即幽门管）相连，如无相通，则不是"双泡征"，同时扩张的十二指肠要超过腹中线。

※ 病例启示

胎儿十二指肠狭窄或闭锁由于有典型的"双泡征"，诊断并不困难，检查过程中要注意鉴别诊断，十二指肠狭窄或闭锁的"双泡征"特点是：双泡是相同的，扩张的十二指肠要超过腹中线。同时要注意外压性引起的间接性十二指肠狭窄或闭锁，如环形胰腺、肠系膜上动脉压迫综合征等。

三、难以诊断的胎儿肛门闭锁

病 例

※ 病史

患者女性，28岁。G3P1，夫妇双方既往史及家族史无特殊。因孕24周行超声检查到我院就诊。

※ 体格检查

无特殊。

※ 超声图像

孕24周超声发现胎儿下腹部"V"形扩张的乙状结肠，呈"双叶征"；肛门横切面"靶环征"消失；该胎儿还伴有单脐动脉（图 13-2-13 ~ 图 13-2-15）。

※ 超声提示

胎儿肛门闭锁，单脐动脉。

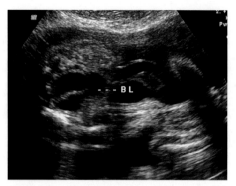

图 13-2-13　超声发现胎儿下腹部"V"形扩
张的乙状结肠，呈"双叶征"

BL—膀胱

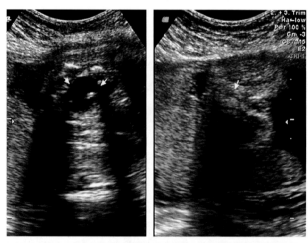

图 13-2-14　左侧图示胎儿下腹部"V"形扩张的乙状结肠，
呈"双叶征"，右侧图示肛门横切面"靶环征"消失

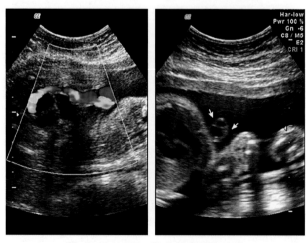

图 13-2-15　同一胎儿伴有单脐动脉

※ 引产结果

证实为肛门闭锁，单脐动脉（图13-2-16）。

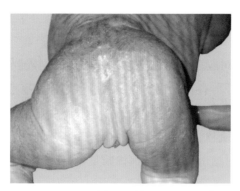

图 13-2-16　引产儿尸检显示肛门闭锁

※ 最终诊断

胎儿肛门闭锁，单脐动脉。

※ 鉴别诊断

胎儿肛门闭锁需与胎粪堵塞引起的肠道扩张、骶尾部畸胎瘤、盆腔囊性包块等相鉴别。

◆ 胎粪引起的梗阻：可于肠管中发现胎粪回声，且肠管扩张的程度可缓解变化；

◆ 骶尾部畸胎瘤：包块回声杂乱，强弱不一；

◆ 盆腔囊性包块：回声及形态更为均质。

※ 分析讨论

先天性肛门闭锁是消化道畸形常见的疾病，男多于女，一般认为是由于胚胎泄殖腔发育过程中肛管腔化不全，直肠与肛管之间的肛门直肠膜发育失常，骨盆隔膜或肛门隔膜不能被直肠穿通，就形成肛门直肠狭窄甚至闭锁，如果直肠与尿生殖窦没有分开，则形成直肠尿道瘘或直肠阴道瘘。

先天性肛门闭锁目前国际上通用的是1984年Wingspread分类法。高位型：直肠末端位于肛提肌以上者；间位型：位于肛提肌水平，被耻骨直肠肌环绕；低位型：直肠末端位于盆底肌下方者，如肛门隔膜或肛门狭窄、直肠会阴瘘；另有一个特殊类型：泄殖腔畸形，即直肠、阴道、尿道共同开口在一个腔内。

先天性肛门闭锁常并存其他畸形、最常见的有泌尿系畸形、如尿道闭锁、肾发育不全、马蹄肾等，其他还有心脏畸形、颅面部畸形、肌肉骨骼系统畸形、胃肠道梗阻、染色体异常。肛门直肠闭锁的位置越高，合并的畸形就越多、越严重。

先天性肛门闭锁主要超声表现是肠管扩张，在 11 ~ 14 周即可显示肠管持续性扩张及肠腔内钙化灶，在晚孕时盆腔下部膀胱后方显示"V"或"U"形扩张的乙状结肠，呈"双叶征"，扩张的乙状结肠无回声内可见点状强回声，为胎粪。胎儿肛门部横切面正常的"靶环征"消失，肛门闭锁胎儿肛门及肛管中央强回声消失。

※ 经验教训

肛门闭锁是产前漏诊相对较多的一种疾病，尤其是肛门隔膜及高位型，可显示正常肛门的靶环征，所以即使"靶环征"存在，也不能排除肛门闭锁，重点还是要观察胎儿肠管有无扩张，尤其是出现"双叶征"时，要高度怀疑肛门闭锁。

当胎儿同时存在肛门闭锁和直肠阴道瘘或直肠尿道瘘时，可不出现肠梗阻，产前可以完全表现为正常声像图，因此对这部分胎儿产前诊断是个盲区。

※ 病例启示

由于肛门闭锁位于消化道远端，肠管扩张、羊水过多等消化道梗阻症状往往出现较晚，早期可无特殊表现，而肛门隔膜及高位肛门闭锁可无直接超声表现，这些都增加了肛门闭锁诊断的难度，所以检查过程中发现结肠的持续扩张及肠腔内钙化灶，要警惕肛门闭锁，这时要注意观察胎儿肛门形态。

四、难以准确定位的胎儿肠梗阻

病 例

※ 病史

患者女性，25岁。G2P1，夫妇双方既往史及家族史无特殊。因孕32周行超声检查到我院就诊。

※ 体格检查

无特殊。

※ 超声图像

孕32周超声发现胎儿胃泡增大，下腹部肠管扩张，胎儿肛门靶环征存在（图13-2-17 ~ 图13-2-19）。

※ 超声提示

胎儿胃泡增大，肠管扩张，考虑肠梗阻。

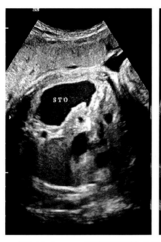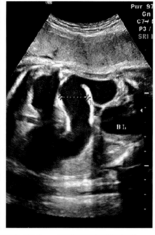

图 13-2-17　超声发现胎儿胃泡增大，下腹部肠管扩张

STO—胃泡　BL—膀胱

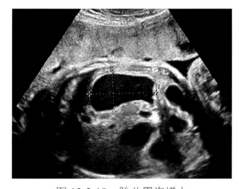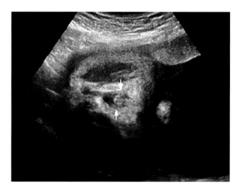

图 13-2-18　胎儿胃泡增大　　　　图 13-2-19　胎儿肛门"靶环征"存在

※ 产后结果

患儿产后手术证实为肠梗阻。

※ 最终诊断

胎儿肠梗阻。

※ 鉴别诊断

胎儿肠梗阻要与腹腔内其他囊性包块相鉴别，如肝囊肿、卵巢囊肿、肠系膜囊肿、肠重复畸形、肾囊肿及多囊性肾发育不良等相鉴别。其他囊性疾病结构范围比较局限，且互不相通，而肠梗阻扩张的肠管是相通的。

※ 分析讨论

肠梗阻可分为原发性肠梗阻及继发性肠梗阻，原发性主要为肠闭锁或肠狭窄，继发性主要为肠扭转、肠套叠及胎粪性肠梗阻。胎儿肠梗阻的主要原因为胚胎发育过程中缺血使中肠发育受损。

胎儿期原发性肠梗阻的位置，小肠最常见，其次是十二指肠，最后是结肠及肛门直肠。肠梗阻可并发肠穿孔。

肠梗阻往往合并消化道其他部位畸形，如肠旋转不良，腹裂等等，很少合并其他部位畸形。肠梗阻的超声主要表现为肠管扩张，梗阻部位越高肠管扩张出现得越早，也越明显，小肠内径>7mm时或小肠节段长度>15mm，提示可能有小肠梗阻，结肠直径在25周>7mm，足月时>18mm应怀疑有结肠梗阻。部分胎儿胃泡也可扩张。梗阻部位较高时可出现羊水过多。

当肠梗阻后出现肠穿孔时，超声声像图中典型的肠管扩张也消失，可出现胎粪性腹膜炎超声表现，表现为胎儿腹腔较强的回声光点伴腹腔积液，并可能出现囊性包块。

※ 经验教训

产前肠梗阻的超声诊断仅是肠管扩张，往往很难直接发现梗阻的部位，且梗阻位置越低，出现肠管扩张的孕周越晚，且羊水过多并不多见，部分一过性的肠管扩张也易被诊断为肠梗阻，所以发现肠管扩张一定要注意动态观察。如果胎儿肠梗阻后出现肠穿孔时，超声声像图中典型的肠管扩张也消失，这时要注意观察胎儿腹部有没有较强的回声光点及腹腔积液。

※ 病例启示

胎儿肠梗阻部位越高，超声表现越明显，越能早期发现，检查过程中，发现羊水过多，要注意排除消化道梗阻，根据肠管形态位置可大致分辨出肠梗阻的位置及部位，同时要注意多次观察扩张的肠管形态位置内径有无变化，肠梗阻出现肠穿孔时，可出现胎粪性腹膜炎超声表现。

五、产前难以确诊的胎儿先天性胆管囊肿

病 例

※ 病史

患者女性，27岁。G2P1，夫妇双方既往史及家族史无特殊。因孕24周行超声检查到我院就诊。

※ 体格检查

无特殊。

※ 超声图像

孕 24 周超声发现胎儿上腹部可见一囊性包块，此包块周边可见细小管状回声与之相连，此囊状回声内无血流信号，其旁边可见门静脉血流信号（图 13-2-20，图 13-2-21）。

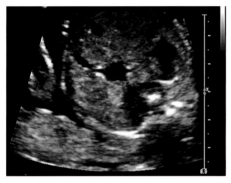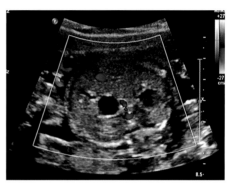

图 13-2-20　超声发现胎儿上腹部可见一囊性包块，此包块周边可见细小管状回声与之相连

图 13-2-21　此囊状回声内无血流信号，其旁边可见门静脉血流信号

※ 超声提示

胎儿上腹部囊性包块，考虑先天性胆总管囊肿。

※ 产后结果

患儿产后手术证实为先天性胆总管囊肿。

※ 最终诊断

胎儿先天性胆总管囊肿。

※ 鉴别诊断

胎儿胆总管囊肿主要与肝内囊性占位病变鉴别，如肝囊肿、肝间质错构瘤等。肝囊肿及肝间质错构瘤：周边无细小管状回声与之相连续。

※ 分析讨论

先天性胆管囊肿是一种少见先天性胆道疾病，新生儿发病率为 1 : 100000 ~ 1 : 150000，女多于男，其发病机理目前比较流行胆胰合流异常学说：胆胰管共同通道过长，其内压力过大，胰液反流入胆管引发反复发生胆管炎，胆管上皮糜烂、脱落，管壁变薄、膨出，形成囊肿。

先天性胆管囊肿分型主要有：Ⅰ型，胆总管囊肿扩张；Ⅱ型，胆总管憩室；Ⅲ型，胆总管末端囊肿；Ⅳ型，肝内外胆管多发性囊肿；Ⅴ型，肝内胆管单发或多发性囊肿（Caroli病）。

先天性胆管囊肿的超声表现主要为胎儿上腹胆管部位出现圆形、椭圆形或不规则形囊性包块，囊壁较薄，边界清晰；此囊性包块与肝内胆管或胆囊相通，胎儿胆囊形态大小往往正常；囊性包块内无血流信号，囊肿旁可见门静脉血流信号。

※ 经验教训

先天性胆总管囊肿诊断的重点是要观察囊肿与周边组织的关系。虽然胎儿上腹部近胆囊的囊肿以胆总管囊肿最为多见，其典型征象表现为"梭形"囊性回声，两端有平行管状回声伸出，但在产前有不少伪像存在，很难明确诊断。

※ 病例启示

先天性胆管囊肿主要是鉴别诊断，鉴别的要点是囊肿的位置及与周边组织的关系，腹腔内囊性包块种类来源较多，首先要确定囊肿来源，再注意观察囊肿与胆管的关系。

六、疑似胎儿肺囊性腺瘤样病变的胎儿先天性膈疝

病 例 1

※ 病史

患者女性，32岁。G2P1，夫妇双方既往史及家族史无特殊。因孕23周行超声检查到我院就诊。

※ 体格检查

无特殊。

※ 超声图像

孕23周超声发现胎儿纵切面，胎儿胃泡及部分肠管位于膈肌上方，胎儿心脏受压移位；横切面，胎儿胃泡及部分肠管位于左侧胸腔，胎儿心脏受压右移（图13-2-22～图13-2-24）。

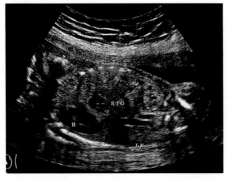

图 13-2-22　胎儿纵切面，胎儿胃泡及部分肠管位于膈肌上方，胎儿心脏受压移位
STO—胃泡　LK—左肾　H—心脏

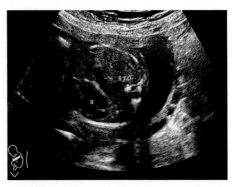

图 13-2-23　胎儿横切面，胎儿胃泡及部分肠管位于左侧胸腔，胎儿心脏受压右移
STO—胃泡　H—心脏

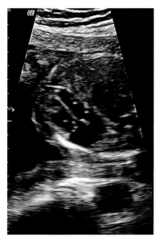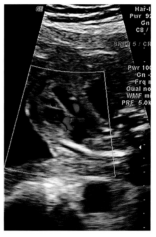

图 13-2-24　胎儿心脏受压移位

※ **超声提示**

胎儿左侧膈疝，心脏受压右移。

※ **产后结果**

患儿产后手术证实为左侧膈疝，疝入胸腔内容物为胃泡及部分肠管。

※ **最终诊断**

胎儿左侧膈疝。

病 例 2

※ **病史**

患者女性，25岁。G1P0，夫妇双方既往史及家族史无特殊。因孕24周行超声检查到我院就诊。

※ **体格检查**

无特殊。

※ **超声图像**

孕24周超声发现胎儿横切面，肝脏位于右侧胸腔，心脏受压左移；冠状切，肝脏位于膈上，心脏受压左移（图 13-2-25，图 13-2-26）。

※ **超声提示**

胎儿右侧膈疝，心脏受压左移。

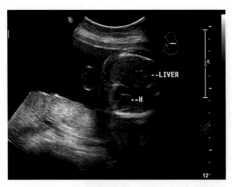

图 13-2-25　胎儿横切面，肝脏位于右侧胸
腔，心脏受压左移

LIVER—肝脏　H—心脏

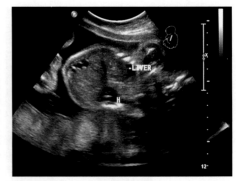

图 13-2-26　同一胎儿冠状切，肝脏位于膈
上，心脏受压左移

LIVER—肝脏　H—心脏

※ 产后结果

患儿产后手术证实为右侧膈疝，疝入胸腔内容物为肝脏。

※ 最终诊断

胎儿右侧膈疝。

病 例 3

※ 病史

患者女性，25岁。G1P0，夫妇双方既往史及家族史无特殊。因孕24周行超声检查到我院
就诊。

※ 体格检查

无特殊。

※ 超声图像

孕 24 周超声发现胎儿左侧胸腔内可见胃泡无回声及杂乱的混合回声团（肠管），左肺
明显受压，心脏被推挤到右侧胸腔，胎儿腹腔未见胃泡回声，胃泡进入胸腔。（图 13-2-27 ～
图 13-2-29 ）。

※ 超声提示

胎儿左侧膈疝，疝出物为胃泡及部分肠管，心脏受压右移。

※ 引产结果

胎儿引产后证实为左侧膈疝，疝入胸腔内容物为胃泡及部分肠管（图13-2-30）。

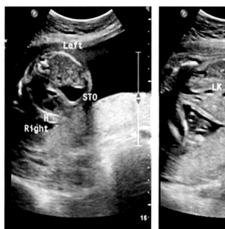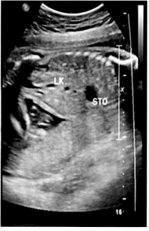

图 13-2-27 左图示胎儿左侧胸腔内可见胃泡无回声及杂乱的混合回声团（肠管），左肺明显受压，心脏被推挤到右侧胸腔，右图示胎儿腹腔未见胃泡回声，胃泡进入胸腔

H—心脏 STO—胃泡 LK—左肾

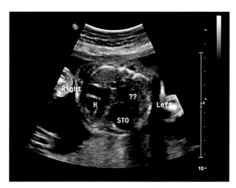

图 13-2-28 胎儿心脏受压

H—心脏 STO—胃泡

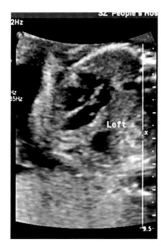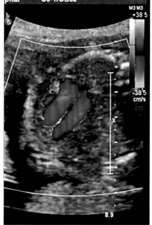

图 13-2-29 胎儿心脏受压

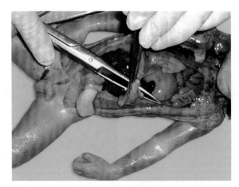

图 13-2-30　引产儿尸检证实左侧膈疝，疝入胸腔内容物为胃泡及部分肠管

※ 最终诊断

胎儿左侧膈疝。

※ 鉴别诊断

胎儿先天性膈疝需与肺囊性腺瘤样病变Ⅰ型及Ⅱ型、支气管囊肿、胸腔囊性肿瘤等鉴别。

◆ 肺囊性腺瘤样病变Ⅰ型及Ⅱ型、支气管囊肿、胸腔囊性肿瘤：位于胸腔内位置形态均固定，且膈下可见正常胃泡回声。左侧膈疝疝入物为胃泡时，膈疝疝入胸腔的胃壁较厚在短时间内可扩大及缩小，可有蠕动现象。

◆ 肝脾等实质脏器疝入胸腔需与肺囊性腺瘤样病变Ⅲ型及隔离肺鉴别：可通过彩色多普勒鉴别，肺囊腺瘤血供来自肺动脉，隔离肺来源于降主动脉。

※ 分析讨论

先天性膈疝是指膈的发育缺陷导致腹腔内容物通过横膈上的裂口、缺损疝入胸腔，疝入胸腔的脏器常为胃、小肠、肝、脾等。大部分膈疝发生于左侧，由于疝内容物压迫肺脏，胎儿往往伴发肺发育不良。

正常膈肌是位于胸腹腔之间的圆顶形突向胸腔的薄带状结构，紧贴肺与心脏的下面，肝脏上面，在胎儿矢状及冠状切面最清楚。先天性膈疝的分型主要有：①胸腹壁裂孔疝：位于膈肌背外方，最多见，疝内容物多为小肠、胃、脾、结肠；②胸骨后膈疝：位于胸骨后方，常偏右侧，可伴有其他畸形，疝内容物多为肝、结肠，小肠、胃；③食管裂孔疝：膈脚和食管韧带发育障碍形成裂孔或食管过短，胃的上部进入胸腔；④膈膨升：膈肌发育障碍，肌层纤维变薄，膈顶抬高。

由于妊娠 10 ~ 12 周腹壁生理性中肠疝消失，肠管进入腹腔，导致腹压升高，腹腔内容物通过膈肌缺口进入胸腔，因而，早期就可发现膈疝。约 1/3 胎儿合并其他部位畸形及染色体异常。

胎儿先天性膈疝的主要超声表现为胎儿胸腔内可见腹腔脏器，可为胃、小肠、脾、肝等，以胃泡多见，动态观察可见大小变化及胃肠蠕动。左侧膈疝为心脏左侧出现胃泡，腹腔内胃泡回声消失；右侧膈疝主要为肝右叶疝入胸腔，彩色多普勒追踪可显示肝内血管穿过膈肌；疝入内容物为小肠，可呈强回声或混合回声，梗阻时可见扩张的肠管。心脏、肺及膈肌等胸腔内脏器受压移位，肺部受压，可发育不良，心脏受压可移位旋转，心腔可变形。胎儿腹围小于孕周。胎儿往往合并羊水过多，部分胎儿可有胸水、腹水、胎儿水肿。

腹腔内脏疝入胸腔是可以交通的，根据腹腔内压力不同，疝内容物可回复到腹腔，因而部分膈疝要到孕晚期，产时甚至产后才能做出诊断。

※ 经验教训

先天性膈疝超声检查过程中一定要多角度动态观察，腹腔内脏疝入胸腔是可以交通的，而与胸腔其他疾病的鉴别要点也是根据疝入物的大小变化及膈下脏器的形态和位置。胸部横切面同时显示心脏及胃图像时不能直接诊断膈疝，要注意少数病例可能是膈膨升。

※ 病例启示

先天性膈疝尤其是右侧膈疝容易漏误诊，检查中要注意胎儿膈肌形态及位置，有无上移，同时注意有无肝内血管穿越膈肌，胃泡是否位于膈上，心脏是否受压，要注意与肺内及胸腔内疾病鉴别诊断。

七、容易漏诊的早期胎儿脐膨出

病 例 1

※ 病史

患者女性，25岁。G1P0，夫妇双方既往史及家族史无特殊。因孕14周行超声检查到我院就诊。

※ 体格检查

无特殊。

※ 超声图像

孕14周经阴道超声示胎儿脐根部可见一向外突出包块，内可见肝脏回声及肠管回声，可见完整包膜覆盖，脐带入口位于包块表面，彩色多普勒显示脐血管通过包块表面进入胎儿腹腔（图13-2-31，图13-2-32）。

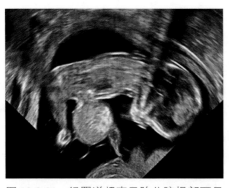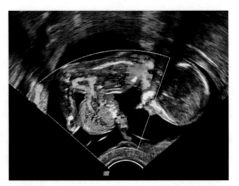

图 13-2-31　经阴道超声示胎儿脐根部可见一向外突出包块，内可见肝脏回声及肠管回声，可见完整包膜覆盖，脐带入口位于包块表面

图 13-2-32　彩色多普勒显示脐血管通过包块表面进入胎儿腹腔

※ 超声提示

胎儿脐膨出（膨出物为肝脏及部分肠管）。

※ 引产结果

胎儿引产后证实为脐膨出，膨出物为肝脏及部分肠管（图13-2-33）。

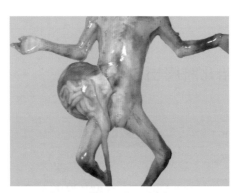

图 13-2-33　引产儿尸检证实脐膨出，膨出物为肝脏及部分肠管

※ 最终诊断

胎儿脐膨出。

病 例 2

※ 病史

患者女性，37岁。G3P2，夫妇双方既往史及家族史无特殊。因孕13周行超声检查到我院就诊。

※ 体格检查

无特殊。

※ 超声图像

孕 13 周经阴道超声示胎儿脐根部可见一向外突出包块，内可见肝脏回声，胎儿丘脑可见融合；胎儿颈部水囊瘤；胎儿右侧足内翻（图 13-2-34 ~ 图 13-2-36）。

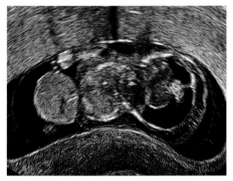

图 13-2-34　经阴道超声示胎儿脐根部可见一向外突出包块，内可见肝脏回声，胎儿丘脑可见融合

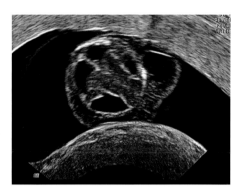

图 13-2-35　胎儿颈部水囊瘤

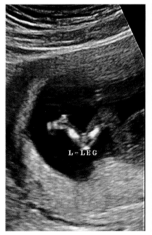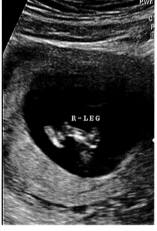

图 13-2-36　胎儿右侧足内翻
L-LEG—左腿　R-LEG—右腿

※ 超声提示

胎儿多发畸形：颈部水囊瘤；半叶全前脑；脐膨出（肝脏膨出）；右侧足内翻。

※ 引产结果

胎儿引产后证实为颈部水囊瘤，半叶全前脑，脐膨出（膨出物为肝脏），右侧足内翻（图13-2-37，图13-2-38）。

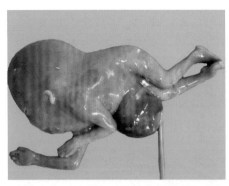

图 13-2-37　引产儿尸检可见脐膨出及颈部水囊瘤

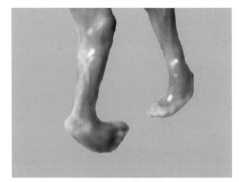

图 13-2-38　引产儿尸检可见右侧足内翻

※ 最终诊断

颈部水囊瘤，半叶全前脑，脐膨出（膨出物为肝脏），右侧足内翻。

病 例 3

※ 病史

患者女性，30岁。G2P1，夫妇双方既往史及家族史无特殊。因孕25周行超声检查到我院就诊。

※ 体格检查

无特殊。

※ 超声图像

孕25周超声发现胎儿脐膨出，内容物为肝脏及部分肠管，膨出物中可见肝脏血流信号（图13-2-39，图13-2-40）。

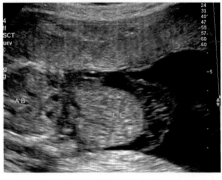

图 13-2-39　胎儿脐膨出，内容物为肝脏及部分肠管

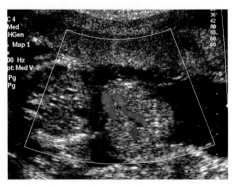

图 13-2-40　CDFI 显示膨出物中可见肝脏血流信号

※ 超声提示

胎儿脐膨出，膨出物为肠管及肝脏。

※ 引产结果

引产后示胎儿脐膨出，右手多指畸形，左趾少趾畸形（图 13-2-41 ~ 图 13-2-43）。

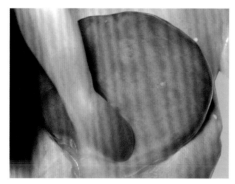

图 13-2-41 引产儿脐膨出

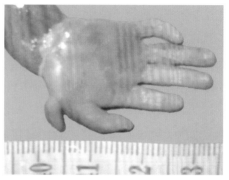

图 13-2-42 引产儿右手多指畸形

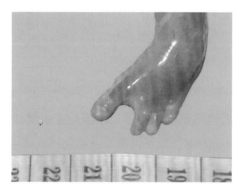

图 13-2-43 引产儿左足少趾畸形

※ 最终诊断

胎儿脐膨出，右手多指畸形，左趾少趾畸形。

※ 鉴别诊断

胎儿脐膨出主要与腹裂畸形及脐带根部囊肿相鉴别。

◆ 腹裂畸形：腹裂裂口位于脐旁，且膨出物无包膜，脐带于膨出物边缘。

◆ 脐带根部囊肿：囊肿与腹腔无关系，且囊肿为均一无回声。

※ 分析讨论

脐膨出又称脐疝，是最常见的先天性腹壁发育畸形。发病率为 1/5000 ~ 1/10000。多为男性。由于胚胎期外胚层皮肤中线包卷失败，腹中部脐周腹壁发育缺陷，皮肤、肌肉和筋膜缺损，致使胎儿生理性中肠疝延迟消失甚至不消失，腹腔内容物突出脐带内，膨出腹壁外。脐膨出表面没有皮肤覆盖，覆盖透明的囊膜，内层为壁腹膜，外层为羊膜，囊内容物为腹腔脏器，巨大的脐膨出囊内除肠道外还可见肝、肾、脾、膀胱等。

因孕12周前有生理性中肠疝存在，故12周前不能轻易诊断脐膨出。并且在早孕期胎儿较小，诸多结构不容易观察清楚，容易误诊。

脐膨出常合并心血管、消化、泌尿、运动、中枢神经系统的畸形及染色体异常。

脐膨出的超声表现为胎儿腹前壁脐周皮肤回声连续中断，脐根部可见一向外突出的包块，包块边缘清晰，外周可见完整包膜覆盖。

膨出物大小差异很大，小的可仅有少许肠管或网膜，大的膨出物中可有肠管、肝脏、胃等。

脐带入口位于包块表面，脐血管经过包块进入胎儿腹腔，彩色多普勒可显示脐血管于包块表面进入。

※ 经验教训

因为脐膨出容易伴发其他畸形及染色体异常风险增加，所以胎儿发现脐膨出，一定要注意有无伴发其他畸形，病例1单纯脐膨出，预后相对还可以，病例2早期就发现多种胎儿畸形。本报道中病例3就因扫查不仔细而漏诊了手脚畸形。

※ 病例启示

脐膨出是比较常见的先天性腹壁发育畸形，超声检查中要注意与腹壁裂相鉴别，胎儿腹壁裂往往不伴发其他畸形，而脐膨出伴发其他畸形及染色体异常风险明显增加，发现脐膨出一定要建议行相关染色体检查，同时要注意观察胎儿其他部位，以免漏诊更为严重的畸形。

八、疑似胎儿脐膨出的胎儿腹裂畸形

病 例 1

※ 病史

患者女性，25岁。G2P1，夫妇双方既往史及家族史无特殊。因孕22周行超声检查到我院就诊。

※ 体格检查

无特殊。

※ 超声图像

孕22周超声发现胎儿右侧腹腹壁连续中断，腹腔内容物通过此缺损突出腹腔，突出物前方无包膜，脐带根部位于突出物左侧，脐带未通过突出物进入胎儿腹腔（图13-2-44）。

※ 超声提示

胎儿腹壁裂内脏外翻。

※ 引产结果

引产后示腹壁裂内脏外翻（图13-2-45）。

※ 最终诊断

胎儿腹壁裂内脏外翻。

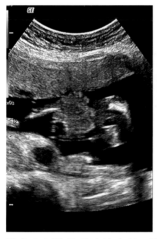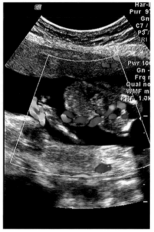

图 13-2-44　胎儿右侧腹腹壁连续中断，腹腔内容物通过此缺损突出腹腔，突出物前方无包膜，脐带根部位于突出物左侧，脐带未通过突出物进入胎儿腹腔

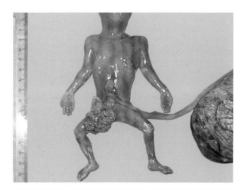

图 13-2-45　引产儿尸检显示腹壁裂内脏外翻

病 例 2

※ 病史

患者女性，29岁。G2P1，夫妇双方既往史及家族史无特殊。因孕27周行超声检查到我院就诊。

※ 体格检查

无特殊。

※ 超声图像

孕27周超声发现胎儿右侧腹腹壁连续中断，腹腔内容物通过此缺损突出腹腔，突出物漂浮于羊水中，前方无包膜；脐带根部位于突出物左侧，脐带未通过突出物进入胎儿腹腔（图13-2-46，图13-2-47）。

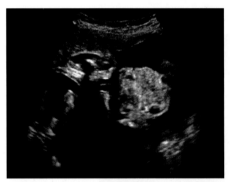 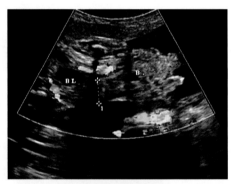

图 13-2-46　胎儿右侧腹腹壁连续中断，腹腔内容物通过此缺损突出腹腔，突出物漂浮于羊水中，前方无包膜

图 13-2-47　脐带根部位于突出物左侧，脐带未通过突出物进入胎儿腹腔
BL—膀胱　D—肠管

※ 超声提示

胎儿腹壁裂内脏外翻。

※ 引产结果

引产后示引产儿腹壁裂内脏外翻（图13-2-48）。

※ 最终诊断

胎儿腹壁裂内脏外翻。

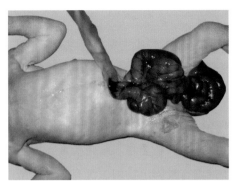

图 13-2-48 引产儿尸检显示腹壁裂内脏外翻

※ 鉴别诊断

胎儿腹裂要注意与脐膨出相鉴别。脐膨出：脐膨出部位位于腹壁中线，缺损范围相对较大，膨出物有完整包膜覆盖，脐带入口位于膨出物表面。

※ 分析讨论

腹裂又称内脏外翻，指胚胎发育过程中脐旁腹壁全层缺损，伴腹腔脏器突出腹腔，突出物表面无皮肤及腹膜覆盖。腹裂为胎儿罕见的畸形，新生儿发生率约 1：30000。多数学者认为腹裂是胚胎早期形成腹壁的两个侧襞（右侧襞多见）发育不全所致，腹壁在胚胎早期由 4 个中胚层皱襞形成，即头襞、尾襞和两侧襞，4 个皱襞同时发展，最后在中央会合形成脐环。如果在腹壁形成过程中，由于某种因素的影响，头、尾两襞已于中央会合，而两侧皱襞之一发育不全，致使腹裂在该侧脐旁发生。

腹裂的特点为脐旁腹壁全程缺损，脐带与腹壁连接处腹壁正常。腹裂的裂口大多数（80%）在腹中线的右侧，缺损往往较小，大多 2 ~ 4cm，裂口呈纵行，从裂口露出胃肠等，表面无羊膜或腹膜覆盖，故胎儿时期突出的内脏就直接暴露于羊膜腔中，浸于羊水内。但在早中孕期或羊水较少时，不容易观察膨出物表面有无包膜包绕，容易误诊。

腹裂胎儿较脐膨出合并其他畸形发生率较低，比较常见的有肠旋转不良和肠闭锁。腹裂伴发染色体异常概率较低。

腹裂超声表现为腹裂常位于脐根部两旁，右侧多见，腹壁缺损处全层回声连续中断，缺口一般较小。突出物表面无包膜覆盖，故形态多不规则。突出物肠管多见，少部分胎儿可有肝脏、胃泡或泌尿器官突出，突出物漂浮于羊水中，突出物为肠管时肠壁常增厚水肿，缺口较小时，突出肠管受压易发生嵌顿，缺血坏死，伴发肠梗阻及肠旋转不良时，肠管可明显扩张。由于腹腔脏器突出，胎儿腹围一般小于孕周。脐根部位于缺损一侧，此处腹壁连线完整无中断，彩色多普勒显示脐带入口处与包块无关。腹裂常伴有羊水过多。

对于较大的腹壁缺损，最早在孕10周就能诊断。

※ 经验教训

腹裂畸形伴发其他畸形的概率相对较小，临床上主要与脐膨出鉴别，检查过程中要注意膨出物与脐带的关系及仔细观察膨出物质有无包膜包绕。

※ 病例启示

在进行超声检查时，发现胎儿腹腔内容物漂浮于羊水中，要注意观察膨出物表面有无包膜，膨出物于脐部膨出还是脐旁膨出，膨出物与脐带关系，以及膨出物是什么，彩色多普勒对于观察脐带与膨出物关系、脐带走行及膨出物内血流有一定的帮助。

（彭启慧　张元吉）

第十四章　胎儿泌尿生殖系统畸形疑难病例

第一节　胎儿泌尿生殖系统超声检查概述

胎儿泌尿系畸形是一种常见的先天性畸形，发生率较高，其中有些疾病影响胎儿产后生存率，必须尽早诊断和干预。胎儿泌尿系畸形包括肾的囊泡性疾病、多囊肾及泌尿系闭锁性畸形等。因在15周后胎儿尿液是羊水的主要组成部分，因此，胎儿泌尿系畸形常伴有羊水量的异常。

随着超声诊断仪分辨力不断提高，产前超声检查对于胎儿泌尿系统的异常具有高检出率。因此，超声通过对胎儿泌尿系统的总体观察和评估，能较准确的判断胎儿预后，以便临床及孕妇做出正确的处理方式。

第二节　疑难病例

一、容易混淆的多囊性肾疾病

病 例 1

※ 病史

患者女性，34岁。G2P1，非近亲婚配，夫妇双方既往史和家族史均无特殊。因妊娠13周行超声检查来我院就诊。超声诊断为胎儿脑膨出、心内膜垫缺损、多囊性发育不良肾、NT增厚、双手持续内钩状。孕妇和家属经产前诊断咨询，最终决定终止妊娠，引产后胎儿尸检胎儿双肾为多囊性发育不良肾。

※ 体格检查

无特殊。

※ 超声图像

孕妇孕13周超声检查显示：

胎儿双肾体积增大，双肾回声弥漫性增强，观察期间未见膀胱充盈（图14-2-1）。

※ 超声提示

胎儿双肾异常声像，考虑多囊性发育不良肾。

※ 引产结果

肉眼观见引产儿双肾增大，镜下观见多发性细小囊肿（图14-2-2）。

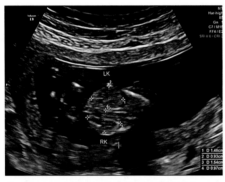

图 14-2-1　二维超声显示胎儿双肾增大，回声弥漫性增强

LK—左肾　RK—右肾

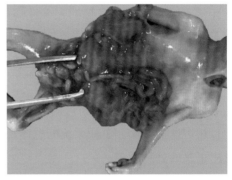

图 14-2-2　肉眼可见引产儿肾脏增大

※ 最终诊断

胎儿多囊性肾发育不良。

病例 2

※ 病史

患者女性，28岁。G1P0，非近亲婚配，夫妇双方既往史和家族史均无特殊。因妊娠26周行超声筛查来我院就诊。产前超声诊断为胎儿右侧盆腔肾并多囊性发育不良，右侧巨输尿管异位开口于会阴处。孕妇和家属经产前诊断咨询，最终决定引产，引产后胎儿尸检证实为Potter Ⅳ型梗阻性囊性肾发育不良。

※ 体格检查

无特殊。

※ 超声图像

孕妇孕26周超声检查显示：

胎儿右肾上腺平卧，右肾增大，内可见多个大小不等互不相通的无回声，右肾下方膀胱右后方可见迂曲扩张的囊性无回声（图14-2-3）。

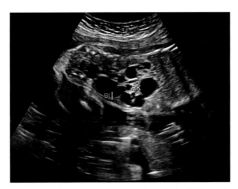

图14-2-3　二维超声显示胎儿右肾增大，内见多个互不相通且大小不等的囊状无回声

※ 超声提示

胎儿右侧盆腔肾并多囊性肾发育不良，右侧巨输尿管并异位开口于会阴处。

※ 引产结果

肉眼观见引产儿右侧盆腔肾增大，可见弥漫分布互不相通的囊肿，右侧输尿管迂曲扩张（图14-2-4～图14-2-6）。

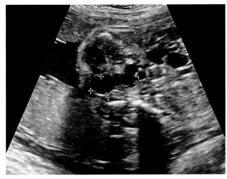

图14-2-4　二维超声显示膀胱右后方可见迂曲扩张的输尿管

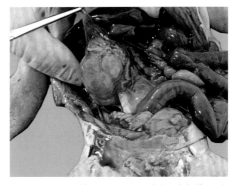

图14-2-5　尸检可见引产儿右侧增大的盆腔肾，可见弥漫分布互不相通的囊肿

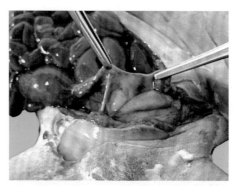

图 14-2-6　尸检可见引产儿膀胱右后方迂曲扩张的输尿管

※ 最终诊断

胎儿Potter Ⅳ型梗阻性囊性肾发育不良，右侧巨输尿管并异位开口。

※ 鉴别诊断

多囊性肾疾病要与肾积水及肠梗阻相鉴别。

1. 中度以上肾积水：肾积水的液性无回声区相互连通，多切面探查多囊肾的囊性无回声区相互不连通；于胎儿膀胱充盈与排空两种情况下对比观察，肾积水的液性无回声区前后径可有轻度变化，多囊肾的囊性无回声区大小无变化。

2. 肠梗阻：当多囊性肾发育不良增大的肾脏占满整个腹腔，其内较大的囊状液性暗区似扩张肠腔，如为结肠时改变体位可见肠内容物飘动；小肠梗阻肠管扩张经多角度扫查，可见囊腔贯通。

※ 分析讨论

胎儿多囊性肾疾病是超声检查中的常见病症，分为婴儿型（Potter Ⅰ型）、多囊性肾发育不良（Potter Ⅱ型）、成人型（Potter Ⅲ型）、梗阻性囊性肾发育不良（Potter Ⅳ型）等，其中较多见的是婴儿型多囊肾（Ⅰ型）和多囊性肾发育不良（Ⅱ型）。

Potter Ⅰ型婴儿型多囊肾常双侧发病，为常染色体隐性遗传性多囊肾，对胎儿肾功能影响很大，其发病率为 1∶40000 ~ 1∶60000，属于原发性集合系统缺陷，由染色体 6p21.6 上的 PKHD1 基因缺陷引起；Potter Ⅱ型多囊性肾发育不良，发病率在 1∶4300 左右，单侧占 75% ~ 80%，典型者可由于早期泌尿系统梗阻所致；Potter Ⅲ型成人型多囊肾可单侧或双侧同时发病，为常染色体显性遗传性多囊肾，对肾功能影响视肾脏受累的程度而定，其发病率约为 1∶1000；Ⅳ型梗阻性囊性肾发育不良，通常继发于泌尿系统（特别是下尿道）早期梗阻导致尿液排出受阻，泌尿系统尿量增加，肾单位受压引起肾组织各部位囊肿形成，以及因梗阻程度不同而出现不同程度输尿管、肾盂肾盏扩张。常见双侧发病。

各型多囊肾的超声表现为：（1）婴儿型多囊肾其声像特点是双肾呈对称性、均匀性明显增大，肾脏皮质和髓质界限不清。由于囊肿非常小，超声检查常常无法显示其回声结构，相反的，由于囊肿之间的超声波界面反射导致肾实质会出现弥漫性增强回声。婴儿型多囊肾引起胎儿肾功能不全，多在孕24周后出现羊水过少。（2）成人型多囊肾超声表现与婴儿型多囊肾相似，亦表现肾脏增大，实质回声增强。但与婴儿型多囊肾相反的是，成人型多囊肾的肾脏皮质和髓质交界处回声增强，可较好地显示低回声的肾髓质，且肾髓质无明显增大，肾区内可见多个中等大小的囊性结构，之间可见正常肾实质回声。（3）多囊性肾发育不良，单侧发病者常见，也有双侧发病的患者，超声可看到患侧肾体积增大，内可见很多个大小不等且互不相通的囊肿，呈"葡萄串"样改变，肾皮质少甚至没有。根据囊肿表现可分为三型：①经典型：最多见，肾脏内充满大小不等的囊肿，囊肿间常可见团状或小岛样实质性组织。②肾盂积水型：除经典型表现外，还可见集合系统扩张。③实性囊肿型：极为罕见，特征是超声不可分辨的微小囊肿充满整个肾脏，声像图上仅表现为肾脏轻度增大、回声稍强，难与婴儿型多囊肾相鉴别。（4）梗阻性囊性肾发育不良超声表现为患侧肾脏回声增强和囊肿，常合并肾盂积水，囊肿常发生于皮质中。双侧发病的病例，合并膀胱增大、羊水过少。

Potter I 型及 Potter III 型多累及胎儿双肾，预后差，应及早终止妊娠。Potter II 型累及双侧预后较差，单侧受累预后较好，胎儿父母有一方患有此病是诊断胎儿患成人型多囊肾的有力证据。成人型多囊肾不会引起胎儿肾功能不全，因此羊水量多在正常范围，或略有减少。Potter IV 型当梗阻及双肾发育不良较重时，预后不佳，单发病例预后取决于梗阻的严重程度和发育不良程度。

※ 经验教训

在不同的孕期，婴儿型多囊性肾病会有不同的超声表现，早期诊断难度较大，漏诊、误诊率较高，如果在超声检查时发生肾实质回声增强，肾脏纵径偏大，或在对孕妇进行随访时，发现肾脏径线有明显增大，要警惕是否发生该病。临床上可使用高频探头做进一步扫查，以免漏诊。婴儿型多囊性肾病胎儿通常不会合并其他畸形，多囊性肾发育不良胎儿多为一些综合征（如支气管综合征、Williams综合征等）的临床表现，或多合并其他畸形。成人型多囊肾父母一方患有此病是诊断胎儿成人型多囊肾的重要证据。双侧肾功能不全是新生儿死亡的重要原因，产前超声能筛查出大多数胎儿时期的多囊性肾疾病，可以对胎儿的预后做出基本的评价。

※ 病例启示

鉴于对胎儿成长及生存质量的重视，应该尽早明确诊断，积极随访观察，必要时终止妊娠。伴发多系统畸形的多囊性肾病者需进一步行遗传学的产前筛查。不同类型的肾脏囊性病变，会对胎儿产生不同的影响，所以在评估胎儿预后时，应结合羊水指数，对全身筛查结果及其染色体检查、家族史等进行综合分析，以提高准确性。

二、较少见的胎儿先天性肾缺如

病 例 1

※ 病史

患者女性，31岁。G1P0，非近亲婚配，夫妇双方既往史及家族史均无特殊。因妊娠15周行超声检查来我院就诊。产前超声诊断为胎儿双肾缺如。孕妇和家属经咨询产科医师，最终决定终止妊娠，产后引产儿证实为胎儿双肾缺如。

※ 体格检查

无特殊。

※ 超声图像

孕15周超声检查显示：

胎儿双肾未显示，双侧肾上腺"平卧"，膀胱持续未显示，双肾动脉不显示（图 14-2-7 ~ 图 14-2-9）。

※ 超声提示

胎儿双肾缺如。

※ 引产结果

引产儿超声检查显示双肾缺如（图14-2-10）。

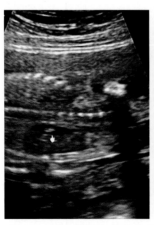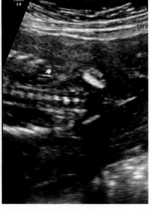

图 14-2-7　二维超声多次扫描胎儿双侧肾脏未显示，双侧肾上腺"平卧"

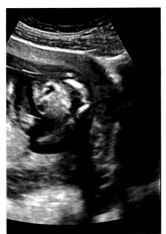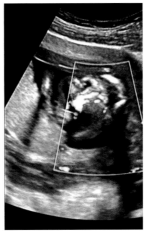

图 14-2-8　二维超声持续扫描胎儿膀胱未显示

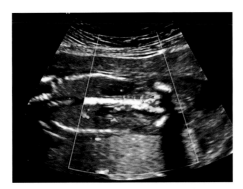

图 14-2-9　彩色多普勒显示双侧肾动脉缺如

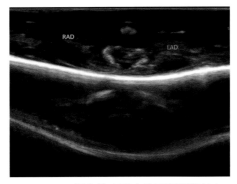

图 14-2-10　超声检查引产儿双侧肾脏缺如，
肾脏位置可见双侧肾上腺
RAD—右侧肾上腺　LAD—左侧肾上腺

※ 最终诊断

胎儿双侧肾缺如。

病 例 2

※ 病史

患者女性，28岁。G1P0，非近亲婚配，夫妇双方既往史及家族史均无特殊。因妊娠20周行超声畸形筛查来我院就诊。产前超声诊断为胎儿双肾缺如，羊水量极少，胎儿肺发育不良。孕妇和家属经咨询产科医师，最终决定引产，引产儿超声证实为胎儿双侧肾缺如。

※ 体格检查

无特殊。

※ 超声图像

孕20周超声检查显示：

胎儿双肾区未见肾脏回声，双侧肾上腺平卧于脊柱两侧，膀胱未显示（图14-2-11，图14-2-12）。

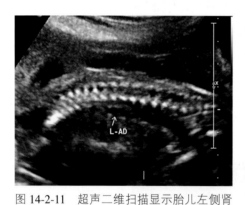 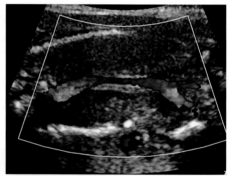

图 14-2-11　超声二维扫描显示胎儿左侧肾上腺"平卧"

L-AD—左侧肾上腺

图 14-2-12　彩色多普勒未见胎儿双侧肾动脉

※ 超声提示

胎儿双肾缺如。

※ 引产结果

引产儿超声检查显示双肾缺如（图14-2-13）。

※ 最终诊断

胎儿双侧肾缺如。

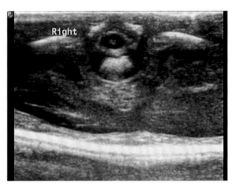

图 14-2-13　超声检查引产儿双侧肾脏缺如，
肾脏位置可见双侧肾上腺

※ 鉴别诊断

胎儿肾缺如需与肾发育不全、异位肾相鉴别。

1. 严重的肾脏发育不全：表现为胎儿肾脏明显缩小，轮廓及肾内结构模糊不清，常伴发羊水少；

2. 异位肾：在诊断肾缺如时，除了横断面、矢状面和冠状面三平面相互印证正常肾窝处一侧或双侧肾脏缺失外，还应重点观察胸腔及盆腔膀胱周围，以排除肾脏位置异常。

※ 分析讨论

胚胎输尿管芽和后肾胚组织缺如所致的一侧或双侧无肾的状态称为肾缺如（absence of kidney）。一侧肾缺如一般无临床症状，双侧肾缺如是致命的。肾缺如可单独存在，也可伴发其他畸形，尤其易伴发生殖系统畸形，比例为 30% ~ 70%，女性多见。肾缺如还常常是胎儿多种综合征的表现之一，所以发现肾缺如还要特别注意对胎儿颜面、心脏、脊柱、肢体、肛门等部位进行详细扫查，以免误诊和漏诊。胎儿双肾缺如是泌尿系统最严重的畸形，超声诊断应包括以下几点：双肾缺如，即双侧肾床区、盆腔、腹腔其他部位及胸腔内均不能显示胎儿肾脏图像；肾上腺相对增大，出现双侧肾上腺"平卧"征；胎儿膀胱未显示；羊水过少。双肾缺如时，肾上腺可能因缺乏正常肾压迫而呈卵圆形，形似正常的肾脏形态，因此超声检查时容易被误认为肾脏。单侧肾缺如超声诊断应包括以下几点：①肾脏缺如的一侧不能显示肾脏图像，但可显示肾上腺"平卧"征；②对侧肾脏呈代偿性增大；③由于有对侧发育正常的肾脏，而不出现羊水过少，胎儿膀胱也可显示良好；④彩色多普勒可显示健侧肾动脉存在，而患侧肾动脉缺如。如果怀疑有肾缺如，应用彩色多普勒超声观察肾动脉的走行和数量。

※ 经验教训

本报道中胎儿肾缺如为双侧肾缺如。双侧肾缺如病例由于绝大多数伴有严重的羊水过少常常会引起检查者的注意而着重加以检查，漏诊病例相对较少；但对于单侧肾缺如病例，由于其羊水减少并不十分显著，常导致漏诊和误诊。此外，超声检查肾脏受胎儿体位限制，当胎儿处于仰卧位时，胎儿肾脏不易与肠管及腹腔内实性肿块相区别，膀胱充盈时肾盂轻度分离有助于胎儿肾脏的清楚显示和辨认。

※ 病例启示

在超声检查中常见的错误主要有：①将肾上腺误诊为肾脏，导致肾缺如漏诊；②异位肾误诊为单侧肾缺如；③将严重肾发育不良误诊为肾缺如。对于先天性肾缺如病例，二维超声是其筛查的基本方法，多普勒超声检查（包括能量多普勒和彩色多普勒）可以使得大部分诊断得以明确。

（易　艳　罗欢嘉　刘　涛）

第十五章　胎儿骨骼系统畸形疑难病例

第一节　胎儿骨骼系统超声检查概述

胎儿骨骼系统包括胎儿颅骨、脊柱、胸廓、上肢及下肢。当胎儿骨骼发生钙化，超声即可显示为强回声，若骨骼发生骨化，超声表现强回声后方出现声影。超声表现随骨骼解剖特点的不同而不同，例如颅骨表现为环状强回声，而长骨呈平直的强回声，两端略宽于中央。当测量长骨长度时，应该只测量骨干长度，不包括骨骺部分。胎儿骨骼具有高对比度，是超声最早能分辨的结构。超声检查胎儿骨骼系统除了观察形态外，还应观察其骨化程度。在 11 ~ 14 周，超声可以检查出部分严重的骨骼系统畸形，早期产前诊断咨询并及时处理可以让孕妇避免更多的心理和身体创伤。

胎儿颅骨的横切面在超声中表现为强回声环，超声检查中应注意扫查胎头系列横切面，注意观察颅骨的形态、结构及骨化程度。此外，还应扫查颌面部正中矢状切面，显示胎儿面部轮廓，注意鼻骨及下颌（图 15-1-1）。

胎儿的脊柱椎体及双侧椎弓各有一个骨化中心，横切面时可以显示，呈一闭合的等腰三角形，同时应注意背侧皮肤连续性是否完整。矢状切面可见两排平行的强回声骨化中心，呈"串珠样"排列及"S"形自然弯曲，两排骨化中心在骶尾部逐渐合拢，至尖端结束，注意观察脊柱排列的形态和骨化情况，尤其是骶尾部，容易漏诊，同时表面皮肤也应仔细观察。冠状切面可以观察脊柱是否侧弯，但应与胎儿体位导致的自然弯曲鉴别（图 15-1-2，图 15-1-3）。

胎儿胸廓的横切面同颅骨类似，也表现为强回声环，但绝大部分由肋骨构成，肋骨表现为平行排列的弧形强回声。应从横切面及矢状面显示胎儿胸廓的形态和轮廓（图 15-1-4）。

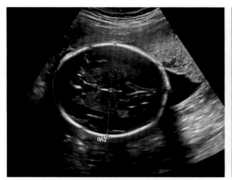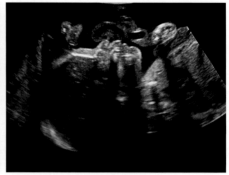

图 15-1-1　胎儿颅骨正常横切面（左）和胎儿颅面部正常矢状面（右）

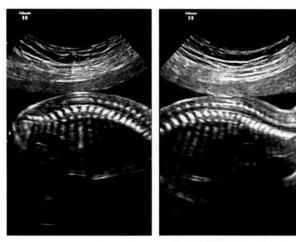

图 15-1-2　胎儿脊柱正常矢状面

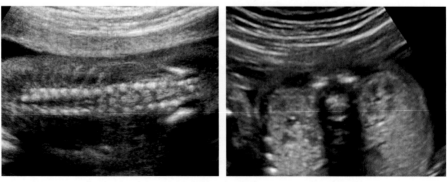

图 15-1-3　胎儿脊柱正常冠状面（左）和横断面（右）

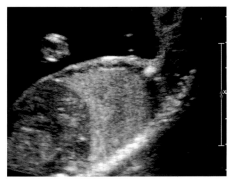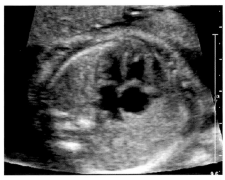

图 15-1-4　胎儿胸廓正常矢状面（左）和横断面（右）

　　胎儿四肢活动度较大，尤其在羊水较多的情况下。超声检查时应从躯干到长骨近端再到远端连续追踪观察，否则极易导致漏诊。上肢应从肩胛骨开始，显示对应肱骨长轴后，将逐渐移向远端显示桡骨和尺骨长轴，桡骨位于拇指侧，尺骨位于小指侧，最后多切面显示手掌和手指（图 15-1-5），观察掌骨、指骨及有无部分手指指骨缺如，若条件恰当，可以发现多指和缺指。下肢应从髂骨开始，显示对应股骨长轴后，再移动探头，显示远端的胫骨和腓骨长轴，腓骨位于小趾侧，胫骨位于𧿹趾侧，最后多切面显示脚掌和脚趾（图 15-1-6）。此外，应当分别从冠状面及矢状面观察胫腓骨与足的关系，排除足内翻、摇椅足等。

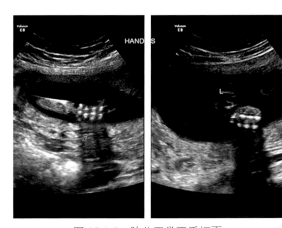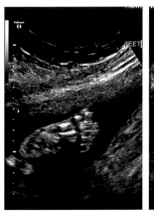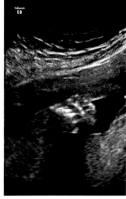

图 15-1-5　胎儿正常双手切面　　　　　　　图 15-1-6　胎儿正常双足切面

第二节　疑难病例

一、难以确诊的致死性骨骼发育异常

病例 1

※ **病史**

患者女性，36 岁。G2P1，非近亲婚配，夫妇双方既往史和家族史均无特殊。因妊娠 22 周行超声畸形筛查来我院就诊。产前超声诊断为胎儿头颅变形、胸腔狭小，双侧四肢长骨短小、弯曲、股骨成角骨折，考虑成骨发育不全。孕妇和家属经咨询产科医师，最终决定引产，引产后胎儿尸检证实为胎儿成骨发育不全。

※ **体格检查**

无特殊。

※ **超声图像**

孕妇孕 22 周超声筛查显示：胎儿头颅变形、胸腔狭小，双侧四肢长骨短小、弯曲、股骨成角骨折（图 15-2-1 ~ 图 15-2-5）。

※ **超声提示**

胎儿成骨发育不全。

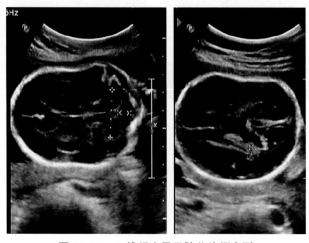

图 15-2-1　二维超声显示胎儿头颅变形

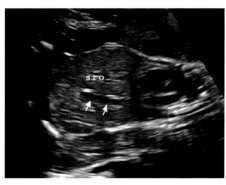

图 15-2-2　二维超声显示胎儿胸腔狭小（箭头所指为胃）

STO—胃泡

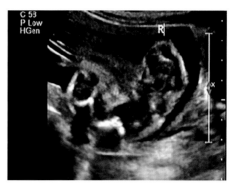

图 15-2-3　二维超声显示胎儿股骨成角骨折

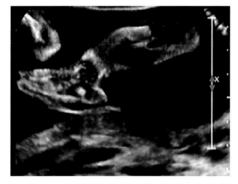

图 15-2-4　二维超声显示胎儿下肢长骨短小、弯曲

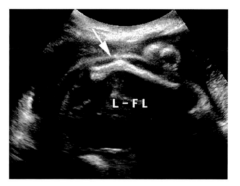

图 15-2-5　二维超声显示胎儿长骨成角弯曲，可见骨痂不规则回声附着在长骨上（箭头所示）

L-FL—左侧股骨

※ 引产结果

引产后 X 线图片显示胎儿长骨短小、弯曲，股骨成角骨折（图 15-2-6）。

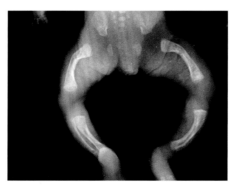

图 15-2-6　X 线图片胎儿下肢长骨短小、弯曲，股骨成角骨折

※ 最终诊断

胎儿成骨发育不全。

※ 鉴别诊断

胎儿成骨发育不全需与软骨发育不全、致死性侏儒等相鉴别。

1. 软骨发育不全：成骨不全表现为颅骨变薄，常有塌陷，四肢骨短而弯曲，可有多处骨折，胸廓变形，肋骨脆易折断，常伴羊水多。软骨发育不全虽然肢体短小，长管骨弯曲，但一般无骨折，与成骨发育不全易出现骨折明显不同。

2. 致死性侏儒：共同点为短肢、窄胸、头大；成骨发育不全Ⅱ型有全身多发骨折，而致死性侏儒一般无骨折。二者产前鉴别困难，产后 X 线可确诊。

※ 分析讨论

胎儿成骨发育不全（Osteogenesis Imperfecta，OI）又称脆骨病或脆骨—蓝巩膜—耳聋综合征，是一种严重的先天性骨骼发育不全，多为常染色体显性遗传，部分病例为常染色体隐性遗传。是胎儿发育过程中，胶原蛋白的形成、分泌或功能紊乱，密质骨被纤维样不成熟的骨代替，共分为四种类型，其中最严重的是致死性的Ⅱ型，发生率为 1∶54000。胎儿成骨发育不全时骨密度减低，骨皮质变薄，极易骨折及因骨折造成骨畸形。共分 4 型：

Ⅰ型：常染色体显性遗传、蓝巩膜、骨质脆、耳聋、体重身高正常无骨折；

Ⅱ型：常染色体隐性遗传、蓝巩膜、长骨极短弯曲、骨折、胸腔狭小、颅骨钙化差；

Ⅲ型：常染色体隐性、显性遗传、巩膜正常、长骨短弯曲、骨折、颅骨钙化差；

Ⅳ型：常染色体显性遗传、蓝巩膜以后渐渐消失。长骨长度正常。股骨稍弯曲。

其中，Ⅱ型胎儿成骨发育不全是产前最易发现的类型，常导致死胎、死产、新生儿死亡。其超声表现包括：①头颅：径线正常或颅骨壁薄，颅骨塌陷，典型者成膜样颅骨改变，超声检查时颅内结构显示十分清楚，颅骨与大脑镰之间的正常回声强弱关系消失；②胸腔：胸腔可变形，四腔心切面观察；③四肢：Ⅰ～Ⅳ型成骨发育不全均可有不同程度的短肢及骨折。Ⅱ型表现典型，较为严重，四肢严重短小，长骨短而粗，弯曲，且有多处骨折声像，骨折后成角，弯曲变形，骨折愈合后局部变粗，钙化差；胎儿成骨发育不全中的ⅡA型是致死性，应及时终止妊娠；ⅡB型股骨缩短，长骨散在骨折，肋骨没有骨折；ⅡC型四肢缩短，不发生散在骨折；Ⅰ型是非致死性畸形。骨折越多预后越差。成骨发育不全其他三型畸形轻者预后较好，畸形严重者预后差，需长期轮椅生活，其智力不受影响。建议遗传咨询。

※ 经验教训

本例中孕妇 22 周超声扫查提示胎儿四肢长骨短小、弯曲，股骨可见成角骨折，应考虑为胎儿成骨发育不全。由于该胎儿合并头颅变形，胸廓狭小等，预后较差，应建议孕妇进行染色体检查及产前诊断咨询。

※ 病例启示

在实际工作中，当发现胎儿四肢长骨较短小时，应全面扫查以诊断是否为胎儿成骨发育不全，检查四肢长骨是否有骨折，头颅是否有变形等。应注意颅骨及脊柱骨化程度以鉴别胎儿软骨发育不良。

病 例 2

※ 病史

患者女性，32 岁。G3P1，非近亲婚配，夫妇双方既往史和家族史均无特殊。因妊娠 23 周行超声畸形筛查来我院就诊。产前超声诊断为四肢长骨极短小、胸廓狭小，考虑软骨发育不全。胎儿双顶径及头围相当于孕 24$^+$ 周大小，股骨及肱骨长相当于孕周 16 周大小。孕妇和家属经咨询产科，最终决定引产，引产后胎儿尸检证实为胎儿软骨发育不良。

※ 体格检查
无特殊。

※ 超声图像

孕妇孕 23 周超声筛查显示：四肢长骨极短小而粗，胸廓狭小，脊椎及颅骨骨化程度低（图 15-2-7 ~ 图 15-2-11）。

※ 超声提示
胎儿软骨发育不良。

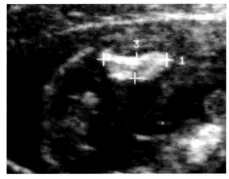

图 15-2-7　超声二维扫查显示胎儿四肢长骨短而粗

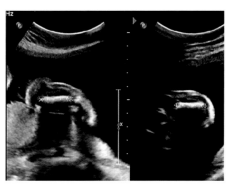

图 15-2-8　二维超声扫查显示胎儿四肢长骨极为短小

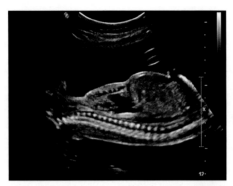

图 15-2-9　超声二维扫查显示胎儿胸廓狭小

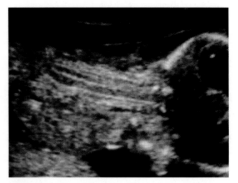

图 15-2-10　超声二维扫查显示胎儿脊柱骨化程度低

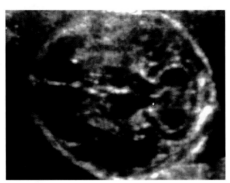

图 15-2-11　超声二维扫查显示胎儿颅骨骨化程度低

※ 引产结果

胎儿软骨发育不良。

※ 最终诊断

胎儿软骨发育不良。

※ 鉴别诊断

胎儿软骨发育不良需与胎儿成骨发育不全及致死性侏儒等相鉴别。

1. 胎儿成骨发育不全：成骨发育不全常有全身多发骨折，软骨发育不全无骨折。

2. 胎儿致死性侏儒：致死性侏儒有"听筒状"股骨、三叶草头、皮下组织增厚等特点。软骨发育不全往往在晚孕期才表现股骨短，而胎儿生长受限绝大部分也在晚期出现。

※ 分析讨论

胎儿软骨发育不良是致死性软骨营养障碍，是特殊类型的侏儒症，属于常染色体隐性遗传病。胎儿四肢极度短小，具有很不相称的大头；颅骨、脊柱无（低）钙化、长骨极短、胸腔狭小等。胎儿以严重短肢畸形、窄胸、头大为特征，可合并脑积水、面裂、心脏和肾脏畸形，出生儿发病率为 1/40 000。30% 的胎儿可有全身水肿、浆膜腔积液、颈部水囊瘤等表现。50% 的病例有羊水过多。软骨发育不全的临床表现有：①由于软骨不发育，生长板较薄，缺乏支架，所以骨化差，但骨膜下骨沉积正常，使骨骼能够达到正常的横径；②软骨不发育可分为两型：软骨不发育 I 型（Parenti-Fracora），有严重短肢畸形、颅骨、脊柱、骨盆骨化差，伴多处肋骨骨折，为常染色体隐性遗传；软骨不发育 II 型（Langer-Saldino）与 I 型比较，颅骨、脊柱、骨盆骨化较好，不伴肋骨骨折，该病是常染色体新的显性基因突变引起，基因位点为 COL2A1 12q13.11；③该畸形病理生理学特点是：由于软骨不发育导致骨化差，约 50% 胎儿伴发羊水过多，30% 的胎儿伴发全身水肿。软骨发育不全的超声表现为：四肢严重短小，四肢长骨极度短小，后方声影不明显；胸腔狭窄；腹部较膨隆，可有腹水；椎体骨化极差而呈低回声，腰骶部更明显，三角形骨化中心不能显示；头颅增大，双顶径与孕周不符，不成比例。I 型常有肋骨细小，回声减弱，可有多处肋骨骨折。II 型肋骨较 I 型为粗，无肋骨骨折；可有颈部水囊瘤表现；50% 病例有羊水过多。该病预后差，一经发现，建议终止妊娠。

※ 经验教训

本例中孕妇 23 周超声扫查提示胎儿四肢长骨极为短小，胸廓狭小，颅骨及脊柱骨化程度较低，提示胎儿软骨发育不良，由于该病预后较差，因此应建议产妇终止妊娠。

※ 病例启示

在实际工作中，当发现胎儿四肢长骨孕周与头围及双顶径孕周不符时，应全面扫查以诊断是否为胎儿软骨发育不良，检查四肢长骨是否有骨折以鉴别胎儿成骨发育不全。胎儿软骨发育不良并发症较多，扫查时应注意是否有全身水肿、浆膜腔积液、颈部水囊瘤或羊水过多等。

病 例 3

※ 病史

患者女性，35 岁。G3P2，非近亲婚配，夫妇双方既往史和家族史均无特殊。因妊娠 19 周行超声检查来我院就诊。产前超声诊断为胎儿头颅变形、四肢短小、弯曲，胸廓变小、双肺发育不良，考虑致死性侏儒。孕妇和家属经咨询产科，最终决定引产，引产后胎儿尸检证实为致死性侏儒。

※ 体格检查

无特殊。

※ 超声图像

孕妇孕 19 周超声检查显示：头颅变形、长骨短、弯曲，呈"电话筒"样改变、胸腔狭小（图 15-2-12 ~ 图 15-2-16）。

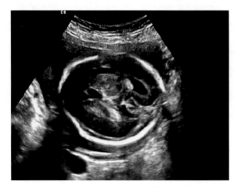

图 15-2-12　二维超声显示胎儿头颅变形

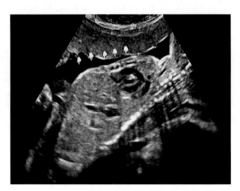

图 15-2-13　二维超声显示胎儿胸腔狭小

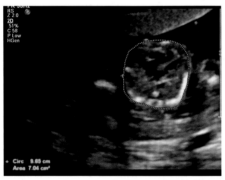

图 15-2-14　二维超声显示胎儿胸腔狭小（虚线所示）

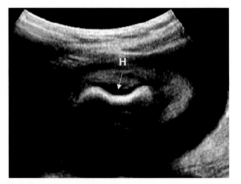

图 15-2-15　二维超声显示胎儿长骨短、弯曲，呈"电话筒"样改变

H—肱骨

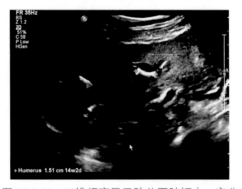

图 15-2-16　二维超声显示胎儿四肢短小、弯曲

※ **超声提示**

胎儿致死性侏儒。

※ **引产结果**

肉眼观见胎儿胎头变形，胸廓与腹部相比较小，四肢短小，X 线可见四肢短小、弯曲，胸廓较小（图 15-2-17 ~ 图 15-2-19）。

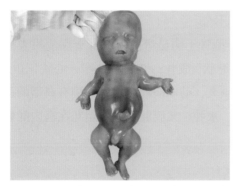

图 15-2-17　肉眼可见胎儿胎头变形，胸廓变小，四肢短小

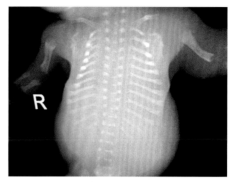

图 15-2-18　X 线扫描显示胎儿上肢骨头短小、弯曲，胸廓小

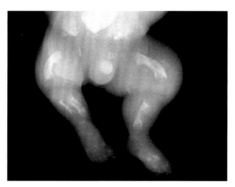

图 15-2-19　X 线扫描显示胎儿下肢骨头短小、弯曲

※ **最终诊断**

胎儿致死性侏儒。

※ **鉴别诊断**

胎儿致死性侏儒需与软骨发育不全及成骨发育不良相鉴别。二者均出现四肢短小、胸廓窄、腹部膨隆的特点，但软骨发育不全无"听筒状"长骨改变、未见分叶头、无皮下组织增厚等典型致死性侏儒的特点。绒毛活检或羊膜穿刺可明确诊断。

※ 分析讨论

致死性侏儒（thanatophoric，TD）是最常见的致死性骨骼发育不良，病因不明，为常染色体隐性发病或散发性发病。发病率为 1/4000～1/30000。TD 的临床表现为严重短肢，长骨弯曲，窄胸，短肋，腹膨隆，头大，前额突出等。70% 伴羊水过多。部分合并肾发育异常、房间隔缺损等其他系统畸形。根据头颅形态，将其分为两型：Ⅰ型，约占85%，此型股骨短而弯曲，呈"听筒"状改变，不伴三叶草型头。Ⅱ型，有典型的三叶草头型，长骨轻度缩短和弯曲，此型不到 20%，此型约 25% 的病例伴有胼胝体发育不全。

致死性侏儒的超声表现为：①长骨极短，Ⅰ型骨干明显弯曲，股骨干骺端粗大呈"电话筒"状，以肱骨和股骨为甚，Ⅱ型无典型之"听筒状"股骨；②胸腔狭窄，心胸比值＞60%；③腹部明显膨隆；④头颅钙化度低、易变形，头颅大，前额向前突出，Ⅱ型有典型的三叶草头型；⑤部分病例可见其他部位异常，如皮肤增厚、水肿、浆膜腔积液，胎儿在宫内的姿势和运动异常，羊水过多等。

※ 经验教训

本例中孕妇 19 周超声扫查提示胎儿致死性畸形，经产前咨询后孕妇决定引产。胎儿致死性侏儒预后极差，一经发现，建议终止妊娠。

※ 病例启示

在实际工作中，超声扫查发现胎儿四肢骨头短小时，应仔细扫查有无头颅变形，胸廓狭小，腹部膨隆等改变，以鉴别致死性侏儒与其他疾病。

二、疑似胎儿关节屈曲的胎儿关节挛缩

病 例 1

※ 病史

患者女性，44 岁。G3P2，非近亲婚配，孕妇子宫多发性肌瘤，夫妇双方家族史均无特殊。因妊娠 21 周行超声畸形筛查来我院就诊。产前超声诊断为胎儿多发畸形，颅骨呈"柠檬头"征改变，胎儿左侧Ⅲ度唇腭裂，心胸比稍大、室间隔缺损，单脐动脉，左手持续呈屈曲状态。孕妇和家属经产前诊断咨询，最终决定引产，引产后胎儿尸检证实为胎儿关节挛缩。

※ 体格检查

无特殊。

※ 超声图像

孕妇孕 21 周超声筛查显示：反复多次观察可见胎儿左手持续呈屈曲状（图 15-2-20，图 15-2-21）。

※ 超声提示

胎儿左手持续呈屈曲状挛缩。

※ 引产结果

肉眼可见引产儿左手呈屈曲状态（图 15-2-22）。

※ 最终诊断

胎儿关节挛缩。

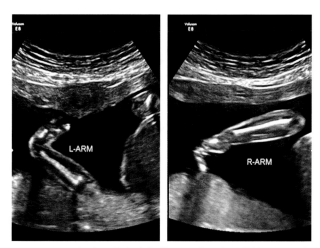

图 15-2-20　超声二维多次扫描显示胎儿左手持续呈屈曲状
L-ARM—左侧手臂　R-ARM—右侧手臂

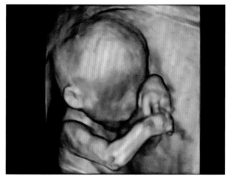

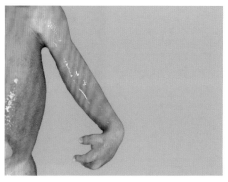

图 15-2-21　超声三维图像显示胎儿双手，左手呈屈曲状挛缩

图 15-2-22　肉眼可见引产儿左手屈曲状挛缩

病 例 2

※ 病史

患者女性，23岁。G2P1，非近亲婚配，夫妇双方既往史及家族史均无特殊。因妊娠22周行超声畸形筛查来我院就诊。产前超声诊断为胎儿多发关节挛缩，羊水量过多，宫腔粘连带。孕妇和家属经产前诊断咨询，最终决定引产，引产后胎儿尸检证实为胎儿关节挛缩。

※ 体格检查

无特殊。

※ 超声图像

孕妇孕22周超声筛查显示：反复多次观察可见胎儿双足持续呈外展、并列姿势（图15-2-23～图15-2-25）。

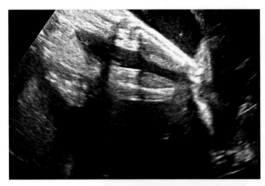

图 15-2-23　超声二维多次扫描显示胎儿双足固定并呈外展、并列姿势，双膝关节姿势僵硬

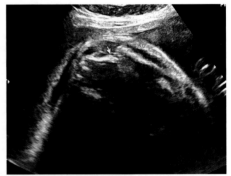

图 15-2-24　超声二维扫描显示胎儿髋关节异常（箭头所示）

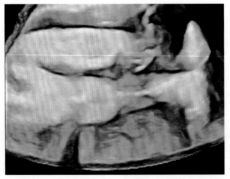

图 15-2-25　超声三维图像显示胎儿双足呈外展、并列姿势

※ 超声提示

胎儿双足呈固定姿势，双膝关节姿势僵硬，先天性髋关节脱位。

※ 引产结果

肉眼可见引产儿双足外展伴双膝关节伸直（图 15-2-26）。

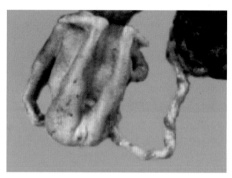

图 15-2-26　肉眼可见引产儿双足外展，呈
跖曲状挛缩，双膝关节伸直

※ 最终诊断

胎儿多发关节挛缩。

病例 3

※ 病史

患者女性，32 岁。G1P0，非近亲婚配，夫妇双方既往史及家族史均无特殊。因妊娠 22 周行超声畸形筛查来我院就诊。产前超声诊断为胎儿多发关节挛缩。孕妇和家属经产前诊断咨询，最终决定引产，引产后胎儿尸检证实为胎儿多发关节挛缩。

※ 体格检查

无特殊。

※ 超声图像

孕妇孕 22 周超声筛查显示：反复多次观察可见胎儿双侧足内翻，胎儿双手呈持续屈曲状（图 15-2-27 ~ 图 15-2-31）。

※ 超声提示

胎儿双手持续呈屈曲状挛缩，双侧足内翻伴膝关节姿势僵硬。

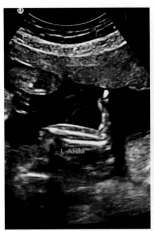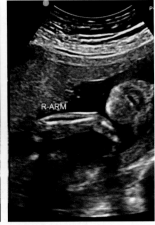

图 15-2-27　超声二维多次扫描显示胎儿双手持续呈屈曲状，左手（图左）较右手（图右）明显

R-ARM—右前臂

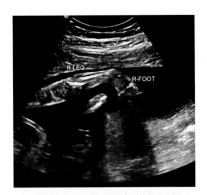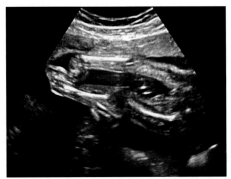

图 15-2-28　超声二维扫描显示胎儿右侧足内翻

R-LEG—右腿　R-FOOT—右足

图 15-2-29　超声二维扫描显示胎儿双侧足内翻

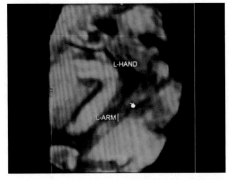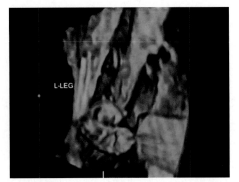

图 15-2-30　超声三维图像显示左手呈屈曲状挛缩

L-HAND—左手　L-ARM—左前臂

图 15-2-31　超声三维图像显示双侧足内翻

L-LEG—左腿

※ 引产结果

肉眼可见引产儿双手内钩伴肘关节屈曲，双侧足内翻（图 15-2-32）。

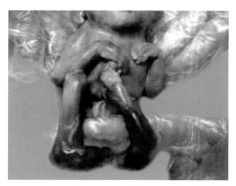

图 15-2-32　肉眼可见引产儿双手屈曲状挛缩伴肘关节屈曲，双侧足内翻

※ 最终诊断

胎儿双手持续屈曲状挛缩，双侧足内翻。

※ 鉴别诊断

胎儿关节挛缩需与关节受压屈曲相鉴别。

关节受压屈曲时患儿因体位原因或孕妇羊水原因，导致关节受压也可使关节呈屈曲状，但正常四肢关节活动度大，反复扫查可发现正常关节活动。若孕妇羊水过少，胎儿活动度低，可适当改变孕妇体位刺激胎儿活动，对受累关节充分观察，不可轻易做出诊断。

※ 分析讨论

关节挛缩（Joint Contracture）是指患儿骨骼完好，肌肉异常挛缩，将肢体固定在特定的解剖位置，呈僵直状态，它可以是局限性的只影响下肢或上肢，也可以是多发性的。多发性关节挛缩症是出生时至少存在两个或两个以上关节持续性屈曲状或伸直状挛缩。有研究表明，胎儿的正常运动与否影响着关节的发育，胚胎时期发育不良，也可引起肢体挛缩畸形。当胎儿关节活动受限时（如孕妇羊水较少）容易导致关节挛缩。另外，关节挛缩还可能与遗传性疾病、感染、药物、毒素和胎儿酒精综合征有关。关节挛缩超声表现为患儿受累关节发生挛缩，表现为上肢屈曲，下肢过伸；反复扫查，受累关节无活动，位置固定；若是多关节挛缩，挛缩关节常对称，远端畸形较重；可伴发全身多发先天畸形如腭裂、心脏畸形等；多发性关节挛缩症多合并常染色体异常，以 18- 三体综合征最为常见，也可见于 13- 三体综合征和 21- 三体综合征。关节挛缩的预后取决于病因及伴随畸形的严重程度，严重者可致死，轻者出生后形成残疾，如产前发现胎儿关节挛缩，应建议孕妇进行产前诊断咨询。

※ 经验教训

本报道中病例 1 为胎儿左手关节挛缩伴多个系统畸形包括颅脑、颜面和心脏等。病例 2 和病例 3 为胎儿上肢及下肢多发关节挛缩。当发现胎儿关节挛缩时，应注意有无合并其他畸形，若合并其他畸形，预后则较差，应建议孕妇终止妊娠。在检查过程中如发现胎儿双手持续呈握拳状态，足趾显示不清时，应多次扫查判断胎儿肢体有无畸形。

※ 病例启示

在实际工作中，当胎儿四肢关节受压时也可使关节呈屈曲状，但反复扫查可与关节挛缩相鉴别，当怀疑胎儿关节挛缩时，一定要进行多次观察方可诊断。当胎儿体位限制或羊水量过少时，诊断亦有困难。

三、疑似胎儿短肢畸形的胎儿海豹肢畸形

病 例

※ 病史

患者女性，36 岁。G2P1，非近亲婚配，夫妇双方既往史及家族史均无特殊。因妊娠 12 周行超声 NT 检查来我院就诊。产前超声诊断为胎儿四肢肢体大部分缺如——海豹畸形。孕妇和家属经咨询产科医师，最终决定引产，引产后胎儿尸检证实为胎儿海豹肢畸形。

※ 体格检查

无特殊。

※ 超声图像

孕妇孕 12 周超声扫查显示：头臀径 61mm，胎儿四肢长骨均未显示，仅见极为短小的四肢肢芽残端（图 15-2-33，图 15-2-34）。

※ 超声提示

胎儿四肢肢体大部分缺如——海豹肢畸形。

※ 引产结果

肉眼可见引产儿未见正常四肢，仅有短小肢芽残端。

※ 最终诊断

胎儿海豹肢畸形。

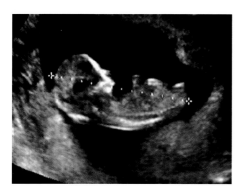

图 15-2-33　超声多次扫描显示胎儿四肢长骨未显示，仅见极短小四肢肢芽残端

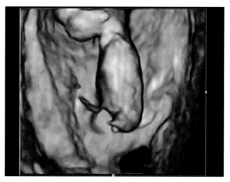

图 15-2-34　超声三维图像显示仅可见胎儿短小四肢肢芽残端，未见正常肢体

※ 鉴别诊断

胎儿海豹肢畸形需与严重的短肢畸形相鉴别。

※ 分析讨论

海豹肢畸形（Phocomelia）又称假反应停综合征，是一种常染色体隐性遗传病。它在 20 世纪 60 年代作为在怀孕期间使用"反应停"的一种副作用而为人们所知。其临床特征是肢体畸形和颜面部畸形同时存在，可合并有小头畸形及宫内生长迟缓；肢体畸形为海豹肢样（臂腿缺如、手足直接与躯干相连）或较海豹肢畸形为轻，上肢较下肢更严重；颜面部畸形主要有唇、腭裂、切牙骨前凸、眼距增宽、突眼、角膜浑浊、小下颌畸形、颜面部毛细血管瘤等。海豹肢畸形的典型超声表现为：①桡骨缺如伴严重短肢畸形，上肢较下肢更明显，严重肢体畸形可为海豹肢样（臂腿缺如，手足直接与躯干相连）；②颜面部畸形主要有唇、腭裂、切牙骨前凸、眼距增宽、突眼、角膜浑浊、小下颌畸形、颜面部毛细血管瘤等；③可合并有小头畸形及宫内生长迟缓。海豹肢畸性大部分出生后死亡，死亡者除严重肢体畸形外，尚有严重的智力低下。

※ 经验教训

本例中孕妇 12 周超声扫查显示胎儿四肢大部分缺如，提示为海豹肢畸形。孕妇引产结果证实为海豹肢畸形。因海豹肢畸形为染色体疾病，预后则较差，应建议孕妇终止妊娠，下次妊娠时应检查胎儿染色体是否异常。

※ 病例启示

在实际工作中，检查越早越容易被超声检出，早期羊水越多、胎儿活动越多、越易观察，扫查过程中应遵循一定的检查顺序，对胎儿每条肢体从近段追踪显示至远段，每条肢体均应分别依次显示肱骨、尺骨、桡骨、手，股骨、胫骨、腓骨、足。

四、疑似胎儿尾部退化综合征的胎儿人体鱼序列征

病 例

※ 病史

患者女性，32 岁。G2P1，非近亲婚配，夫妇双方既往史及家族史均无特殊。因妊娠 22 周行超声筛查来我院就诊。产前超声诊断为胎儿羊水偏少、双下肢融合，考虑为人体鱼序列征。孕妇和家属经产前诊断咨询，最终决定引产，引产后胎儿尸检证实为胎儿人体鱼序列征。

※ 体格检查

无特殊。

※ 超声图像

孕妇孕 22 周超声扫查显示：胎儿双下肢融合，彩色多普勒可见起自腹主动脉的畸形动脉和一侧脐动脉的血流连接（图 15-2-35，图 15-2-36）。

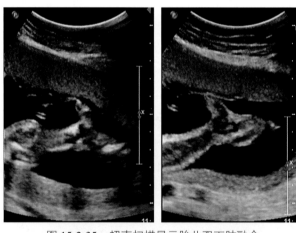

图 15-2-35　超声扫描显示胎儿双下肢融合

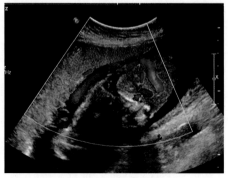

图 15-2-36　超声彩色多普勒显示起自腹主动脉的畸形动脉和一侧脐动脉相连

※ 超声提示

胎儿人体鱼序列征。

※ 引产结果

肉眼可见引产儿未见正常双下肢，双下肢融合（图 15-2-37，图 15-2-38）。

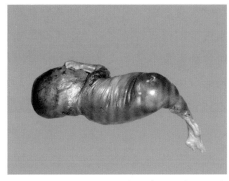
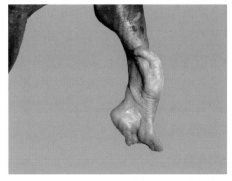

图 15-2-37 肉眼可见引产儿未见正常双下肢　图 15-2-38 肉眼可见引产儿双下肢融合

※ 最终诊断

胎儿人体鱼序列征。

※ 鉴别诊断

胎儿人体鱼序列征需与尾部退化综合相鉴别。

※ 分析讨论

胎儿人体鱼序列征（Sirenomelia）又叫并腿畸胎序列征，因其形体与神话中的美人鱼相似而得名。发病率为 1/24000 ~ 1/67000，男女比例为 3∶1。合并糖尿病的孕妇生育人体鱼胎儿的概率为正常孕妇的 200 ~ 250 倍。此种畸形的形成可能与血管窃血现象有关。即一条由卵黄动脉衍化而来的粗大畸形血管起自高位腹主动脉，行使脐动脉的功能，将血液从脐带输送到胎盘，而腹主动脉常较小且无分支，粗大畸形血管将腹主动脉内大量血液"盗走"进入胎盘，致使其起始部以远腹主动脉血液明显减少，胎儿各结构出现严重血液供应不足，而导致脊柱、下肢、肾脏、下消化道、泌尿生殖道、生殖器官等严重畸形。人体鱼序列征的临床表现包括双下肢融合，足缺如或发育不良，形似鱼尾，双下肢完全融合、部分融合、可仅有软组织融合，也可有下肢骨性融合，骨盆骨发育不全；腰骶 - 尾椎骨发育不全或缺如；其他畸形如肛门闭锁、直肠不发育、双肾不发育、膀胱、输尿管、子宫缺如，内外生殖器官异常等；偶可伴有先天性心脏病、肺发育不全、桡骨和拇指缺如等。因为早孕期羊水主要是母体血清经胎膜进入羊膜腔的渗透液，而 17 周以后胎儿尿液成为羊水的主要来源。该畸形胎儿双肾缺如或肾多囊性发育不良，因此中、晚期胎儿无羊水或羊水极少。该病的超声表现有：①双肾缺如或多发性囊性肾发育不良；②膀胱缺如而不显像，但超声不能区分是双肾缺如或发育不全导致膀胱不充盈还是真正的膀胱缺如；③双下肢融合不分开，胎动时双下肢同步运动；④双足畸形，可表现为足缺如，或双足存在但呈一侧融合状，或仅有单一足结构而形态结构不正常；⑤脊柱异常，腰椎下部不同程度缺如及脊柱远端节段异常；⑥腹部及下肢血管异常，腹部可检出畸形粗大的盗血血管，起自高位腹主动脉，经脐带达胎盘，腹主动脉本身变细，畸形粗大的盗血血管和细小的腹主动脉的检出是区分本病和其他原因所致的羊水过少的重要特征之一，由于畸形血管多为一条，故脐带内多为单脐动脉；⑦由于羊水过少常可致肺发育不良。人体鱼序列征常有严重的羊水过少，导致肺发育不良，因此常常是致死性。预后取决于畸形程度，严重者出生后不久即死亡，存活的婴儿通常智力正常，但需要接受多次泌尿和矫形外科的治疗。单羊膜囊双胎妊娠发生此种畸形可能性更大。

※ 经验教训

本例中孕妇 22 周超声扫查显示胎儿双下肢融合，脐血管畸形，提示为人体鱼序列征。孕妇引产结果证实该结果。人体鱼序列征其预后取决于畸形程度，因严重的羊水过少，导致肺发育不良，常常是致死性，存活的婴儿通常智力正常，但需要接受多次泌尿和矫形外科的治疗。

※ 病例启示

在实际工作中，如果发现羊水较少，我们常常最先关注胎儿泌尿系统、消化系统的检查，而忽略检查胎儿下肢及腹部血管。如果胎儿双肾缺如、无羊水、双下肢融合，彩色多普勒显示起自腹主动脉的畸形动脉和一侧脐动脉的血流连接。腹部检出粗大"盗血"血管，腹主动脉变细，分支少或无分支，双肾动脉不显示应考虑为本病可能。粗大畸形的盗血血管和细小腹主动脉检出是诊断本病的重要特征之一。

五、二维超声难以诊断的胎儿椎体和肋骨异常

病 例 1

※ 病史

患者女性，31 岁。G1P0，非近亲婚配，夫妇双方既往史和家族史均无特殊。因妊娠 21 周行超声检查来我院就诊。产前超声诊断为胎儿脊柱及肋骨排列及弯曲度不规则，胸 7 半椎体畸形并椎板缺如，右侧第 7 肋发育不良，第 9、10 肋局部融合，右侧 11 肋缺如，12 肋叉状肋；

左侧 11、12 后肋局部联合。孕妇和家属经产前诊断咨询，最终决定引产，引产后胎儿 X 线证实为胎儿肋骨多发异常。

※ 体格检查

无特殊。

※ 超声图像

孕妇孕 21 周超声检查显示：胎儿脊柱及肋骨排列及弯曲度不规则，胸段以下及上腰段异常排列，上腰段椎管内径减小，双侧肋骨间距不等，三维超声显示胸 7 半椎体畸形并椎板缺如，右侧第 7 肋发育不良，第 9、10 肋局部融合，右侧 11 肋缺如，12 肋叉状肋；左侧 11、12 后肋局部联合（图 15-2-39 ~ 图 15-2-41）。

※ 超声提示

胎儿脊柱侧凸侧弯，肋骨间距不等，椎体发育不良。

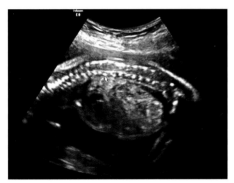

图 15-2-39　脊柱二维矢状面显示胎儿脊柱及肋骨排列及弯曲度不规则，胸段以下及上腰段异常排列，上腰段椎管内径减小

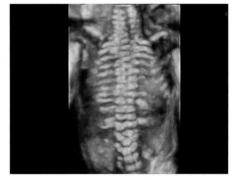

图 15-2-40　脊柱三维扫描显示胎儿双侧肋骨间距不等

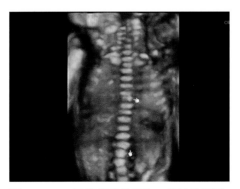

图 15-2-41　三维超声显示胸 7 半椎体畸形

※ 引产结果

肉眼观见胎儿胎头变形，胸廓与腹部相比较小，四肢短小，X 线可见四肢短小、弯曲，胸廓较小（图 15-2-42）。

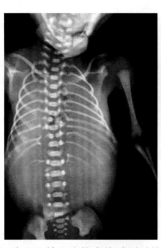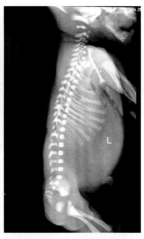

图 15-2-42 引产后 X 线图片显示第七胸椎半椎畸形并椎板缺如，第九胸椎蝴蝶椎，右侧第 7 肋发育不良，第 9、10 后肋局部联合，右侧第 11 肋缺如，第 12 肋叉状肋。左侧第 11、12 后肋局部联合

※ 最终诊断

胎儿半椎体畸形并多发肋骨异常。

病 例 2

※ 病史

患者女性，26 岁，G1P0，非近亲婚配，夫妇双方既往史和家族史均无特殊。因行孕 25 周超声检查就诊。查体：无特殊。既往体健，孕期无服药史，无明显有害物质接触史，夫妻双方无家族性遗传病史。产前超声显示胎儿脊柱胸段及腰段、骶部椎体形态失常，排列紊乱，胸椎椎体较小，T4、T9 呈半椎体回声，S4、S5 排列紊乱，右侧 T4、T8 椎弓较大，可见脊柱侧弯。胎儿右侧 12 肋未显示，右侧第 4、5 肋融合，左侧第 4、5、6 肋及左侧第 8、9 肋融合。超声诊断为胎儿 T4、T9 半椎体，胎儿多发肋骨融合（左侧第 4、5、6 肋，左侧第 8、9 肋及右侧 4、5 肋肋骨融合），右侧第 12 肋缺失。孕妇和家属经产前诊断咨询，最终决定引产，引产后胎儿尸检证实为半椎体并肋骨多发畸形。

※ 体格检查

无特殊。

※ 超声图像

孕妇孕 25 周超声检查显示：胎儿脊柱胸段及腰段、骶部椎体形态失常，排列紊乱，胸椎椎体较小，T4、T9 呈半椎体回声，S4、S5 排列紊乱，右侧 T4、T8 椎弓较大，可见脊柱侧弯。胎儿右侧 12 肋未显示，右侧第 4、5 肋融合，左侧第 4、5、6 肋及左侧第 8、9 肋融合（图 15-2-43～图 15-2-45）。

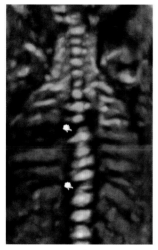 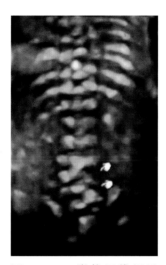 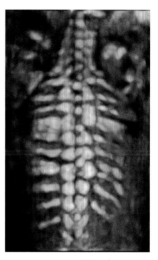

图 15-2-43 脊柱三维超声显示 T4、T9 半椎体（箭头所示为半椎体）

图 15-2-44 脊柱三维显示 S4、S5 椎体排列紊乱

图 15-2-45 三维超声显示胎儿右侧 12 肋未显示，右侧第 4、5 肋融合，左侧第 4、5、6 肋及左侧第 8、9 肋融合

※ 超声提示

胎儿脊柱侧凸侧弯，肋骨间距不等，椎体发育不良。

※ 引产结果

肉眼观见胎儿胎头变形，胸廓与腹部相比较小，四肢短小，X 线可见四肢短小、弯曲，胸廓较小（图 15-2-46）。

※ 最终诊断

胎儿半椎体并多发肋骨异常。

※ 鉴别诊断

胎儿半椎体脊柱侧凸需与胎儿脊柱裂相鉴别。胎儿脊柱裂：脊柱裂患儿的脊柱不仅存在异常弯曲，而且在横切面可见椎骨开放，呈"V"形或"U"形，病变部位皮肤连续线中断，可见包块突出。

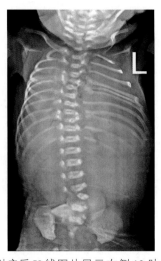

图 15-2-46　引产后 X 线图片显示右侧 12 肋未显示，右侧
第 4、5 肋融合，左侧第 4、5、6 肋及左侧第 8、9 肋融合

※ **分析讨论**

半椎体畸形是一种较少见的脊柱发育畸形，在活产儿中发生率为 0.05% ~ 0.1%，可发生在任一椎体。其发生原因是胚胎期间第 6 周体节发育不良所致，椎体和（或）椎弓发育不良，形成半椎体畸形。半椎体畸形分为 4 型：孤立简单型、多发简单型、错配复杂型和混合复杂型。在这些半椎体分型中，只对椎体结构的改变进行描述，但对合并肋骨畸形的描述极为罕见。本例多发半椎体合并肋骨融合及肋骨缺失，是在先天性脊柱发育异常的基础上又合并了肋骨发育畸形。肋骨融合一般为胸廓发育不良综合征 Ⅱ 型的表现，该类综合征大部分是先天性疾病，同时存在多系统的畸形，最多见的是先天性脊柱侧凸和先天性侧后凸畸形，这类先天性脊柱畸形患者通常还合并有并肋，肋骨缺如等胸廓发育畸形。半椎体的声像图特征为矢状面显示椎体排列不整齐，脊柱失去正常的生理弯曲，弯曲朝向骨化中心缺失方向；横断面品字结构消失；冠状面可见小于正常椎体的不规则形骨性强回声呈楔形嵌入正常椎体间，脊柱侧弯或成角畸形。

※ **经验教训**

部分单发半椎体矢状面常因上下椎弓相互靠拢，导致声像图未出现缺失处的距离扩大，极易被检查医生忽略，因此半椎体的二维超声检查应通过矢状面、横断面、冠状面综合分析，其中冠状面是诊断最重要的切面。

※ **病例启示**

三维骨骼重建可显示出胎儿脊柱及肋骨的全貌，该病例合并肋骨融合及肋骨缺失，三维图像可直观显示出脊柱侧弯的具体部位及程度，脊柱与肋骨的对应关系，半椎体的具体定位、肋骨形态及数目异常。

六、胎儿先天性桡骨发育不全或缺如

病　例 1

※ 病史

患者女性，29 岁。G1P0，非近亲婚配，夫妇双方既往史及家族史均无特殊。因妊娠 22 周行超声畸形筛查来我院就诊。产前超声诊断为胎儿双侧前臂畸形，双侧尺骨短，右侧桡骨短，左侧桡骨缺失。孕妇和家属经咨询产科医师，最终决定引产，引产儿证实为双侧前臂多发畸形。

※ 体格检查

无特殊。

※ 超声图像

孕妇孕 22 周超声筛查显示：双侧尺骨短，稍弯曲，右侧桡骨短，左侧桡骨缺失，双手呈钩形（图 15-2-47 ~ 图 15-2-50）。

※ 超声提示

胎儿双侧前臂畸形：双侧尺骨短，右侧桡骨短，左侧桡骨缺失。

※ 引产结果

肉眼可见引产儿双手呈钩形，左侧前臂较细小（图 15-2-51）。

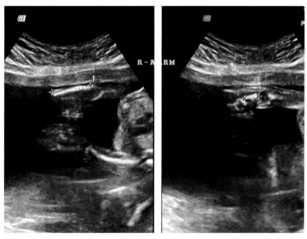

图 15-2-47　超声二维多次扫描显示胎儿双侧尺骨短（左图所示），右侧桡骨短（右图所示）

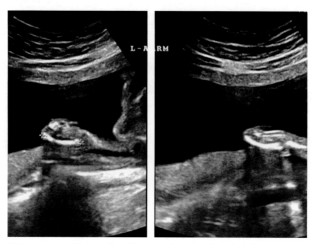

图 15-2-48　超声二维图像显示胎儿左侧尺骨稍弯曲和左侧桡骨缺失

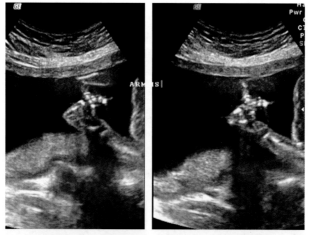

图 15-2-49　超声二维图像显示胎儿双手呈钩形

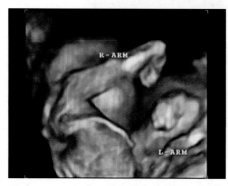

图 15-2-50　超声三维图像显示胎儿双手呈钩形

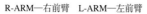

R-ARM—右前臂　L-ARM—左前臂

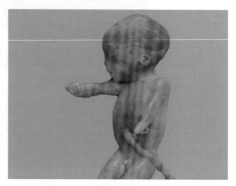

图 15-2-51　肉眼可见引产儿双手呈钩形，左侧前臂较细小

※ 最终诊断

胎儿双侧前臂多发畸形：双侧尺骨短，右侧桡骨短，左侧桡骨缺失。

病 例 2

※ 病史

患者女性，36 岁。G2P1，非近亲婚配，夫妇双方既往史及家族史均无特殊。因妊娠 23 周行超声畸形筛查来我院就诊。产前超声诊断为胎儿右侧桡骨缺失。孕妇和家属经产前诊断咨询，最终决定生产，产后患儿证实为右侧桡骨缺失。

※ 体格检查

无特殊。

※ 超声图像

孕妇孕 23 周超声筛查显示：胎儿右侧桡骨缺失（图 15-2-52，图 15-2-53）。

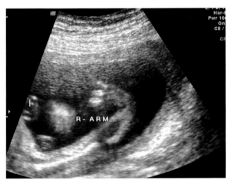
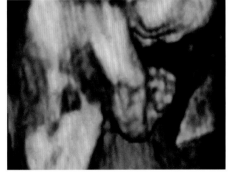

图 15-2-52　二维超声显示胎儿右侧桡骨缺失
R-ARM—右前臂

图 15-2-53　超声三维图像显示胎儿右手呈
钩形

※ 超声提示

胎儿右侧桡骨缺失。

※ 产后结果

X 线图片可见引产儿右侧桡骨缺失。

※ 最终诊断

胎儿右侧桡骨缺失。

※ 鉴别诊断

胎儿先天性桡骨发育不全或缺如需与关节痉挛钩形手相鉴别。

※ 分析讨论

胎儿先天性桡骨发育不全或缺如（Hand Deformities）为纵形肢体缺陷的一种，是由于桡骨先天性发育不全或不发育所致。可单侧或双侧发生。桡骨完全缺如最常见，桡骨完全未发育，腕骨由于缺乏桡骨的支持而导致严重的桡偏畸形，手可成直角或接近前壁桡侧表面。同时舟状骨、大多角骨、第一掌骨、拇指均缺如而导致严重的手畸形或拇指缺如。从声像图上可将桡骨畸形分为 2 型，Ⅰ 型桡骨完全缺如和 Ⅱ 型桡骨部分缺如及发育不全。Ⅰ 型又可分为Ⅰa 型桡骨完全缺如合并大拇指缺如，超声扫查可见手呈钩状或贴近并与前臂平行，在横切扫查前臂时，于肘关节稍下方有时可显示手指和前臂在同一平面，且这种姿势不随手及前臂运动而改变；Ⅰb 型桡骨完全缺如合并大拇指发育不全扫查可见手向桡侧弯曲呈钩状，贴近前臂不如Ⅰa 型明显，故需在肘关节以下较远水平横切扫查前臂才可显示手指和前臂骨骼在同一平面，同时显示大拇指回声异常，呈悬浮状。胎儿先天性桡骨发育不全或缺如预后取决于畸形是否合并其他畸形种类或染色体异常。

※ 经验教训

本报道中胎儿先天性桡骨发育不全或缺如，常可单独发生，也可伴发其他综合征。产前一旦发现胎儿手姿势异常，应仔细检查胎儿各个部分，上臂前臂和手的连接姿势、尺桡骨的长度及形态。

※ 病例启示

在实际工作中，产前超声对胎儿桡骨发育不全或缺如的孕妇，应认真检查其他部位是否有异常，特别是心脏。可取胎儿脐血行染色体检查和血小板计数对诊断以下疾病是必要的：Fanconi 全血细胞减少症、TAR 综合征（血小板减少症和桡骨缺失）、Aase 综合征、Holt-Oram 综合征。

七、容易漏诊的胎儿手畸形

病 例 1

※ 病史

患者女性，28 岁。G1P0，非近亲婚配，夫妇双方既往史及家族史均无特殊。因妊娠 22 周行超声畸形筛查来我院就诊。产前超声诊断为胎儿右手多指畸形。孕妇和家属经咨询产科医师，最终决定生产，产后患儿证实为胎儿右手多指畸形。

※ 体格检查

无特殊。

※ 超声图像

孕妇孕 22 周超声筛查显示：胎儿右手可见六个手指（图 15-2-54，图 15-2-55 ）。

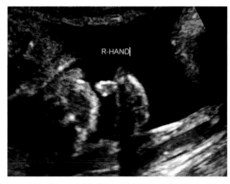 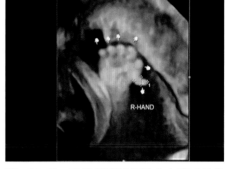

图 15-2-54　超声多次扫描显示胎儿右手可见六个手指

R-HAND—右手

图 15-2-55　三维超声显示胎儿右手可见多指畸形

R-HAND—右手

※ 超声提示

胎儿右手多指畸形。

※ 产后结果

肉眼可见患儿右手多指畸形（图 15-2-56 ）。

※ 最终诊断

胎儿右手多指畸形。

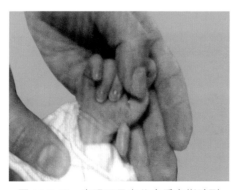

图 15-2-56　肉眼可见患儿右手多指畸形

病 例 2

※ 病史

患者女性，31 岁。G1P0，非近亲婚配，夫妇双方既往史及家族史均无特殊。因妊娠 24 周行超声畸形筛查来我院就诊。产前超声诊断为胎儿双侧裂手畸形。孕妇和家属经产前诊断咨询，最终决定生产，产后患儿证实为双侧裂手畸形。

※ 体格检查

无特殊。

※ 超声图像

孕妇孕 24 周超声筛查显示：胎儿双手均可见手裂畸形（图 15-2-57 ~ 图 15-2-59）。

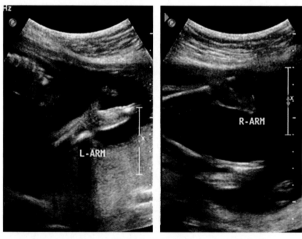

图 15-2-57　二维超声显示胎儿双手手裂畸形
L-ARM—左前臂　　R-ARM—右前臂

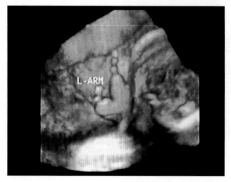

图 15-2-58　三维超声显示胎儿左侧裂手畸形
L-ARM—左前臂

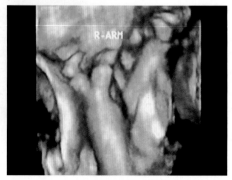

图 15-2-59　三维超声显示胎儿右侧裂手畸形
R-ARM—右前臂

※ 超声提示

胎儿双侧裂手畸形。

※ 产后结果

肉眼可见患儿双侧裂手畸形（图 15-2-60）。

※ 最终诊断

胎儿双侧裂手畸形。

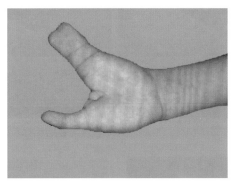

图 15-2-60　肉眼可见患儿左侧裂手畸形

病 例 3

※ 病史

患者女性，28 岁。G1P0，非近亲婚配，夫妇双方既往史及家族史均无特殊。因妊娠 13 周行超声 NT 检查来我院就诊。产前超声诊断为胎儿右手裂手畸形，左足短小。孕妇和家属经咨询产科医师，最终决定引产，引产儿尸检证实为胎儿右手裂手畸形并左足短小。

※ 体格检查

无特殊。

※ 超声图像

孕妇孕 13 周超声 NT 检查显示：胎儿右手形态异常、呈 "虾钳" 样，右足长 10mm，左足长 5mm（图 15-2-61，图 15-2-62）。

※ 超声提示

胎儿右侧裂手畸形，左足短小。

※ 引产结果

肉眼可见引产儿右手裂手畸形，左足趾缺失（图 15-2-63）。

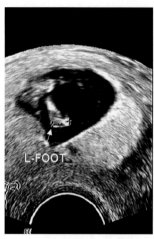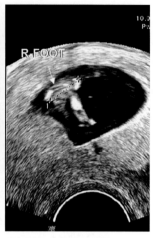

图 15-2-61　二维超声显示左足与右足相比较短
L-FOOT—左足　R-FOOT—右足

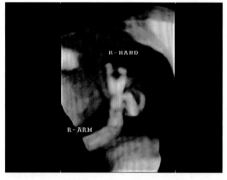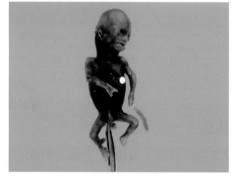

图 15-2-62　超声三维图像显示胎儿右手形态异常，呈"虾钳"样改变
R-HAND—右手　R-ARM—右前臂

图 15-2-63　肉眼可见引产儿右侧裂手畸形，左足趾缺失

※ 最终诊断

胎儿右手裂手畸形，左足短小。

※ 鉴别诊断

胎儿手畸形需与手姿势异常相鉴别。

※ 分析讨论

胎儿先天性手畸形（Hand Deformities）主要有多指、并指、裂手、缺指、巨指、短指、手指弯斜及手姿势异常等。多数手指、脚趾畸形显性遗传，可单发也可伴发于综合征。胎儿手畸

形类型多种多样，畸形可局限于 1 个手指，也可累及全手或仅是全身畸形综合征的局部表现，如染色体异常、神经肌肉疾病、羊膜带综合征、骨发育不良性疾病等。可以单侧，也可以双侧，可以对称，也可以不对称出现。超声表现包括：①多指：常为 6 指，也可为 7 指或更多，常在小指侧或拇指侧检出额外手指，额外手指可只表现为一指状软组织回声影，可随胎手运动而有漂浮感，也可表现为一根完整的手指回声，其内有完整的各节指骨，并指在伸指状态下观察表现为各个手指不分开，手指与手指之间有软组织相连，严重者可出现手指间骨性强回声相连，相连的手指只能同步运动，产前超声诊断相当困难；②裂手畸形：在羊水衬托良好时，可显示手呈 "V" 形，其顶点朝向腕部，手指数目减少，三维超声图上更直观；③手指弯斜及手姿势异常：手指明显弯斜时常伴有手指的异常姿势，常为食、小指向中指方向弯斜并压于中指或环指背侧，形成典型的重叠指声像，这在握拳状态下更易观察，常与 18- 三体综合征有关。

※ 经验教训

本节中胎儿先天性手畸形包括多指和手裂畸形。但手畸形类型多样、有时仅局限在一个手指，此外手畸形还包括并指、裂手、缺指、巨指、短指、重叠指，多数手指、脚趾畸形显性遗传，可单发也可伴发于综合征，超声检查手指受限制，诊断困难，手张开时可分辨。此外三维超声应用可作为补充。

※ 病例启示

在实际工作中，产前超声对手畸形的检出与辨认相对较困难，影响超声对先天性手畸形的观察与辨认的主要原因有胎儿体位的影响、胎手的运动、胎儿握拳或半握拳、羊水过少、晚期妊娠胎儿过大等。

八、疑似胎儿足姿势异常的胎儿马蹄内翻足

病 例 1

※ 病史

患者女性，32 岁。G2P1，非近亲婚配，夫妇双方既往史和家族史均无特殊。因妊娠 19 周行超声检查来我院就诊。产前超声诊断为胎儿左侧马蹄内翻足，右足正常。孕妇和家属经产前诊断咨询，最终决定生产，产后患儿证实为左侧马蹄内翻足。

※ 体格检查

无特殊。

※ 超声图像

孕妇孕 19 周超声检查显示：胎儿左侧马蹄内翻足，右足正常（图 15-2-64 ~ 图 15-2-66）。

※ 超声提示

胎儿左侧马蹄内翻足。

※ 产后结果

肉眼观见胎儿左侧马蹄内翻足。

※ 最终诊断

胎儿左侧马蹄内翻足。

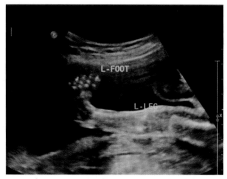

图 15-2-64　二维超声显示胎儿左侧马蹄内翻足

L-FOOT—左足　L-LEG—左腿

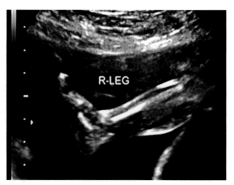

图 15-2-65　二维超声显示胎儿右足正常

R-LEG—右腿

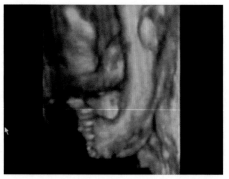

图 15-2-66　三维超声显示胎儿左侧马蹄内翻足

病 例 2

※ 病史

患者女性，28 岁。G1P0，非近亲婚配，夫妇双方既往史和家族史均无特殊。因妊娠 21 周行超声检查来我院就诊。产前超声诊断为胎儿双侧马蹄内翻足。产后患儿证实为双侧马蹄内翻足。

※ 体格检查

无特殊。

※ 超声图像

孕妇孕 21 周超声检查显示：胎儿双足内翻，小腿长轴和脚掌显示在同一切面上（图 15-2-67，图 15-2-68 ）。

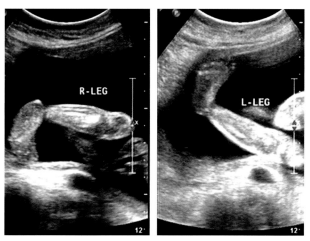

图 15-2-67　二维超声显示胎儿双足内翻，小腿长轴和脚掌显示在同一切面上

R-LEG—右腿　L-LEG—左腿

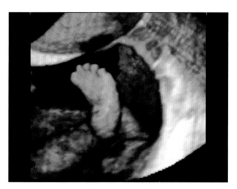

图 15-2-68　三维超声显示胎儿右侧足内翻

※ 超声提示

胎儿双侧马蹄内翻足。

※ 产后结果

肉眼观见胎儿双侧马蹄内翻足。

※ 最终诊断

胎儿双侧马蹄内翻足。

※ 鉴别诊断

胎儿马蹄内翻足需与正常足呈内翻姿势相鉴别。

※ 分析讨论

胎儿马蹄内翻足（Talipes Equinovarus）是常见的先天性足畸形，是最常见的出生缺陷之一，发生率为 1∶250 ~ 1∶1000。胎儿脚掌从踝部起偏移中线，向内侧翻转，并固定在这个位置上。内翻足可单纯存在，也可见于一些综合征（18- 三体综合征）。马蹄内翻足的临床表现为跟骨和其他跗骨之间关系异常，主要受累的跗骨有距骨、跟骨舟骨及骰骨，从而导致前足内收，跟骨内翻，足底和踝跖屈。可为单侧发病，也可双侧性。超声扫查可发现前足足底平面和小腿骨骼长轴切面在同一平面显示，且这种关系持续存在，不随胎动而改变；晚孕期羊水相对较少时，胎足受子宫的限制与压迫，使足处于一种内翻姿势，此时应等待胎儿足运动后或离开子宫壁的压迫后再观察，以排除假阳性；18 至 28 周诊断较清楚，孕周过早时，足踝图像类似足内翻，不能诊断；晚孕期，因宫壁压迫和羊水减少，不易做出诊断。单独马蹄内翻足预后较好，出生后经矫正治疗绝大多数能恢复正常。合并其他畸形的马蹄内翻足需检查有无染色体的异常。

※ 经验教训

本组 2 例孕妇产前超声扫查均提示胎儿马蹄内翻足，未合并其他畸形，经产前咨询后孕妇决定生产，产后证实其为单纯马蹄内翻足。因胎儿马蹄内翻足可合并染色体畸形，因此发现胎儿内翻足需仔细扫查有无其他畸形，应建议孕妇进行染色体检查。如果无染色体异常，则预后良好，出生后即开始治疗，基本上可痊愈。

※ 病例启示

在实际工作中，如果发现手足姿势异常，应注意观察手足周围有无胎盘、子宫壁、肢体压迫，或无羊水衬托，需孕妇多次走动后再观察，排除是正常足姿势内翻还是真正的马蹄内翻足。超声扫查发现胎儿马蹄内翻足未合并其他畸形，检查染色体无异常时，提示胎儿单纯马蹄内翻足可能，可建议孕妇继续妊娠。若合并染色体畸形时，提示预后较差，应建议孕妇终止妊娠。

九、难以诊断的胎儿摇椅足

病例

※ 病史

患者女性，33 岁。G2P1，非近亲婚配，夫妇双方既往史和家族史均无特殊。因妊娠 30 周行超声检查来我院就诊。产前超声诊断为胎儿右侧摇椅足，左足正常。孕妇和家属经产前诊断咨询，最终决定引产，引产儿尸检证实为右侧摇椅足。

※ 体格检查

无特殊。

※ 超声图像

孕妇孕 30 周超声检查显示：胎儿右足跟部在下肢矢状面上明显后凸，足底呈跖屈状，足弓呈反弧形（图 15-2-69，图 15-2-70）。

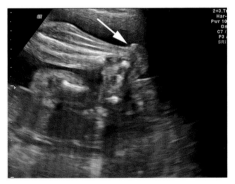
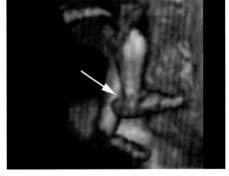

图 15-2-69　二维超声扫描显示胎儿右足跟部在下肢矢状面上明显后凸，足底呈跖屈状，足弓呈反弧形（箭头所示）

图 15-2-70　三维超声扫描显示胎儿右足跟部在下肢矢状面上明显后凸（箭头所示）

※ 超声提示

胎儿右侧摇椅足。

※ 产后结果

肉眼观见胎儿右足根部明显后凸，足底呈跖屈状，足弓呈反弧形（图 15-2-71）。

※ 最终诊断

胎儿右侧摇椅足。

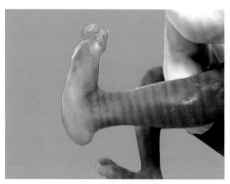

图 15-2-71　肉眼可见引产儿右足跟部明显
后凸，足底呈跖屈状，足弓呈反弧形

※ 鉴别诊断

胎儿摇椅足需与正常足相鉴别。

※ 分析讨论

胎儿摇椅足又称畸形性距舟关节脱位、先天性凸形外翻足，是一种少见的踝关节先天性畸形，属于先天性扁平足的一种类型。多见于染色体异常，特别是 18- 三体综合征和 13- 三体综合征。其临床表现包括以足和踝关节畸形为特点：距骨跖屈、跟骨马蹄外翻状、前足内曲、背部肌腱附着在踝关节中线上。胎儿摇椅足的超声表现为踝关节前移，足跟部在下肢矢状面上明显后凸，足跟大且圆；足底呈跖屈状，足弓呈反弧形；可伴随其他部位的畸形。胎儿摇椅足多与染色体异常相关，建议产前诊断咨询。

※ 经验教训

本例中扫查足时，常常容易忽视足跟的观察，如果距骨和跟骨呈异常的垂直关系，足跟大而厚且向外突，多角度扫查形状均不变应考虑为本病。

※ 病例启示

在实际工作中，超声扫查发现胎儿摇椅足多伴发染色体畸形时，提示预后较差，应建议孕妇终止妊娠。

（焦　阳　张元吉）

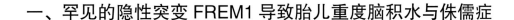

第十六章　胎儿孕妇妊娠相关异常疑难病例

一、罕见的隐性突变 FREM1 导致胎儿重度脑积水与侏儒症

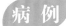

※ **病史**

患者女性，25岁。G2P0，因孕33周胎儿被诊断出患有脑积水，四肢短转诊至我院。孕妇上一胎患儿脑积水和肢体短小而选择终止妊娠，其引产患儿的基因型是正常的。

※ **体格检查**

无特殊。

※ **超声图像**

孕33周超声扫查显示：

胎儿脑室明显增宽，脑水肿，股骨长约55mm，肱骨长约50mm（图16-1-1）。

※ **超声提示**

胎儿脑室明显增宽，脑水肿，股骨及肱骨短小。

※ **基因结果**

在进行产前诊断咨询后，夫妇双方决定采集胎儿血进行基因评估。基因结果显示为一男婴，未发现基因异常。

※ **引产结果**

在进行侵入性采集胎儿血后三天，胎儿宫内死亡，引产胎儿的外观结构未见异常。该夫妇拒绝进行尸检。

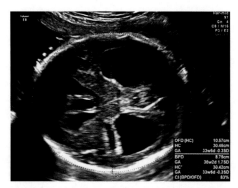

图 16-1-1　超声扫查提示胎儿脑室明显扩大，脑水肿

※ 全基因组测序

在获得该夫妇的知情同意后，患儿剩余的DNA样本被送whole-exome测序机构。结果显示检测到两个FREM1基因的杂合点突变，NM_144966.4:c.1157A＞C（NP_659403.4:p.E386A）和NM_144966.4:c.5057C＞T（NP_659403.4:p.T1686I），均遗传自其父亲和母亲（图16-1-2）。

这两个突变得到Sanger测序的证实。为了验证这两个突变是否是常见的，国内有学者曾对200名正常的中国人进行测序，并没有发现该突变。因此，这表明了该突变并不是常见的（图16-1-3）。

※ 最终诊断

FREM1基因突变导致的胎儿脑室增宽，脑水肿，股骨及肱骨短小。

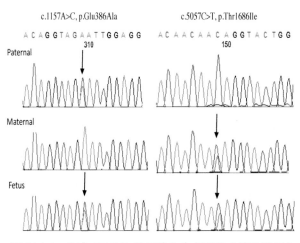

图 16-1-2　两个 FREM1 基因的杂合点突变（箭头所示）

Human	SHSERRHDEVELEVYDFFFER	Human	PKHGHLENTTTGEFIHEKFSQ
Chimpanzee	SHSERRHDEVELEVYDFFFER	Chimpanzee	PKHGHLENTTTGEFIHEKFSQ
Mouse	SHPERRHYTMELEVYDFFFER	Mouse	PLYGRLENTTTGEFIHERFSQ
Rat	SHPERRHYKMELEVYDLFFER	Rat	PLHGRLENTTTGEFIHEQFSQ
Opossum	SHTERRNYEVEFEVYDFFFEK	Opossum	PQYGHLENTTTGEFIQERFSQ
Cattles	SHSERRLYEVELEVYDFFFEK	Cattles	PQHGHLENSTTGEFIHEKFSQ
Dog	SHSVRRHYEVEVEVYDFFFER	Dog	PQHGHLENTTTGEFIHEKFVQ
Frog	SHTERRNLEVEFEVHDFFFEK	Frog	PHYGYLENVTTGRFIRERFTQ
Bat	SHSERRHYEVELEVYDFFFER	Bat	PQHGHLENTTTGEFIHEKFSQ
Chicken	SHTERRNYELEVEVHDFYFER	Chicken	PRYGYLENITTGGLIHEGFSQ
Finch	SHTERRNYEVEFEVHDFYFER	Finch	PHYGYLENVTTGGFIQEGFSQ
Zebrafish	SHNQRRNYEVEFEVHDFYFEK	Zebrafish	PHFGFLENITTGGFVPQRFLQ
Pufferfish	SHSQRQNYEVEFEVHDLFFER	Pufferfish	PYFGYLENITTGGFVPQRFSQ

图 16-1-3　FREM1 蛋白质的多重序列排列表明，由两种错误感知突变所扰乱的氨基酸在不同物种之间是高度保守的

※ 分析讨论

FREM1是一种包含两种细胞外基质蛋白质FRAS1（MIM 607830）and FREM2（MIM 608945）的复合物。对于人类来说，FRAS1和FREM2的隐性突变会导致Fraser综合征，症状包括隐眼畸形、并指和肾脏损伤和生殖器的异常等。临床上可有多种表现型与FREM1隐性突变相关，包括影响眼睛，头发，生殖器的发育的表型等。尽管FREM1显然在多个发展进程中发挥作用，影响胎儿的结构发育，但临床上从未发现其与大脑和四肢的异常相关。在这个报告中，描述了一个有大脑和骨骼发育异常的胎儿的病例，产前超声发现胎儿有脑积水和四肢短小，以及颜面部缺失的异常，这与之前病例中所提及的，有纯合或复合杂合突变的FREM1基因相关的BNAR或者MOTA患者的基因没有重叠。

FREM1的直系同源基因在进化过程中是高度保守的，就像其他报告中提及的FREM1突变一样，在本案例中所观察到的点突变基因，会影响那些理化性质在进化过程中受到严格保护的FREM1基因蛋白的残留物。然而，目前尚不清楚FREM1基因型的变异，环境和/或随机因素是否导致了其表型变异。根据有限的数据资料，推测这个病例不能复合Fraser的表型谱，除了已知的颜面部和肾脏的发育外，FREM1基因在大脑和长骨器官的形成中起着重要作用。在最新的研究中证实隐性FREM1基因突变可导致孤立的先天性膈疝。因此，本病例应考虑是一个与FREM1基因突变相关的独立个体，而不是Fraser综合征。总之，我们首次报道的这个病例中，一个胎儿的FREM1基因的复合杂合突变，以一种新的表型呈现出来，对于这个家庭潜在的遗传缺陷的阐明将有利于将来在早孕期的诊断。

※ 经验教训

在本报道中患儿是因FREM1基因突变所致的大脑异常和骨骼发育异常，对于这个病例来

说，明确诊断对其将来早孕期产前诊断咨询有所帮助。

二、罕见的 X- 连锁无丙种球蛋白血症（XLA）的导致的胎儿颅内病变

病 例

※ 病史

患者女性，26岁。G2P1，因外院提示胎儿宫内感染可能到我院就诊。

※ 体格检查

无特殊。

※ 超声图像

孕25周$^{+6}$超声扫查显示：

胎儿脑室明显扩张，颅内可见多个钙化灶以及颅内见占位性病变（图16-1-4，图16-1-5）。

※ 超声提示

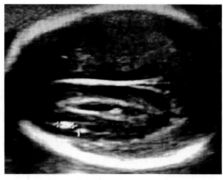 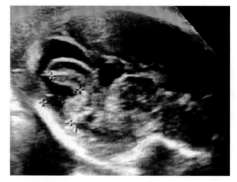

图 16-1-4　胎儿大脑横切面显示侧脑室旁和
脑实质内的多个钙化灶

图 16-1-5　胎儿颅内低回声灶

胎儿颅内异常病变（脑室扩张，颅内钙化灶以及颅内的占位性病变）。

※MRI 检查提示

孕28周显示胎儿有颅内异常病变（脑室扩张、颅内多发占位性病变）（图16-1-6，图16-1-7）。

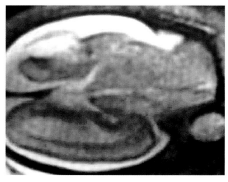

图 16-1-6 MRI T2 加权显示胎儿颅内占位性病变

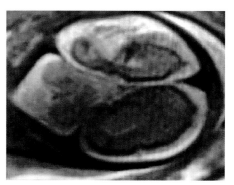

图 16-1-7 MRI T2 加权显示颅内占位性病变

※ 流式细胞术

在孕28周时，通过流式细胞术测定骨髓间充质干细胞的淋巴细胞免疫表型分型，显示97.6%的淋巴细胞是CD3$^+$（T细胞），但B细胞和NK细胞几乎检测不到。

而在一个正常母体的外周静脉血和脐血的对照试验中，均发现正常的淋巴细胞计数。

※ 基因测序

这个胎儿的外显子组BTK基因测序显示：c.64C＞G纯合子错义突变，是因为BTK蛋白中的单个氨基酸（p.Pro22Ala）被替换。这个突变还没有被BTK基因数据库（http://structure.bmc.lu.se/idbase/BTKbase）证实。而患儿母亲的外显子组基因测序也发现其是一位基因突变携带者。

※PCR 测序及桑格测序法

为了进一步验证此突变所引起的一些表现，通过PCR（聚合酶链反应/免疫组化）及随后在PCR基础上进行的桑格测序法放大了包含有突变基因的DNA片段。另外，在来自50个健康捐赠者的DNA片段中，对其放大进行测序，并没有发现c.64C＞G的基因突变。这个发现提示：c.64C＞G的突变是一个与XLA相关联的新的基因突变。

※ 最终诊断

X-连锁无丙种球蛋白血症导致的胎儿颅内病变（脑室扩张，颅内钙化灶及颅内的占位性病变）。

※ 鉴别诊断

X-连锁无丙种球蛋白血症导致的胎儿颅内病变需与其他宫内感染导致的颅内病变相鉴别。

※ 分析讨论

X- 连锁无丙种球蛋白血症（XLA），或者称为 Bruton 病，是一种罕见的遗传性疾病，在 1952 年被首次发现，其病因是 Bruton's 酪氨酸激酶（BTK）缺陷，导致外周血成熟 B 细胞明显减少，产生低丙种球蛋白血症，使机体的免疫力低下，容易发生反复细菌感染。早期的研究将 Bruton 酪氨酸激酶基因（GDB 120542）的突变与 XLA 的发展联系起来。位于 Xq21.3 ~ Xq22 号性染色体上的包含 19 个外显子并横跨 37.5 个碱基对的 BTK 基因，编码 BTK 无丙种球蛋白血症的 77kD 蛋白。BTK 在骨髓 B 细胞的成熟过程中起着至关重要的作用。它的成熟过程通常会延缓未成熟祖 B 细胞分化成为前 B 淋巴细胞，从而减少外周成熟 B 细胞的数量。在本报道中因超声检查发现胎儿宫内出现颅内病变，在进行进一步检查中，发现患儿为 X- 连锁无丙种球蛋白血症患者，而在检测 XLA 胎儿的基因中发现了一个新的突变，并在产前通过全外显子组基因测序识别，预测其可能使 BTK 基因功能发生重大改变。

※ 经验教训

在超声检查发现胎儿宫内感染症状，并无合并其他畸形时，应注意进行进一步检查确定病因，更有助于孕妇及家属的选择及临床医生的进一步诊治。

※ 病例启示

在本研究中还发现了全外显子组基因测序在复杂人类疾病的诊断中，尤其是产前筛查中所带来的贡献；在数个表型，其中包含有 B 细胞缺陷的胎儿的 BTK 基因中发现了这个新的突变，在本病例中所论证的 BTK 基因突变扩展了已知的 XLA 诱发突变的频谱。

三、需要鉴别病因的胎儿水肿综合征

病 例

※ 病史

患者女性，28 岁。G2P1，夫妇双方既往史和家族史均无特殊。因行孕 11 ~ 14 周 NT 检查到我院就诊。产前超声提示：胎儿水肿综合征。

※ 体格检查

无特殊。

※ 超声图像

孕 13^{+1} 周超声扫查显示：

子宫前位，体积增大，宫壁回声均匀，宫腔内可见初具人形的胎儿回声，可见胎儿肢芽，头臀径 68mm，胎儿颈部可见 34mm×13mm 的囊性无回声，内可见分隔。胎儿全身皮下软组织水肿，最厚处约 5mm，胎儿右侧胸腔内可见液性暗区，最大前后径约 3mm。四腔心切面显示左心偏小，三血管切面可见粗大的肺动脉，主动脉弓显示不清。右下腹肠管回声增强。彩色多普勒显示胎儿静脉导管 a 波反向（图 16-1-8～图 16-1-11）。

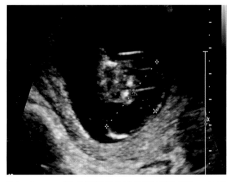

图 16-1-8 胎儿颈部可见囊性无回声，内可见分隔

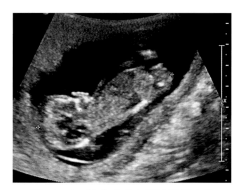

图 16-1-9 胎儿全身皮下软组织水肿

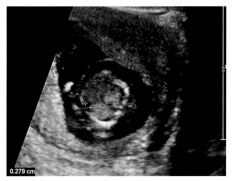

图 16-1-10 胎儿右侧胸腔内可见液性暗区

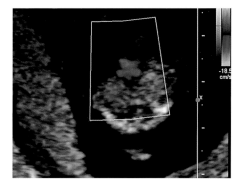

图 16-1-11 四腔心切面显示左心偏小

※ 超声提示

胎儿水肿综合征（胎儿颈部水囊瘤、胎儿全身皮下软组织水肿、胸腔积液）；左心偏小，主动脉弓显示不清，胎儿静脉导管a波反向；胎儿肠管回声增强。建议进一步产前诊断咨询。

※ 引产结果

引产证实胎儿水肿综合征（胎儿颈部水囊瘤、胎儿全身皮下软组织水肿、胸腔积液）（图16-1-12）。

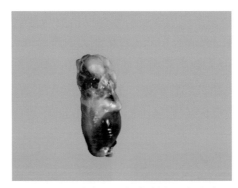

图 16-1-12　引产儿颈部水囊瘤、全身皮下软组织水肿

※ **最终诊断**

胎儿水肿综合征。

※ **鉴别诊断**

胎儿水肿综合征需与单纯腹水、单纯心包积液及皮肤褶皱相鉴别。

1. 单发性腹水：可由于泌尿道梗阻或消化道梗阻所致，超声动态扫查可与水肿鉴别。

2. 单纯心包积液：一般情况下，心包积液宽度 < 2mm 被认为是正常的。

※ **分析讨论**

胎儿水肿综合征（hydrops fetalis syndrome，HFS）是一种比较严重的胎儿期疾病，病因复杂且预后往往不佳，表现为全身软组织高度水肿，可有胸腔和腹腔大量液体积聚，心肝脾增大，常致胎死宫内或出生后不久死亡。引起HFS的原因有很多，按照原因具体可分为免疫性和非免疫性两种，其发生机制目前尚不清楚，疾病的进展最终导致胎儿体内外液体交换和血管内外液体交换平衡失调，液体积聚于皮肤或皮下组织，积聚于体腔内。其免疫性因素包括母子ABO溶血或Rh因子不合、地中海贫血等；非免疫性水肿病因包括：心血管系统疾病或异常、染色体异常、血液系统疾病、双胎妊娠、呼吸系统异常、泌尿系统异常、消化系统异常、感染、胎盘-脐带因素、畸形综合征等，其中贫血、双胎输血占比较高。产前超声诊断至少 1 处的体腔积液伴皮肤水肿（厚度≥5mm）或探及胎儿两处出现液体积聚，包括胸腔积液、心包积液、腹水或胎盘水肿（厚度≥6mm）等，才诊断HFS。HFS的常见超声表现包括：①皮肤及皮下组织水肿：头皮水肿可最早出现，胎儿全身皮肤回声减低并明显增厚（厚度≥5mm）；②体腔积液：最早表现为腹水，还可有胸腔积液、心包积液等；③胎盘肥厚，厚度>4cm提示为胎儿水肿的早期表现；④羊水量异常：羊水过多一般比较常见；⑤胎儿肝脾代偿性肿大；⑥胎儿血流异常：胎儿水肿时血流动力学常发生改变，脐动脉舒张期血流消失或反流，阻力指数增高；胎儿大脑中动脉（MCA）测值异常亦提示胎儿贫血可能。因胎儿水肿一般不是一种独立性胎儿疾病，而是多伴随某种发育异常或疾病的病理生理改变的一种表现。所以，一旦发现胎儿有水肿的表现，应更加详尽地进行产前诊断，不仅在形态学上排除胎儿畸形，而且要在遗传学或其他实验室检查方面查找原因。

※ 经验教训

由于胎儿水肿的超声表现不尽相同，可以单独或几种特征同时出现，也可以先出现一种，然后多种特征相继出现。所以一旦超声发现有胎儿水肿，应作动态监测，对胎儿进行详细的观察，排除胎儿畸形。胎儿水肿若合并胎儿畸形，预后则更差。

※ 病例启示

超声检查是诊断胎儿水肿的最可靠、最方便的无创性检查方法。产前定期超声检查可以发现胎儿水肿，并能确定水肿的部位、范围及程度，也可了解某些水肿的病因。综上所述，超声检查对产前及发现胎儿水肿综合征的范围和程度均有帮助，并有助于进一步了解病因，使产科医师能预知胎儿水肿的可能病因并予及时、相应的处理，避免和减少对母亲危害及降低出生缺陷。

四、疑似胎儿下肢淋巴管瘤的胎儿先天性静脉畸形肢体肥大综合征

病 例

※ 病史

患者女性，34岁，孕3产1，孕23^{+6}周，曾剖宫产一健康女婴，夫妇双方既往史和家族史均无特殊。因行中孕期产前超声系统筛查到我院就诊。产前超声诊断为：胎儿左侧腹盆腔、臀部、腰背部、左侧大腿、小腿巨大囊性包块，建议进一步产前诊断咨询。随后进行了产前胎儿磁共振检查，结果显示左侧盆腔、臀部、大腿、小腿周围可见多发囊袋状长T1长T2异常信号影。孕妇及家属进行产前咨询及审慎考虑后决定引产，引产男婴尸检证实为胎儿先天性静脉畸形肢体肥大综合征。

※ 体格检查

无特殊。

※ 超声图像

孕妇中孕期产前超声系统筛查显示：胎儿膀胱的左侧、脊柱的前方可见范围约49mm×23mm的囊性无回声包块，内部可见低回声分隔，边界尚清晰，追踪观察可见其在脊柱的前方迂曲走行，并突出盆腔向臀部、腰背部、左侧大腿、小腿蔓延生长，下缘直至左侧踝关节，彩色多普勒检查显示囊性包块内未见明显血流信号，产前超声系统筛查未探及其他异常（图16-1-13，图16-1-14）。

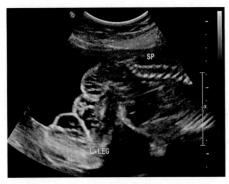 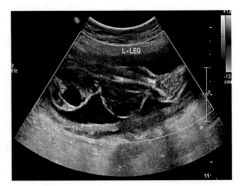

图 16-1-13　二维超声显示胎儿左下肢皮下
囊性包块向下延伸至踝关节，向上延伸至
臀部，并与盆腔内囊性病变相连通
SP—脊柱　L-LEG—左腿

图 16-1-14　彩色多普勒血流显像示病变部
位无明显血流信号

※ 超声提示

胎儿左侧腹盆腔、臀部、腰背部、左侧大腿、小腿巨大囊性包块，建议进一步产前诊断咨询。

※ MRI 提示

左侧盆腔、臀部、大腿、小腿周围可见多发囊袋状长T1长T2异常信号影（图16-1-15）。

※ 引产结果

肉眼观腰部、左臀及左下肢的显著偏身肥大，皮肤呈葡萄酒色斑，其内可见蜂窝样小囊，盆腔内亦可见蜂窝状小囊；免疫组化CD31染色阳性，D2-40染色阴性，证明病变部位为血管，并非淋巴管（图16-1-16）。

※ 病理诊断

胎儿先天性静脉畸形肢体肥大综合征。

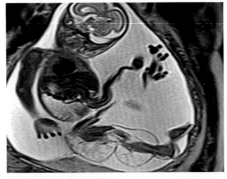 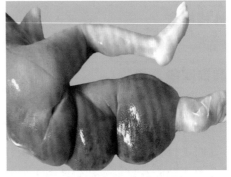

图 16-1-15　胎儿磁共振（T2WI）胎儿盆腔、
臀部、左侧大腿及小腿周围高信号

图 16-1-16　引产后婴儿左侧腰部、臀部、
大腿及小腿大面积血管瘤

※ 最终诊断

胎儿先天性静脉畸形肢体肥大综合征。

※ 鉴别诊断

胎儿先天性静脉畸形肢体肥大综合征多需和胎儿下肢淋巴管瘤相鉴别。

典型的胎儿淋巴管瘤由于胎儿先天性淋巴系统发育缺陷引起。胎儿淋巴管瘤多发生于胎儿的头颈部，下肢罕见，囊肿壁薄，有分隔存在，呈单房或多房，内有清亮或混浊液体，肿块位置固定，内无实性结构。该病例中，左下肢及盆腔可见相通的蜂窝状囊性包块，与典型淋巴管瘤表现不同。

※ 分析讨论

胎儿先天性静脉畸形肢体肥大综合征（klippel-trenaunay-weber syndrome，KTWS）是一种罕见的先天性血管发育异常的疾病，病因不明，预后不良，新生儿期病死率高达45.5%，据文献报道，有的KTWS患儿还存在染色体异常。KTWS的临床表现为：动脉及静脉发育异常、皮肤或内脏器官的毛细血管瘤或海绵状血管瘤、骨骼和软组织过度生长等三联征，表现出2个或3个症状即可做出诊断。KTWS典型超声特点为下肢不对称性肢体肥大和皮下软组织增厚，并可伴有累及肢体以外的胸、腹、腹膜后或盆腔的软组织肿块，病变部位主要以无回声为主，其内有低回声分隔。国外有报道部分KTWS病例病变处无血流信号，可能与病变部位血流速度较低有关，本例也未探及到病变血管，因此不能因为彩色多普勒未探及病变部位血流信号就排除KTWS。

※ 经验教训

本例胎儿进行产前检查发现左下肢皮下蜂窝状囊性包块，拟诊左下肢皮下囊性淋巴管瘤，然而仔细检查发现盆腔内还有蜂窝状囊性包块，并与左下肢皮下蜂窝状囊性包块相通，与典型的囊性淋巴管瘤不同，因此在进行超声诊断时仅提示现象，并未下典型的超声诊断，建议孕妇进行产前诊断咨询，引产及病理结果证实其为KTWS。

※ 病例启示

由于KTWS发病率较低，目前，国内外产前超声诊断KTWS的报道较少，因此在产前超声检查发现下肢不对称肢体肥大并软组织囊性包块时，应想到先天性静脉畸形肢体肥大综合征的可能，以免造成漏误诊。

（易　艳　张元吉）

第十七章　双胎妊娠异常疑难病例

第一节　双胎妊娠超声检查概述

超声医师接诊双胎后，首先应确定孕周，根据患者的末次月经及早期报告初步判断孕周。

在具体查看胎儿前，先看孕妇宫颈情况，观察宫颈长度及宫颈内口开放与否。中孕期宫颈长度 25mm 是最常用的截断值。

查看胎儿情况时，第一步：大致扫查孕妇整个子宫，判断胎儿的数目。然后在机器上建档，输入末次月经及胎儿数量，进入双胎检查模式。

第二步：判断绒毛膜性与羊膜性，以隔膜胎盘连接处的"T"字征或"λ"征、胎盘个数为指标，结合早期报告判断绒毛膜性。诊断绒毛膜性的同时应诊断羊膜性，并在报告写明。不能判断绒毛膜性的，超声报告也应注明。报告上还应给出判断绒毛膜性的超声图片，以利后期复查。

第三步：命名。分清两个宝宝的位置，给宝宝命名。双胎命名应遵循一个可靠并且前后一致的命名方式，如胎先露者为 F1，或右侧胎儿为 F1。

第四步：大概看看两个孩子的羊水、大小、心脏情况，判断有无危殆情况及大致检查倾向（如羊水量差距大的 MCDA 注意 TTTS 的相关测量）。

第五步：开始具体检查，尽量结束一个胎儿，再进行另一个胎儿的检查。在检查中，有针对性地留图，如考虑 TTTS 的患者，留羊水差异的拼图，留膀胱的拼图，考虑 SIUGR 的患者留腹围的拼图。

第六步：调取仪器的报告（report）和生长发育曲线图，计算体重差异，差异大时复测。

检查结束后，需要向双胎孕妇强调双胎的危险度、超声检查的局限性、复查的时间。没有问题的双绒毛膜囊双胎应在行早孕期初步检查、中孕期筛查,筛查后每 2～4 周复查超声直到出生。有问题的双绒毛膜囊双胎检查更密集,具体依据病情确定。非复杂性的单绒毛膜囊双胎除了早孕期检查外,孕 16 周后应每两周检查一次。复杂性双胎检查应该更频密,具体次数应依据具体条件和病情而定。

另外,第一次来检查的孕妇,打印双胎告知书并与夫妇双方同时谈话,告知注意事项及风险。

第二节　疑难病例

一、难以诊断和判断预后的胎儿双胎输血综合征

病 例 1

※ **病史**

患者女性,25 岁。夫妇双方既往史和家族史均无特殊。因孕 16 周宫高超过孕周行超声扫查来我院就诊。产前超声诊断:双胎输血综合征(TTTS Ⅰ期),建议进一步产前诊断咨询。嘱超声严密观察。2 周后超声复查提示两胎儿未见异常。孕妇产后胎盘证实为单绒毛膜囊双胎、单一胎盘。

※ **体格检查**

宫高超过孕周。

※ **超声图像**

孕妇孕 16 周超声扫查显示:F1 胎儿膀胱上下径约 17mm,F2 胎儿膀胱上下径约 8mm。可见一个胎盘,胎盘附着于子宫后壁,胎盘厚度约 24mm,胎盘下缘距宫颈内口测值在正常范围内。两胎儿脐带正常插入胎盘。羊水内见纤细光带分隔。两羊膜囊内羊水最大前后径分别约(F1)83mm、(F2)7mm(图 17-2-1～图 17-2-4)。

※ **超声提示**

宫内双活胎(单绒双羊双胎)。F2 羊水过少,F1 羊水过多,考虑 TTTS Ⅰ期,建议密切观察。

※ **2 周后超声复查**

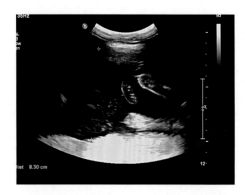

图 17-2-1　胎儿 F1 羊水过多（83mm）

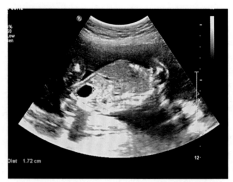

图 17-2-2　胎儿 F1 可见膀胱充盈

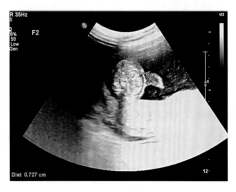

图 17-2-3　胎儿 F2 羊水过少（7mm）

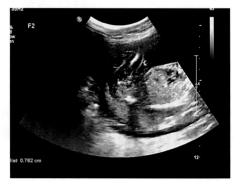

图 17-2-4　胎儿 F2 可见膀胱上下径约 8mm

F1 膀胱上下径约 13mm，F2 膀胱上下径约 16mm。

胎盘：可见一个胎盘，附着于子宫后壁，胎盘厚度约 34mm。

羊水最大前后径 62mm（F1）、39mm（F2），羊水中见纤细带状回声分隔（图 17-2-5）。

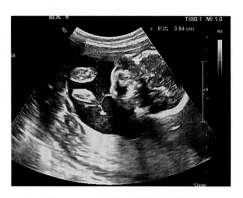

图 17-2-5　胎儿 F2 羊水量增多

※2 周后超声提示

宫内双活胎，据前报告为单绒毛膜囊双羊膜囊双胎。两胎儿羊水量正常范围。建议动态观察。

※ 产后结果

产后胎盘检查证实为单绒毛膜囊双胎、单一胎盘。

※ 最终诊断

胎儿双胎输血综合征（Ⅰ期）。

病 例 2

※ 病史

患者女性，32 岁。非近亲婚配，夫妇双方既往史和家族史均无特殊。因妊娠 18 周宫高超过孕周行超声畸形筛查来我院就诊。产前超声诊断：单绒毛膜囊双羊膜囊双胎，考虑双胎输血综合征Ⅱ期。建议进一步产前诊断咨询。行 FLOC 术后 2 周复查提示，胎儿 F2 羊水过多，F1 羊水正常范围；两胎儿膀胱可见；F1 大脑中动脉 PI 为 1.3，F2 大脑中动脉 PI 为 1.4。建议进一步产前诊断咨询。孕妇产后胎盘证实为单绒毛膜囊双胎、单一胎盘。

※ 体格检查

宫高超过孕周。

※ 超声图像

孕妇孕 18 周超声筛查显示：胎儿 F1 羊水过少（18mm），F2 羊水过多（86mm）。F1 膀胱显示不清，F2 可见膀胱充盈（图 17-2-6，图 17-2-7）。

※ 超声提示

中孕，单绒毛膜囊双羊膜囊双胎，胎儿存活。胎儿 F1 羊水过少，F2 羊水过多；胎儿 F1 膀胱未充盈，F2 膀胱较大；考虑双胎输血综合征Ⅱ期。建议进一步产前诊断咨询。

※FLOC 术后 2 周超声复查

两胎儿羊水量趋向平衡，手术侧（F2）羊水池内间漂浮的点状回声。两胎儿均可见膀胱充盈（图 17-2-8，图 17-2-9）。

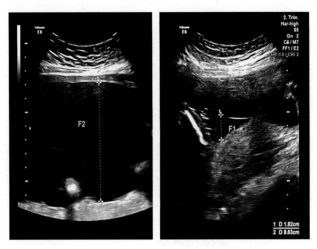

图 17-2-6　胎儿 F1 羊水过少（18mm），F2 羊水过多（86mm）

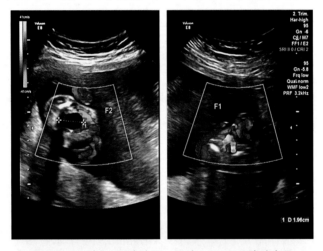

图 17-2-7　胎儿 F1 膀胱显示不清，F2 可见膀胱充盈

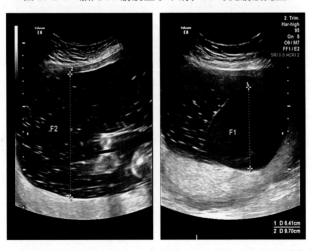

图 17-2-8　两胎儿羊水量趋向平衡，手术侧（F2）羊水池内间漂浮的点状回声

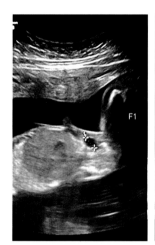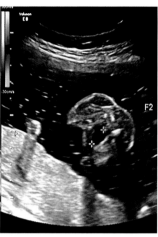

图 17-2-9　两胎儿可见膀胱充盈

※FLOC 术后 2 周超声提示

中孕，单绒毛膜囊双羊膜囊双胎，胎儿存活。

胎儿 F2 羊水过多，F1 羊水正常范围；两胎儿膀胱可见；F1 大脑中动脉 PI 为 1.3，F2 大脑中动脉 PI 为 1.4。建议进一步产前诊断咨询。

根据超声生物学测量，胎儿 F1 相当于 20 孕周 +6 天大小（体重 376g），胎儿 F2 相当于 21 孕周 +3 天大小（体重 422g），两胎儿预测体重相差 11%。

※ 产后结果

产后胎盘检查证实为单绒毛膜囊双胎、单一胎盘。

※ 最终诊断

胎儿双胎输血综合征（Ⅱ期术后）。

病 例 3

※ 病史

患者女性，36 岁。夫妇双方既往史和家族史均无特殊。因妊娠 29 周宫高超过孕周行超声扫查来我院就诊。产前超声诊断：单绒毛膜囊双羊膜囊双胎，考虑双胎输血综合征Ⅲ期。建议进一步产前诊断咨询。因羊水过少行紧急剖宫产手术娩出两活胎，未见明显异常。孕妇产后胎盘证实为单绒毛膜囊双胎、单一胎盘。

※ **体格检查**

宫高超过孕周。

※ **超声图像**

孕妇孕 29 周超声筛查显示：胎儿 F1 心胸比约 0.58，可见三尖瓣轻度反流，胎儿 F2 心胸比小于 0.33。F1 胎儿膀胱饱满，大小约 40mm×22mm，胎儿 F2 膀胱大部分时间显示欠清，偶可显示，较小。

脐血流参数：(F1) 收缩期峰值流速 27cm/s；(F2) 收缩期峰值流速 26cm/s；

胎盘：仅见一个胎盘，附着于子宫后壁，胎盘厚度约 33mm，羊水内纤细光带分隔似贴附于胎儿 F2 表面。F1 羊膜囊内羊水最大前后径约 102mm，F2 羊膜囊内羊水约 5mm。

彩色多普勒血流显像（CDFI）：胎儿 F1 静脉导管频谱可 a 波反向，胎儿 F1 脐动脉频谱未见明显异常。胎儿 F2 脐动静脉频谱均未见明显异常。胎盘下缘距宫颈内口测值在正常范围内，F2 帆状插入胎盘上缘（图 17-2-10 ~ 图 17-2-13）。

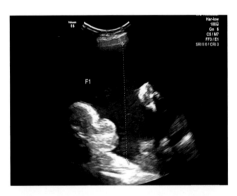

图 17-2-10　F1 胎儿羊水过多（102mm）

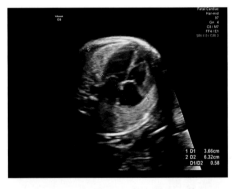

图 17-2-11　F1 胎儿心胸比增大，约 0.58

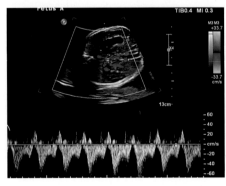

图 17-2-12　F1 胎儿静脉导管频谱可 a 波反向

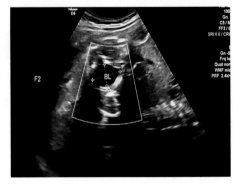

图 17-2-13　F2 胎儿偶见膀胱，较小

※ 超声提示

宫内双胎妊娠（报告单绒双羊双胎），胎儿 F1 孕约 30 周 +5 天（体重约 1591g），胎儿 F2 孕约 28 周 +5 天（体重约 1200g）。

双胎输血综合征（TTTS Ⅲ 期），F1 受血儿（心脏稍大、静脉导管血流反向），F2 供血儿。

胎儿 F1 膀胱过度充盈，F1 羊水过多；胎儿 F2 膀胱显示欠清，F2 羊水过少。

F2 帆状插入胎盘。

※ 紧急剖宫产结果

孕妇因 TTTS Ⅲ 期，一胎儿羊水几乎无羊水，进行产前诊断咨询后，行紧急剖宫产手术，两胎儿存活，未见明显异常。胎盘检查证实为单一胎盘，单绒毛膜囊双胎。

※ 最终诊断

胎儿双胎输血综合征 Ⅲ 期。

病 例 4

※ 病史

患者女性，22 岁。夫妇双方既往史和家族史均无特殊。因妊娠 20 周宫高超过孕周行超声扫查来我院就诊。产前超声诊断：单绒毛膜囊双羊膜囊双胎，考虑双胎输血综合征 Ⅳ 期。建议进一步产前诊断咨询。孕妇及家属经产前诊断咨询后决定引产。引产后可见受血儿水肿，胎盘证实为单绒毛膜囊双胎、单一胎盘。

※ 体格检查

宫高超过孕周。

※ 超声图像

孕妇孕 20 周超声扫查显示：F2 胎儿被羊膜包裹于子宫前壁。

均可见胎心搏动及胎动，胎儿四腔心切面可显示。F1 胎儿全心增大，肺动脉瓣开放受限。

两胎儿膀胱均未显示，F1 胎儿全身水肿，少量腹水。

可见一个胎盘，胎盘附着于子宫前壁，胎盘厚度约 30mm；F1 脐带边缘插入，F2 脐带正常插入胎盘。

羊水内见纤细光带分隔。两羊膜囊内羊水最大前后径分别约（F1）114mm、（F2）7mm。

彩色多普勒血流显像（CDFI）：均可见胎心搏动信号，胎儿心率 160bpm（F1）、143bpm（F2）。（F1）脐动脉收缩期峰值血流速度约 30cm/s。舒张期血流消失。（F2）脐动脉收缩期峰值血流速度约 26cm/s。F1 胎儿可见静脉导管 a 波反向（图 17-2-14～图 17-2-18）。

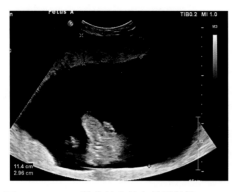

图 17-2-14　F1 胎儿羊水最大前后径约 114mm

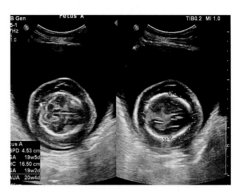

图 17-2-15　F1 胎儿头皮水肿

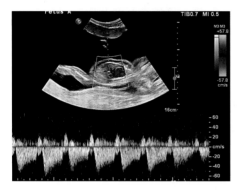

图 17-2-16　F1 胎儿可见静脉导管 a 波反向

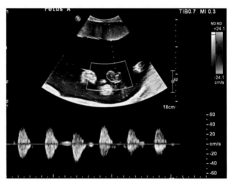

图 17-2-17　F1 胎儿脐动脉舒张期血流消失

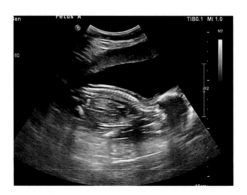

图 17-2-18　F2 胎儿被羊膜包裹于子宫前壁

※ 超声提示

宫内双活胎（单绒双羊双胎），估测孕分别约（F1）20 周大小、（F2）19 周大小。

双胎输血Ⅳ期：F1 胎儿全身水肿，腹水，心脏增大，肺动脉瓣狭窄并动脉导管血流反向（考虑继发改变）。F1 羊水量过多，F2 羊水量过少。

F1 脐带胎盘边缘插入。建议进一步产前诊断咨询。

※ 引产结果

孕妇及家属产前诊断咨询考虑后决定引产，产后胎盘检查证实为单绒毛膜囊双胎、单一胎盘。受血儿可见全身水肿。

※ 最终诊断

胎儿双胎输血综合征（Ⅳ期）。

※ 鉴别诊断

双胎输血综合征需与选择性宫内生长受限（sIUGR）相鉴别。

选择性宫内生长受限（sIUGR）：双胎输血综合征和 sIUGR 是双胎妊娠中较为严重的并发症，具有较高的产前及围产期死亡率。两者均可见双胎生长不一致和较小胎儿羊水过少。sIUGR 是由于胎儿胎盘分配不等、供血供氧差异、胎盘间血管吻合等原因造成，表现为两胎儿发育不一致，一胎儿体重小于第 10 百分位，另一胎儿正常，两胎儿体重差异大于 25%，小的胎儿常同时伴有羊水过少和脐动脉舒张末期血流缺如，而另一胎儿发育、羊水正常。而 TTTS 诊断主要的依据是单绒毛膜双胎出现羊水过少 – 羊水过多序列，与之鉴别，当 sIUGR 与 TTTS 同时存在时，TTTS 的诊断优先于 sIUGR。

※ 分析讨论

双胎输血综合征（Twin-to-Twin Transfusion Syndrome，TTTS）是指单绒毛膜双胎中一胎儿通过胎盘不平衡的血管吻合网将血液输送给另一胎儿而引起的一系列病理生理改变和临床症状。TTTS 的主要诊断依据是①单绒毛膜双胎；②两胎儿间伴有纤细分隔隔膜；③羊水过少 – 羊水过多序列（TOPS）。据文献报道有 10%～15% 的单绒毛膜双胎妊娠会进展成 TTTS，并且增加围产期胎儿死亡率，如 TTTS 不进行早期治疗会导致双胎的高死亡率（大于 80%）。

因此对 TTTS 进行分期是确定其严重程度和准确性的必要步骤。目前常用的分期为 Quintero 分期，其根据受血儿和供血儿的羊水量、膀胱容量、血流动力学和有无水肿进行分期。Quintero 分期：Ⅰ期：羊水过多 (羊水深度大于 8cm) 及羊水过少 (羊水深度 < 2cm)；Ⅱ期：供血儿膀胱未显示；Ⅲ期：严重的多普勒异常 (至少下列情况之一：①脐动脉舒张末期血流缺失或反流；②静脉导管血流反向；③脐静脉出现波动性血流)；Ⅳ期：胎儿水肿；Ⅴ期：胎儿

宫内死亡。亦有文献报道将胎盘是否存在浅表吻合和不同胎儿超声心动图表现纳入分析其不同预后结果与解释不理想手术结果。

Quintero 分期Ⅰ期胎儿建议进行严密超声观察，可暂不进行进一步处理，本报道中病例 1 为Ⅰ期转阴性超声表现。据文献报道，大约有 1/4 的胎儿由 TTTS Ⅰ期进展到更高阶段或更严重羊水过多 – 羊水过少。因此 TTTS Ⅰ期胎儿应进行超声监测，内容包括评估胎儿膀胱、多普勒、羊水过多的严重程度和宫颈长度等。当胎儿 TTTS 进展到Ⅱ期及以上通常建议产前介入治疗和及时终止妊娠，其介入治疗包括多次羊水减量、胎儿镜激光电凝胎盘吻合血管术（FLOC）和选择性减胎术等。其中 FLOC 术现已成为治疗双胎输血综合征的首选，其在胎儿镜下沿着胎盘边缘凝结掉所有可能的吻合支，阻断胎盘浅表吻合血管，两胎儿均存活率较高（早期治疗具有 60% ~ 70% 的双胎存活率和 80% ~ 90% 的单胎存活率），并改善了胎儿的预后，但同时其技术难度和风险系数均较高。亦有研究表明，FLOC 治疗的胎儿存活率取决于术前受血儿的心脏负荷和超声多普勒。因此，对于该手术而言，越早进行具有越高的存活率及越少的并发症。本报道中病例 2 为妊娠早期诊断 TTTS Ⅱ期行 FLOC 手术，两胎儿均存活；病例 3 因妊娠晚期诊断 TTTS Ⅲ期，行紧急剖宫产手术，两胎儿均存活；病例 4 为孕 20 周诊断 TTTS Ⅳ期，孕妇选择终止妊娠。通常认为 TTTS 发生孕周越早，胎儿预后越差，尤其是 TTTS Ⅱ期及以上发生远期并发症如神经系统后遗症的风险增高。

※ 经验教训

随着试管技术的进步，双胎频率不断增加，超声监测是双胎妊娠的首选手段，检测单绒毛膜双胎胎儿的膀胱、多普勒、有无羊水过多和宫颈长度等，来判断胎儿有无发生 TTTS，因此，超声医师需要熟悉双胎各个特有的临床问题并进行鉴别诊断。在诊断胎儿 TTTS Ⅱ期及以上分期时，应建议孕妇进行产前诊断咨询并尽早确定治疗方案，降低胎儿的死亡率和母亲早产的风险。

※ 病例启示

TTTS 的超声监测内容：羊水、膀胱大小、脐动脉、静脉导管、胎儿发育及胎儿大小差异、胎儿超声心动图、胎儿大脑中动脉，以利诊断及分期。如果资源条件允许，单绒毛膜双胎 26 孕周之前每两周进行一次超声检查，重点观察羊水情况及其他征象。如果资源条件不允许，至少应在孕早期、16 孕周、20 孕周、此后每两孕周直到 26 孕周进行超声评估；如果有任何可能发生 TTTS 的征象出现，应密切超声监测。26 孕周之后，如果之前超声完全正常，可延长至每四周监测一次。

二、与双胎输血综合征容易混淆的胎儿选择性宫内发育迟缓（SIUGR）

病　例

※ 病史

患者女性，32 岁。非近亲婚配，夫妇双方既往史和家族史均无特殊。因妊娠 28 周宫高超过孕周行超声畸形筛查来我院就诊。产前超声诊断：宫内妊娠，晚孕，双活胎，单绒毛膜囊双羊膜囊双胎，胎儿存活。F1 胎儿羊水过多，F2 胎儿羊水过少。考虑双胎输血综合征 Ⅰ 期。两胎儿生长发育不一致：根据超声生物学测量，胎儿 F1 相当于 28 孕周 +4 天，胎儿 F2 相当于 25 孕周 +5 天，两胎儿预测体重相差 41%。

※ 体格检查

宫高超过孕周。

※ 超声图像

孕妇孕 28 周超声检查显示：胎儿 F1 羊水过少（19mm），F2 羊水过多（104mm）。两胎儿均可见膀胱充盈（图 17-2-19 ~ 图 17-2-23）。

※ 超声提示

宫内妊娠，晚孕，双活胎，单绒毛膜囊双羊膜囊双胎，胎儿存活。F1 胎儿羊水过多，F2 胎儿羊水过少。考虑双胎输血综合征 Ⅰ 期。

两胎儿生长发育不一致：根据超声生物学测量，胎儿 F1 相当于 28 孕周 +4 天，胎儿 F2 相当于 25 孕周 +5 天，两胎儿预测体重相差 41%。

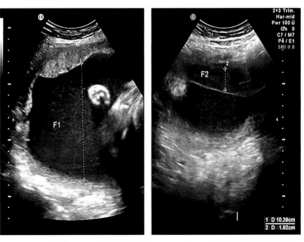

图 17-2-19　中孕，F1 羊水过少（19mm），F2 羊水过多（104mm）

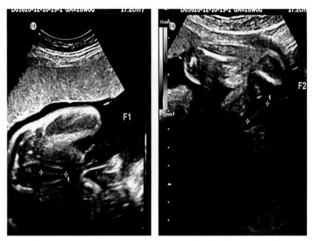

图 17-2-20　两胎儿均可见膀胱充盈

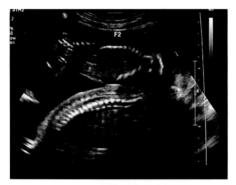

图 17-2-21　两胎儿大小区别明显

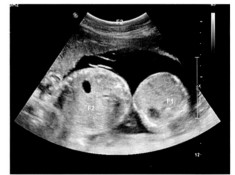

图 17-2-22　两胎儿腹围差异大

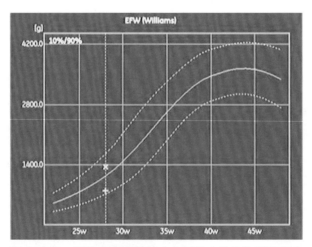

图 17-2-23　两胎儿腹围差异大，但较小胎儿体重在相应孕周第 10 百分位数以上

※2 周后超声复查

两胎儿羊水量趋向平衡，手术侧（F2）羊水池内间漂浮的点状回声。两胎儿均可见膀胱充盈（图 17-2-24 ~ 图 17-2-27）。

※ 超声提示

宫内妊娠，晚孕，双活胎，单绒毛膜囊双羊膜囊双胎，胎儿存活。

两胎儿生长发育不一致：根据超声生物学测量，胎儿 F1 相当于 30 孕周 +3 天，胎儿 F2 相当于 27 孕周 +1 天，两胎儿预测体重相差 44%，考虑双胎之一选择性宫内发育迟缓（SIUGR），F1 胎儿羊水过多，F2 胎儿羊水偏少。双胎输血综合征 Ⅰ 期不排除。建议进一步产前诊断咨询及产前高危门诊随诊。

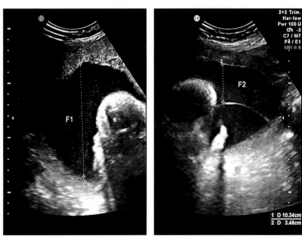

图 17-2-24 两周后复查，F1 羊水正常低值（34mm），F2 羊水过多（103mm）

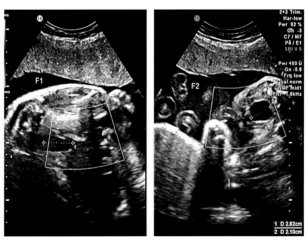

图 17-2-25 两胎儿可见膀胱充盈

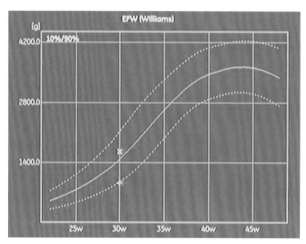

图 17-2-26　两胎儿体重差异较前增大，其中较小胎儿体重低于相应孕周第 10 百分位数

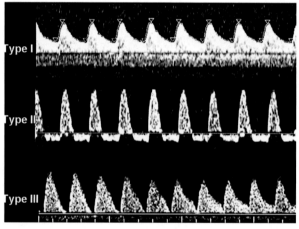

图 17-2-27　双 sIUGR 的多普勒频谱分型

※ 产后结果

产后胎盘检查证实为单绒毛膜囊双胎、单一胎盘。

※ 最终诊断

单绒毛膜囊双羊膜囊双胎之一选择性宫内发育迟缓。

※ 鉴别诊断

双胎之一选择性宫内发育迟缓（sIUGR）需与 TTTS 相鉴别。

TTTS 是指 MC 双胎中，一胎儿通过胎盘不平衡的血管吻合网将血液输送给另一胎儿而引起的一系列病理生理改变和临床症状。其主要超声表现在羊水量的不平衡，两胎儿生长发育不一致可以是其中的一个表现。

※ 分析讨论

双胎选择性宫内发育迟缓（selective intrauterine growth restriction，sIUGR）即双胎一胎儿估计体重（estimated fetal weight，EFW）低于同孕龄胎儿体重的第 10 百分位数，而另一胎儿 EFW 正常，并且两胎儿 EFW 相差 ≥ 25%。胎盘份额间的差异是 sIUGR 重要的病理基础；仅有受累胎儿经历病理过程。

依据脐动脉血流频谱形态分为 3 型：Ⅰ型：舒张期末期血流频谱正常；Ⅱ型：持续性舒张末期血流消失或反向（persistent absent or reversed end diastolic flow，AREDF）；Ⅲ型：间歇型舒张末期血流消失或反向（Intermittent absent or reversed end diastolic flow，iAREDF）。

※ 经验教训

在临床进程中 TTTS 和 sIUGR 的发生往往密不可分，甚至相互转换。

※ 病例启示

在临床工作中，TTTS 的诊断优先于 sIUGR。sIUGR 的监测项目：UA、体重差异、DV、MCA、羊水等。

三、疑似胎儿双胎之一胎死宫内的胎儿双胎之一无心畸形

病 例

※ 病史

患者女性，23 岁。G1P0，夫妇双方既往史及家族史无特殊。因孕 9 周行超声检查到我院就诊，早孕发现可见单绒毛膜双羊膜囊双胎妊娠。孕 17 周超声复查可见一胎儿肿胀，一胎儿相对正常。

※ 体格检查

无特殊。

※ 超声图像

孕 9 周可见一个绒毛膜囊，两胚芽间见菲薄的分隔。彩色多普勒显示一胎芽有心管搏动，另一胎芽无心管搏动（图 17-2-28，图 17-2-29）。

※ 超声提示

宫内双胎妊娠（单绒毛膜囊双羊膜囊双胎），双胎之一停止发育。根据生物学测量，估计存活胎芽孕龄约为 9$^+$ 周。

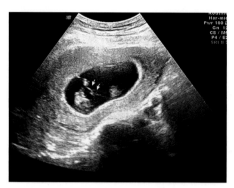

图 17-2-28　早孕可见一个绒毛膜囊，两胚芽间见菲薄的分隔

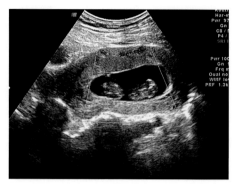

图 17-2-29　彩色多普勒显示一胎芽有心管搏动，另一胎芽无心管搏动

※ 孕 17 周复查超声图像

中孕早期可见两个胎儿回声，F1 胎体肿胀，胎心微弱，F2 胎体相对正常，心脏较正常扩大。（图 17-2-30 ~ 图 17-2-35 ）。

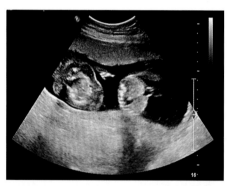

图 17-2-30　胎儿中孕早期 可见两个胎儿回声，其一胎体肿胀

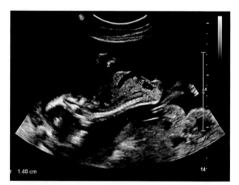

图 17-2-31　F2 胎儿相对正常的胎体回声

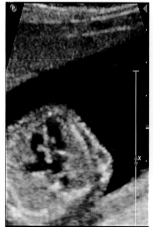
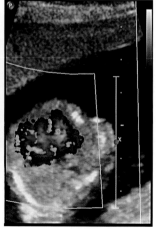

图 17-2-32　F2 相对正常的胎儿心脏扩大

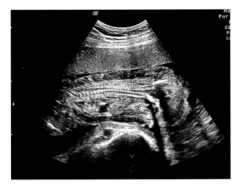

图 17-2-33 水肿胎儿回声

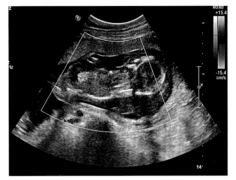

图 17-2-34 水肿胎儿未见明确胎心血流，胎心区仅见微弱血流

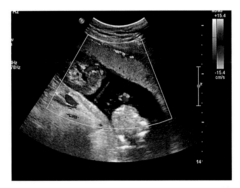

图 17-2-35 两胎儿脐带内均可见血流，其中 F1 水肿胎脐动脉内血流为进入胎体方向

※ 孕 17 周复查超声提示

宫内双胎妊娠，中孕早期，单绒毛膜囊双羊膜囊双胎。考虑双胎之一无心畸形（TRAP）；存活胎儿心胸比增大、静脉导管舒张期血流消失，建议进一步产前诊断咨询。

※ 最终诊断

胎儿双胎之一无心畸形（TRAP）。

※ 鉴别诊断

TRAP 需与胎儿双胎之一胎死宫内相鉴别。双胎之一胎死宫内时早孕期双胎之一丢失率为 10%~29%，中晚孕期双胎之一死亡率为 0.5%~6.8%。其中单绒毛膜双胎之一死亡率更高，引起单绒毛膜性双胎一胎宫内死亡最主要的原因是胎儿染色体异常、结构发育异常、TTTS、TAPS、严重的 sIUGR 以及单羊膜囊双胎脐带缠绕等。死亡胎儿超声表现为胎动消失，胎心搏动及脐带血流均消失。存活儿由于胎盘之间血管吻合导致的血液倒灌，可引起急性的或长期的低血压、低灌注水平，从而继发存活胎儿死亡，也可能引起存活胎儿各脏器的缺血性损伤，尤其是神经系统的损伤。

※ 分析讨论

TRAP 血液循环表现为泵血儿血液通过脐动脉到胎盘，经胎盘 A-A 吻合将血液反向灌注入无心畸胎的单一脐动脉内，再通无心畸胎的血液循环由脐静脉流回胎盘，通过胎盘 V-V 吻合，经泵血儿脐静脉回流入泵血儿心脏。因无心畸胎与正常泵血儿循环方向相反，因此称为"无心反向动脉循环"。在单绒毛膜双胎中发生率约 1%。供给无心胎儿的静脉血通过髂动脉优先供给无心胎的下半身，因而其下肢、下腹部发育相对较好，可分为单向（上半身不发育）、双向（上半身发育）、不定形畸形，死亡率为 100%。正常胎儿因循环血量增加，易发生心衰死亡或早产。诊断后应尽快结扎或栓塞无心胎的脐带。其诊断标准为异常胎儿没有心管搏动但仍有动作及生长异常，胎儿脐带血流反向供应。

※ 经验教训

本病例中早孕期双胎之一无心管搏动，另一胎儿正常。中孕期双胎之一水肿且无明显胎心搏动，另一相对正常胎儿心脏扩大，水肿胎儿脐带血流反向供应，应诊断 TRAP。

※ 病例启示

在进行超声检查时，没有心跳 / 没有心管搏动不是双胎之一死亡的判断标准，也应与 TRAP 进行鉴别诊断；在检查中，双胎脐带血流方向也是值得注意的内容。

（张元吉　甘晗靖）

第十八章　胎儿附属物异常疑难病例

第一节　胎儿附属物超声检查概述

　　胎儿附属物是指胎儿以外的组织，包括胎盘、胎膜、脐带和羊水。胎儿在宫内生活时期，胎儿、胎盘、胎膜、脐带、羊水和产妇是一个整体，如果胎儿附属物中的某个组织发生病理改变，将会对孕产妇、胎儿及新生儿造成很大的影响。随着产前超声技术的进步，胎盘血管瘤、血管前置和帆状血管、羊膜带综合征及羊水过多、过少等的宫内治疗已经取得良好的临床效果。产前超声诊断各种胎儿附属物的异常已成为及时进行宫内治疗和减少产时产后并发症的重要手段。

第二节　疑难病例

一、疑似胎盘粘连的胎盘植入

病　例

※ 病史

　　患者女性，28 岁。G1P0，非近亲婚配，夫妇双方既往史和家族史均无特殊。因剖宫产后妊娠来我院就诊。早孕期超声诊断：瘢痕处妊娠。孕 23 周复查超声诊断为胎盘中央型前置状态，胎盘增厚，回声不均匀，可见不规则无回声区。剖宫产术后因胎盘植入大出血，切除子宫，术中见子宫前壁下段菲薄而血管怒张。

※ **体格检查**

无特殊。

※ **超声图像**

孕妇早孕超声检查显示：瘢痕处可见孕囊回声（图18-2-1）。

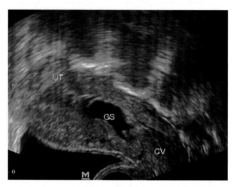

图 18-2-1　早孕，瘢痕处可见孕囊回声
UT—子宫　GS—孕囊　CV—宫颈

超声提示：早孕，瘢痕处妊娠。

孕 23 周复查超声显示：胎盘中央型前置状态，胎盘增厚，回声不均匀，可见不规则无回声区。子宫前壁下段菲薄，部分与胎盘分界不清，并可见突向膀胱内的小突起，显示胎盘血流异常增多，其小突起为血管。胎盘血供的三维玻璃体成像，显示胎盘内血流增多且紊乱（图18-2-2 ~ 图18-2-5）。

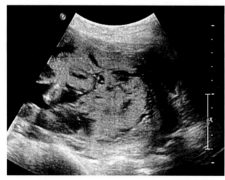

图 18-2-2　胎盘中央型前置状态，胎盘增厚，回声不均匀，可见不规则无回声区

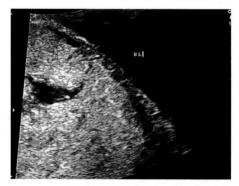

图 18-2-3　子宫前壁下段菲薄，部分与胎盘分界不清，并可见突向膀胱内的小突起

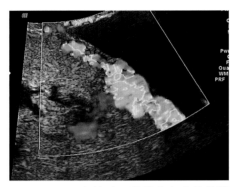
图 18-2-4　子宫前壁下段胎盘血流异常增多，前述突向膀胱内的小突起为血管

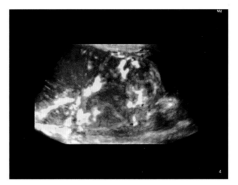
图 18-2-5　胎盘血供的三维玻璃体血流成像，显示胎盘内血流增多且紊乱

※ 超声提示

瘢痕处妊娠。

※ 剖宫产结果

剖宫产术后胎盘植入大出血，切除子宫，显示子宫前壁下段菲薄而血管怒张（图 18-2-6）。

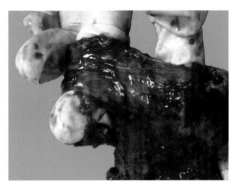
图 18-2-6　剖宫产术后因胎盘植入大出血切除子宫，显示子宫前壁下段菲薄而血管怒张

※ 最终诊断

胎盘植入。

※ 鉴别诊断

胎盘植入需与前置胎盘，胎盘粘连相鉴别。

1. 前置胎盘：妊娠晚期胎盘附着于子宫下段或覆盖在子宫颈内口，位置低于胎儿先露部，称为前置胎盘。一般孕龄 28 周后才做出前置胎盘的诊断。临床表现：发生率 0.5% ~ 1%，妊娠晚期无痛性阴道出血。中央型前置胎盘可能合并胎盘植入。

2. 胎盘粘连：由于正常的蜕膜形成失败或局部子宫内膜缺陷而未能蜕膜化导致绒毛与子宫肌层直接接触，导致胎盘全部或部分粘连于子宫壁上，不能自行剥离。胎盘粘连通常不伴有血管的异常侵蚀。无特殊的超声表现。

※ 分析讨论

胎盘植入（Placenta Accreta）是因各种原因如刮宫、剖宫产、宫腔操作等造成的子宫内膜受损，绒毛侵蚀植入子宫肌层，形成植入性胎盘。绝大部分都有剖宫产及其他宫腔手术史。正常胎盘绒毛侵蚀并植入子宫内膜，但不植入子宫肌层。产前一般无明显症状，如合并前置胎盘则妊娠晚期可有无痛性出血，产后胎盘滞留、产后出血等。胎盘植入的超声表现为：①前壁胎盘合并前置胎盘，随孕周的增加胎盘不会向上"移行"；②胎盘增厚；胎盘内多个大小不一、形态不规则液性暗区，为胎盘内静脉池（又称"胎盘陷窝"）；③胎盘后方子宫壁肌层低回声带变薄或消失；④植入性胎盘穿透肌层达浆膜层，而植入部位又在子宫前壁膀胱后方时，与子宫相邻的膀胱浆膜层强回声带消失，且有不规则无回声结构怒张的血管突向膀胱；⑤彩色多普勒见胎盘陷窝内血流丰富，呈漩涡状。宫旁血管充盈，子宫动脉阻力降低。胎盘后方子宫肌层弓状动脉血流中断、消失或呈不规则状血管团。

※ 经验教训

本例中孕妇有剖宫产史，再次妊娠超声提示为瘢痕处妊娠。孕妇剖宫产后大出血，行子宫切除证实其为胎盘植入。因此，对以往剖宫产史再次妊娠又被诊断为前置胎盘或瘢痕处妊娠者，应仔细观察胎盘有无植入，随访胎盘是否上移。凡被诊断植入性胎盘或疑有植入性胎盘者，均应充分做好产前准备包括备血，安排分娩时间（剖宫产），并做好全子宫切除准备。

※ 病例启示

在实际工作中，胎盘植入若产前未予及时诊断，待发生产后出血、人工剥离胎盘困难时才做出诊断，往往可造成产妇大出血。若不及时行子宫切除及配合其他抢救措施，可很快发生DIC，甚至导致产妇死亡。因此，产前做出诊断非常重要。

二、疑似胎盘后间隙的胎盘早剥

病 例

※ 病史

患者女性，28 岁。G1P0，非近亲婚配，夫妇双方既往史和家族史均无特殊。因妊娠 32 周行超声畸形筛查来我院就诊。产前超声诊断为胎盘增厚；33 周因胎动减少 2 天，下腹痛 9 小时再次入院，产前超声诊断为胎死宫内，胎盘增厚水肿，胎盘后方异常声像，考虑胎盘早剥。急性剖宫产手术证实其为胎盘早剥。

※ 体格检查

无特殊。

※ 超声图像

孕妇孕32周超声检查显示：胎盘增厚（图18-2-7）。超声提示：胎盘增厚。孕33周复查超声显示：胎盘附着于子宫左前壁，胎盘增厚水肿，厚度约64mm，胎盘明显突向羊膜腔内。胎盘及子宫肌壁之间可见范围约95mm×30mm的混合性回声，形状不规则，边界欠清。彩色多普勒显示其内未见明显血流信号（图18-2-8，图18-2-9）。孕33周复查超声提示：胎死宫内，胎盘增厚水肿，胎盘后方异常声像，考虑胎盘早剥。

※ 手术结果

急性剖宫产发现：胎盘完全剥离，厚约5.5cm，胎盘后积血块约300g，子宫左侧前后壁及宫角浆膜可见蓝紫色出血点。

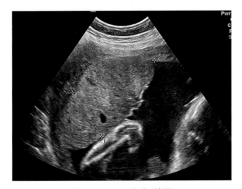

图 18-2-7 胎盘增厚

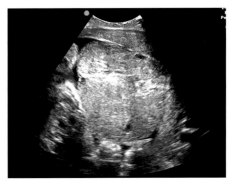

图 18-2-8 胎盘后方异常稍高回声团，与肌层分界尚清，与胎盘分界欠清

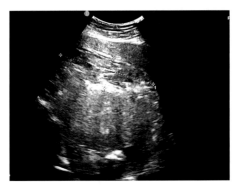

图 18-2-9 异常回声团内回声不均匀，可见条带状稍高回声，无血流

※ 最终诊断

胎盘早剥。

※ 鉴别诊断

胎盘早剥需与胎盘后间隙、胎盘血窦及子宫肌瘤等相鉴别。

1. 胎盘后间隙：为胎盘与宫壁之间的静脉丛，由重力作用，静脉压力增大所致（后壁多见）。彩色多普勒显示为低速静脉血流。

2. 胎盘血窦：往往位于胎盘实质内。

3. 子宫肌瘤：边缘较清，形态较规则，多是梭形。

4. 胎盘囊肿：胎盘实质内无回声，大小一般变化不大。

5. 胎盘绒毛膜血管瘤：位置多有胎盘实质内或突向羊膜腔，回声较均匀，血流丰富，频谱为低阻动脉血流。

6. 局部子宫收缩：收缩过后图像回复正常。

※ 分析讨论

胎盘早剥（Placental Abruption）是指妊娠 20 周后或分娩期，正常位置的胎盘在胎儿娩出前部分或全部从子宫壁剥离。胎盘早剥主要病理变化系底蜕膜出血，形成的血肿使胎盘与子宫分离，其主要症状是妊娠中、晚期突然出现腹痛、伴或不伴阴道出血、贫血、胎心异常或消失。预后取决于早剥的严重程度及孕周。轻型患者又已足月或是近足月，短时间内结束分娩，一般母子预后都较好。重型患者若抢救不及时，极易发生胎儿死亡，甚至危及母体。因此，一旦诊断胎盘早剥，应及时采取相应措施，出现休克征象时需先纠正休克，再及时终止妊娠。

胎盘早剥的超声表现：超声诊断的胎盘早剥多为胎盘边缘出血；正常胎盘与子宫肌层之间均匀一致低回声网状结构消失，胎盘及子宫肌壁间出现中等或强回声，1 周到 2 周后变为不规则无回声或低回声，胎盘局部增厚，其异常回声范围的大小与剥离程度有关，若大部或全部剥离，则胎盘增厚明显；胎盘内出血时羊水有光点浮动。

彩色多普勒显示：胎盘后血肿、胎盘边缘血肿或早剥区域的胎盘血流信号消失，而不剥离区域的胎盘仍可见彩色血流信号；当出血部位位于胎盘边缘、血肿较小、形态不规则或位置较深时，超声检查易出假阴性，诊断需结合典型的病史、体征如腹痛、阴道出血等；伴发异常：当剥离面大，出血多时，胎儿因缺氧而无心脏搏动。

※ 经验教训

本例中孕妇 32 周超声扫查提示胎盘增厚，余未见明显异常，但一周后因胎动消失、腹痛行超声扫查时，已发现胎死宫内，胎盘早剥。因此，当可疑的胎盘早剥应嘱孕妇进行动态的超声检测，一旦发现早剥，及时行剖宫产，挽救胎儿的生命。

※ 病例启示

在实际工作中，当胎盘显性剥离，胎盘后方无血液积聚时，胎盘形态无变化，超声诊断困难；后壁胎盘，受胎儿肢体遮挡，剥离面较小时易漏诊，而轻型胎盘早剥血肿小，也不易察觉；急性期血肿回声与胎盘相似，难以分辨，需进行动态的超声监测；一般剥离区无血流。

三、容易误诊的胎盘表面绒毛膜血管瘤

病 例

※ 病史

患者女性，34 岁。G2P1，非近亲婚配，夫妇双方既往史和家族史均无特殊。因妊娠 22 周行超声畸形筛查来我院就诊。

※ 体格检查

无特殊。

※ 超声图像

孕妇孕 22 周超声筛查显示：胎盘表面可见范围约 74mm×36mm 的混合型肿块回声，边界尚清晰，形态尚规则，内部回声不均匀（图 18-2-10，图 18-2-11）。

※ 超声提示

胎盘表面异常声像，考虑胎盘血管瘤可能。

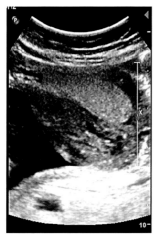 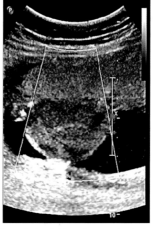

图 18-2-10　表面突出羊膜腔的不均匀稍低回声团，与胎盘分界尚清

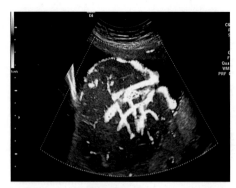

图 18-2-11　异常低回声团基底部呈椭圆形，其内血流丰富

※ 手术结果

产后胎盘证实为胎盘绒毛膜血管瘤。

※ 最终诊断

胎盘血绒毛膜管瘤。

※ 鉴别诊断

胎盘绒毛膜血管瘤需与胎盘早剥及胎盘表面的血窦相鉴别。

1.胎盘早剥：多有腹痛等临床症状。胎盘后方的剥离，超声显示胎盘后方形态不规则液性暗区，早期见散在斑点状高回声、不均质低回声或杂乱回声，有时为条带状回声，或仅有胎盘异常增厚。后期：血肿液化呈无回声，或机化成不均质高回声。胎盘边缘的剥离显示胎盘边缘胎膜下不均质低回声突向羊膜腔，如血液破入羊膜腔，羊水内可见漂浮的低回声点或团块。剥离部分无血流信号。

2.胎盘表面的血窦：表现为胎盘实质内的无回声或低回声腔，仔细观察，内有血流，且总是从一个方向朝向另一个方向缓慢流动。

※ 分析讨论

胎盘绒毛膜血管瘤是胎盘原发性非滋养细胞肿瘤，主要由血管及结缔组织构成。单发多见，亦可多发。胎盘血管瘤可发生在胎盘的任何部位，以胎儿面居多。肿瘤与胎盘有清楚的界限。依其组成部分的比例及分化程度的不同，而有不同的名称，如毛细血管型血管瘤，海绵状血管瘤，纤维血管瘤。发病率为 0.11% ~ 0.28%。其超声表现为：二维超声显示胎盘组织中实质性肿块，多突向胎儿面，超声性质与肿瘤构成有关，可呈无回声、低回声至部分呈强回声，多数界限清楚；彩色多普勒表现为仅部分肿块内可测到静脉血流信号。部分病例可合并羊水多、胎儿宫内发育迟缓及胎儿心功能不全等。

※ 经验教训

大的胎盘血管瘤有并发宫内出血可能，因此超声发现此病应定期随诊。

四、疑似脐带先露的脐血管前置

病 例

※ 病史

患者女性，28 岁。G2P1，夫妇双方既往史及家族史无特殊。因孕 23 周行超声检查到我院就诊，产前超声诊断：脐血管前置，副胎盘。

※ 体格检查

无特殊。

※ 超声图像

孕 23 周可见胎盘分两部分附着于子宫下段前后壁，两部分间的连接血管跨越宫颈内口（图 18-2-12 ~ 图 18-2-15 ）。

※ 超声提示

脐血管前置，副胎盘。

※ 最终诊断

脐血管前置，副胎盘。

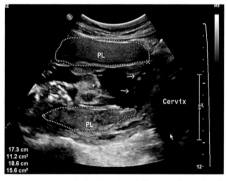

图 18-2-12　胎盘分两部附着于子宫下段前后壁（虚线内所示），箭头示两部分的连接血管跨越宫颈内口

PL—胎盘　Cervix—宫颈

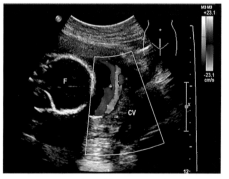

图 18-2-13　彩色多普勒显示两部分胎盘之间的连接血管

F—胎儿　CV—宫颈

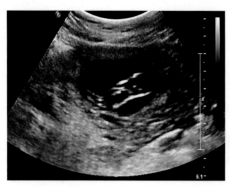

图 18-2-14　子宫下段横切示斜向跨越宫颈内口上方的血管

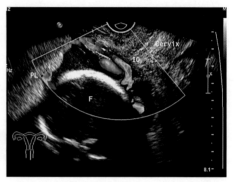

图 18-2-15　经阴道彩超进一步显示低于胎先露部、跨越宫颈内口（IO）的胎盘血管
PL—胎盘　F—胎儿　IO—宫颈内口　Cervix—宫颈

※ 鉴别诊断

胎儿脐血管前置需与脐带先露、脐带脱垂等相鉴别。

◆ 脐带先露：母体位置变化或胎儿先露远离宫颈后见脐带游离，且漂离宫颈内口。

◆ 脐带脱垂：宫颈内口、宫颈管内亦有脐带显示。

◆ 宫颈及子宫下段扩张的血管：常靠近子宫下段或宫颈边缘，内部血流为母体动脉或静脉频谱。

※ 分析讨论

脐血管前置（Umbilical Vasa Previa）是指胎膜血管位于先露前方跨越宫颈内口或接近宫颈内口，是绒毛发育异常所致。临床较罕见，发生率为 1/2000 ~ 1/5000。临床表现为妊娠晚期鲜红阴道出血，且流出的血液由纯粹的胎儿血组成。因超声诊断血管前置敏感性较低，但帆状胎盘及双叶状胎盘或副胎盘是最易发生血管前置的主要原因，只要超声检查怀疑这类异常胎盘，则应考虑血管前置的可能。其典型超声表现为：①二维超声显示位于宫颈之上的血管横切面呈多个圆形无回声，纵切面呈条形或曲线无回声，但妊娠早期很难显示，分娩时有可能显示；②若帆状胎盘脐带入口位于子宫胎盘下段，应警惕，注意扇形分布的胎膜血管是否位于宫颈内口上方；③从主胎盘越过宫颈内口到对侧的副胎盘，其之间相连的胎膜血管有可能位于宫颈内口上方，成为血管前置；④彩色多普勒可明确诊断血管前置，获得典型胎儿脐动脉频谱。

脐血管前置的预后：因前置的胎膜血管对创伤极敏感，尤其在胎膜破裂的时候，其内部的血管亦发生破裂，导致严重的胎儿出血和失血性贫血，一旦发生可引起高达 75% 的围生儿死亡。

※ 经验教训

本病例中可见胎盘分两部分附着于子宫前后壁并可见裸露的血管，诊断脐血管前置、副胎盘较明确，因脐血管前置预后较差，提醒孕妇及临床医生做好相应准备，避免导致围生儿死亡。

※ 病例启示

因脐血管前置的预后较差，胎儿死亡率较高，有人认为血管前置是胎儿阴道分娩的灾难，其产前诊断极其重要。

五、疑似胎盘表面囊肿的脐带囊肿

病　例

※ 病史

患者女性，28 岁。G1P0，夫妇双方既往史及家族史无特殊。因孕 23 周行超声检查到我院就诊。

※ 体格检查

无特殊。

※ 超声图像

孕 23 周超声可见脐带内圆形无回声区，彩色多普勒显示其内未见血流信号（图 18-2-16，图 18-2-17）。

※ 超声提示

脐带囊肿。

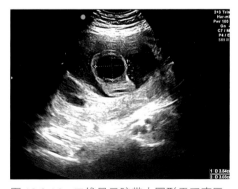
图 18-2-16　二维显示脐带内圆形无回声区

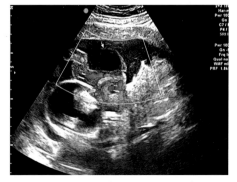
图 18-2-17　彩色多普勒显示显示其内无血流信号

※ 最终诊断

脐带囊肿。

※ 鉴别诊断

胎儿脐带囊肿需与胎盘表面囊肿相鉴别。

胎盘表面囊肿表现为在胎盘母体近脐带附着区、胎盘实质区内或绒毛板下囊性肿块，圆形，边缘清楚，大小不一，内为液性暗区。好发于胎盘的胎儿面，亦可出现与胎盘深部。对胎儿、母体无严重危害，不需做特殊处理。

※ 分析讨论

脐带囊肿（umbilical cord cyst）在中晚期发现与胎儿畸形及非整倍体有关。有研究发现囊肿持续存在者胎儿畸形的发生率较囊肿早期消失者明显增高；囊肿位于脐带的胎儿端或胎盘端即囊肿位置相对脐带长轴呈偏心分布时，胎儿畸形的风险也明显增大。其超声表现为：①脐带内部可见圆形无回声结节，包膜完整，内部透声好；②彩色多普勒显示囊肿内部无血流信号；③局部脐带血管可能有受压改变；④应详细系统检查有无胎儿结构畸形。脐带囊肿的预后及进一步处理指引：早期妊娠脐带囊肿很可能是一种正常现象，大部分可自行消失，也有持续存在整个妊娠期。中晚期妊娠发现脐带囊肿宜行胎儿染色体检查。

※ 经验教训

本病例中孕妇中孕期时发现脐带囊肿，合并胎儿多发畸形，提示胎儿预后较差，宜尽早建议孕妇进行产前诊断咨询。

※ 病例启示

在早期妊娠发现脐带囊肿时，因其大部分可自行消失，可建议孕妇进行动态观察；但中晚期妊娠发现脐带囊肿，因合并其他畸形风险较高，宜建议孕妇行胎儿染色体检查。

（甘晗靖　张元吉）